《中国药典》（2020年版）相关品种超高效液相方法分析

中国食品药品检定研究院　组织编写

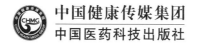

中国健康传媒集团
中国医药科技出版社

内 容 提 要

超高效液相色谱法(UPLC)与高效液相色谱法(HPLC)相比具有高分离度、高速度，省时、省费用、省人工的优势，弥补了 HPLC 的不足。

为适应现代药品检验发展的需要，本书将 2020 年版《中国药典》和《美国药典》化学药品的 HPLC 方法转移到 UPLC 方法中，并以图谱形式直观呈现，方便读者阅读。

本书图文并茂，既有直观图谱，又有具体操作实例及注意事项等，还增加了 UPLC 基础知识、操作原则和实验技巧等方面的内容，适合药物研发人员、药品生产企业技术人员及药检系统工作人员等参考使用。

图书在版编目（CIP）数据

《中国药典》（2020 年版）相关品种超高效液相方法分析 / 中国食品药品检定研究院主编. —北京：中国医药科技出版社，2021.4

ISBN 978-7-5214-2166-8

Ⅰ. ①中… Ⅱ. ①中… Ⅲ. ①国家药典–中国②药品检定–液相色谱–检验方法 Ⅳ. ①R921.2 ②R927.11

中国版本图书馆 CIP 数据核字（2020）第 239872 号

责任编辑　何红梅
美术编辑　陈君杞
版式设计　易维鑫

出版　**中国健康传媒集团** | 中国医药科技出版社
地址　北京市海淀区文慧园北路甲 22 号
邮编　100082
电话　发行：010-62227427　邮购：010-62236938
网址　www.cmstp.com
规格　880×1230mm　¹⁄₁₆
印张　22 ¾
字数　592 千字
版次　2021 年 4 月第 1 版
印次　2021 年 4 月第 1 次印刷
印刷　三河市万龙印装有限公司
经销　全国各地新华书店
书号　ISBN 978-7-5214-2166-8
定价　**258.00 元**

获取新书信息、投稿、为图书纠错，请扫码联系我们。

编 委 会

许明哲　中国食品药品检定研究院

严　菁　中国食品药品检定研究院

李　婕　中国食品药品检定研究院

李选堂　中国食品药品检定研究院

李慧义　国家药典委员会

杨化新　中国食品药品检定研究院

杨静波　北京师范大学

何　兰　中国食品药品检定研究院

宋兰坤　沃特世科技（上海）有限公司

张　娜　中国食品药品检定研究院

张　涛　广西壮族自治区食品药品检验所

张　琦　沃特世科技（上海）有限公司

张才煜　中国食品药品检定研究院

张龙浩　中国食品药品检定研究院

张庆生　中国食品药品检定研究院

张晓萌　海南省药品检验所

张浩杰　沃特世科技（上海）有限公司

陈　苏　首药控股（北京）股份有限公司

陈　悦　浙江省食品药品检验研究院

陈民辉　江苏省食品药品监督检验研究院

林　兰　中国食品药品检定研究院

岳志华　国家药典委员会

岳祥军　北京师范大学

周　颖　中国食品药品检定研究院

周亚楠　中国食品药品检定研究院

周露妮　中国食品药品检定研究院

赵　庄　广西壮族自治区食品药品检验所

赵宗阁　中国食品药品检定研究院

胡　琴　北京市药品检验所

侯彦杰　沃特世科技（上海）有限公司

俞克佳　沃特世科技（上海）有限公司

贺军权　甘肃省药品检验研究院

袁　松　中国食品药品检定研究院

袁汉成　沃特世科技（上海）有限公司

耿　颖　中国食品药品检定研究院

贾　伟　沃特世科技（上海）有限公司

徐永威　沃特世科技（上海）有限公司

徐昕怡　国家药典委员会

栾　琳　中国食品药品检定研究院

高　蕾　国家药品监督管理局药品审评中心

高志峰　中国食品药品检定研究院

郭宁子　中国食品药品检定研究院

黄　倩　沃特世科技（上海）有限公司

黄海伟　中国食品药品检定研究院

庾莉菊　中国食品药品检定研究院

梁国兴　北京师范大学（现北京市育英学校）

程奇蕾　国家药典委员会

鲁　鑫　天津市药品检验研究院

熊　婧　中国食品药品检定研究院

戴田行　国家药品监督管理局药品审评中心

魏宁漪　中国食品药品检定研究院

魏娟娟　北京师范大学

序

药品质量关乎公众生命健康、国民经济发展、社会稳定和国家安全，一直以来都是政府和全社会关注的热点问题之一。国家药品安全"十三五"规划明确提出：完善统一权威的监管体制，推进药品监管法治化、标准化、专业化、信息化建设，提高技术支撑能力，强化全过程、全生命周期监管，保证药品安全性、有效性和质量可控性达到或接近国际先进水平。

近 20 年来，新的分析技术迅速发展，许多新方法和新技术已经逐步引入到国家药品标准中，特别是各类现代化分析仪器的应用，提高了药品检测的水平，保障了公众用药安全。

超高效液相色谱技术（UPLC）自 2004 年问世以来，因具有超高灵敏度、超高分离度和超高速度的特点，发展非常迅速，已受到多国药典标准研究者的关注，该技术在 2020 年版《中国药典》四部通则高效液相色谱法中提出了应用要求。

中国食品药品检定研究院自 2006 年购入首台 UPLC 设备以来，在 UPLC 的研究中已积累大量的数据和经验。为进一步推广 UPLC 技术的应用，提高工作效率，推动国家药品标准与国际接轨，本书收录了 86 种新的化学药品品种的图谱，增加了 UPLC 基础知识、操作原则和技巧，以及 11 种化学药品的具体操作过程实例及注意事项等内容，方便药品生产企业和药品检验机构的研究人员应用该技术。

本书图文并茂、层次清楚，是广大长期从事化学药品质量控制的工作人员非常实用的参考书和工具书。相信该书的出版，对提高和完善化学药品质量控制标准、进一步提升我国药品检验检测能力具有积极的促进作用。

中国食品药品检定研究院院长

李波

前　言

　　本书即《〈中国药典〉(2020 年版)相关品种超高效液相方法分析》(以下简称《2020 年版》)是《〈中国药典〉(2015 年版)相关品种超高压液相方法分析》(以下简称《2015 年版》)的延续。《2015 年版》自 2018 年出版后,深受读者欢迎,给予了充分肯定,并对该书提出了很好的建议。

　　《2015 年版》是以图谱形式,将 2015 年版《中国药典》中常用的 120 余种化学药品的 HPLC 方法转换成 UPLC/UHPLC 的方法,其特点是简洁明了、直观,但却缺乏理论基础和可操作性,对尚需积累经验的药品检测、研发人员、学生的参考价值不足。为满足广大读者的需求,《2020 年版》收录了 86 种新的化学药品品种的图谱,除了图谱形式外,增加了 UPLC 基础知识、操作原则和技巧;增加了 11 种不同剂型化学药品由 HPLC 转移到 UPLC 的检验方法实例,包括具体操作过程及注意事项,将更方便药品生产企业与药品检验机构的研究人员应用 HPLC、UHPLC 和 UPLC 技术。

　　《中国药典》(2020 年版)四部通则高效液相色谱法,首次规定小粒径(约 2μm)填充剂和小内径(约 2.1mm)色谱柱,可通过相关计算软件计算流速、进样体积和梯度洗脱程序,实现不同粒径和内径色谱柱的方法转换,并且在色谱参数允许调整的范围内不需要进行全面验证。本书的出版可帮助药检人员准确掌握和应用《中国药典》有关品种的 UPLC 方法。

　　本书方法叙述完整、准确,具较强的科学性、实用性和可操作性,可作为从事药品研发、检验人员的重要参考书,亦可供高校师生教学参考使用。

　　由于受编者水平所限,书中难免存在不足和疏漏,敬请广大读者和同行批评指正和不吝赐教。

编　者

2020 年 12 月

编 写 说 明

1. 修订书名

本书将 2015 年版的 "超高压液相" 修订为大家更易接受的 "超高效液相"，与《中国药典》中的命名保持一致。

2. 样品及测试仪器

书中所用样品均源自中国食品药品检定研究院的化学对照品，所有样品色谱图均采用美国沃特世公司（Waters）的 HPLC（5μm）、UHPLC（亚 3μm）和 UPLC（亚 2μm）三种类型的液相色谱分析仪获得。

3. 测试方法

本书中测试方法均源自《中国药典》和《美国药典》，其中 HPLC 与药典方法一致，大部分 UHPLC 和 UPLC 为药典方法的直接转化，部分进行了优化，旨在比较三种类型液相色谱分析仪的测试结果，为 UPLC 用户提供便捷的测试方法。同时，考虑到色谱柱选择性差异的影响，当发现某些样品对色谱柱选择性较为敏感时，则进行多个色谱柱筛选，最终呈现其中分离效果最佳者。

4. 样品的制备

本书中样品制备均源自《中国药典》2020 年版和《美国药典》相关品种有关物质检查或含量测定项下供试品溶液、对照品溶液及系统适用性溶液的制备方法，但对样品浓度、溶剂和制备步骤进行了适当的调整。

5. 色谱图分析

在 HPLC、UHPLC 和 UPLC 色谱图中均标注了样品主成分色谱峰和杂质色谱峰，并在结果分析中列出了相应色谱峰的保留时间、理论板数、拖尾因子、分离度、溶剂用量等，旨在比较三种类型液相色谱分析仪的测试效果。

6. 备注

所有色谱图均是采用上述实验方法及测试仪器获得，不同条件下的测试结果可能会有差异，测试结果也会受到色谱柱柱效、色谱仪死体积等条件的影响。

对特殊情况的品种，增加了"备注"项，对相关情况进行说明，例如：样品溶液稳定性较差，其放置时间、温度等影响测试结果的情况。本书收录的品种未进行严格意义的排序。

目　　录

第一章　UPLC技术简介

20 世纪 60 年代后期，在经典液相色谱法的基础上引入了气相色谱理论，推动了高效液相色谱技术的进步，2004 年，随着美国沃特世(Waters)公司第一台超高效液相色谱仪的问世，分离科学发生了革命性的变化，随着色谱设备和色谱柱技术的发展，颗粒技术和色谱设备设计的同步革新，使得液相色谱的分离度、分离速度和灵敏度显著提高。随后，其他品牌厂商也纷纷推出了各自的商品化超高效液相色谱仪，并扩展成了一系列满足不同需求的产品。

UPLC 系统使用较小颗粒(亚 2μm)色谱柱，可耐受高达 18000psi 的压力，具有精确输送流动相的能力以及更低的柱外展宽体积，可实现其理论性能。因此，UPLC 技术在减少分析时间的同时提高分离度(图 1–1)，将液相色谱性能提高到了新的水平。

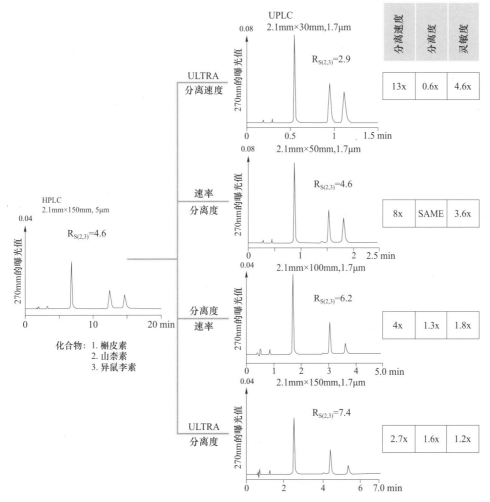

图 1–1　多功能的 UPLC 技术——实现分离度、灵敏度和分离速度的提高

第一节　谱带、色谱峰、色谱图和谱带展宽

进样器将样品混合物从样品瓶中注入到流动相，通过高压泵、流动相将样品输送到色谱柱柱头，流动相携带样品进入色谱柱，经过颗粒床，从色谱柱中流出，再将被分离的组分依次输送到检测器(图 1-2)。

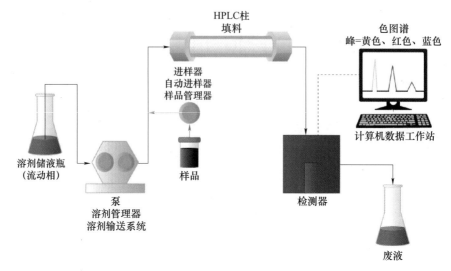

图 1-2　HPLC 分离系统示意图

当时间为零时，样品进入色谱柱(图 1-3 A)，开始形成一个待分离的谱带。这里提到的样品是黄色、红色和蓝色染料的混合物，在色谱柱的入口处为单个黑色样品谱带。

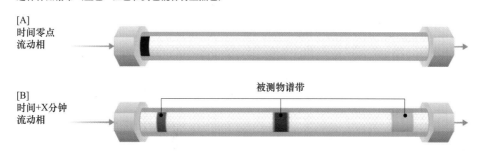

图 1-3　色谱柱工作原理——被测物被分离成不同谱带

流动相连续稳定的流过色谱柱填料颗粒一段时间后，不同的染料以不同的速度在色谱柱中移动。由于固定相对不同极性样品的吸附力大小不同、流动相对不同极性样品的亲和力大小不同，使得它们在色谱柱中的移动速率不同，当混合染料通过色谱柱一段时间后，得以分离(图 1-3 B)。每种染料谱带以不同速度移动，黄色染料移动的最快，因此，我们能够通过色谱法将混合物分离。

一、谱带

被测物分子在色谱柱中被分离形成一定的带宽称为谱带，谱带中心处的被测物分子浓度最高，而带的前部和尾部边缘浓度逐渐降低，作为样品谱带与流动相的交界(图 1-4)。

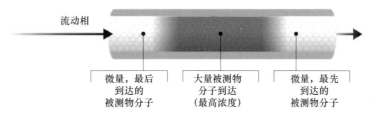

图 1-4　绿色被测物分子在色谱柱上的浓度分布形成谱带

二、色谱峰

当被分离的染料谱带离开色谱柱，进入检测器，检测器以流动相(图 1-4)为背景，检测每一种被分离化合物谱带。选取适当的检测器能够检测出某种化合物的存在，并将相应的电信号传送给计算机数据工作站，在计算机上记录为一个峰，该峰称为色谱峰。检测器对被测物谱带中特定组分浓度的改变产生相应信号，被测物谱带的中心作为峰的顶点。

三、色谱图

色谱图是对液相色谱系统中被测物发生分离的表征。在时间轴上，从基线绘制出一系列峰，每一个峰表示检测器对相应化合物的响应，通过计算机数据工作站，绘制色谱图(图 1-5)。黄色被测物谱带通过流通池时，信号将发送到计算机，在色谱图上形成了色谱峰，色谱峰峰面积或峰高与样品谱带中黄色染料的浓度成比例。当黄色谱带完全流出检测器流通池时，信号水平返回到基线，接着，红色谱带到达流通池，表示谱带的峰开始绘制，此时，该谱带没有完全通过流通池，继续色谱进程，谱带完全通过流通池，红色峰将完整绘制。虚线表示，继续色谱分析进程而得到完整色谱图；蓝色谱带在红色谱带之后洗脱，蓝色峰高度较低，宽度较宽，如图 1-5 虚线所示。

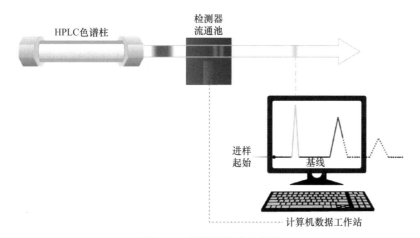

图 1-5　色谱图形成示意图

四、谱带展宽

在样品或被测物谱带到达检测器之前，将通过色谱系统的多个组成单元(如图 1-6 中蓝色和红色虚线框中所示)，这都将使色谱谱带失真并加宽，这种现象称为谱带展宽。当被测物谱带变宽时，会产生稀释效应，降低峰高，同时伴随着灵敏度和分离度的降低。与之相反，如果最小化谱带展宽，将得到更窄的色谱谱带，从而获得更高的分离度和灵敏度。因此，认识影响谱带展宽效应的因素，减少和控制这些影响因素对提高色谱的整体效能是很重要的。

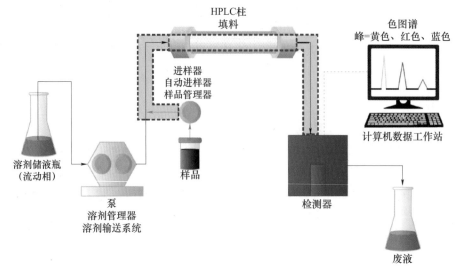

图 1-6　色谱分离过程中的谱带展宽示意图

在色谱系统内，柱效应（又称柱内效应）和柱外效应影响谱带展宽。柱外效应来源包括进样体积、样品进样器与色谱柱之间的色谱仪流经路径、从色谱柱出口到检测器的所有连接件。谱带展宽的柱效应来源包括填料的颗粒大小、填料填装方式，以及与流动相流速、被测物大小和几何形状相关的扩散特性，这些影响因素的方差（σ^2）总和影响峰宽度（图 1-7）。

$$\sigma^2 \text{方差} = \sigma^2 \text{柱外效应} + \sigma^2 \text{柱效应}$$
[整个系统谱带展宽]　[仪器]　[色谱柱内]

图 1-7　谱带展宽的数学表达式

塔板数为一种统计函数，也可用总体方差 [σ^2] 表示，总体方差为柱外效应和柱效应方差之和。总体方差 [σ^2]、估量体积的高斯峰 [σ] 狭窄程度与洗脱体积相关。

五、谱带展宽的影响因素及控制

为了实现小颗粒填料色谱的性能，必须减少柱外效应和柱效应对谱带展宽的影响。UPLC 系统基于降低两类谱带展宽的理念，设计了能承受小颗粒填料压力的液相色谱系统，同时使流路扩散最小化，显著提高了分离效率和灵敏度（图 1-8）。

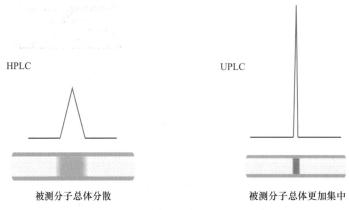

图 1-8　系统谱带展宽对峰形的影响

色谱仪是常规分析实验中可靠、耐用、精确的分析工具，仪器设计的性能相当重要，为了说明其重要性，需要理解系统扩散会如何影响色谱分离结果。通常，可通过塔板数或峰宽的测量进行色谱柱性能的评估，进而评估系统扩散的影响。峰的宽度直接与被测物谱带通过检测器时的宽度相关，而峰的顶点是分离物谱带中被测物分子浓度最大的一点，进行该类测定，需在等强度条件下实施。

图 1-9 列出了塔板数的计算公式，其中 $[V_n]$ 是峰的稀释体积数，$[W]$ 是峰宽，$[a]$ 为常量，由峰高决定，并通过峰高测量出峰宽。只要峰完全对称，测量峰宽的每种方法将得到相同的塔板数。如果峰出现任何前伸或拖尾，这些测量方法得到的结果不同。

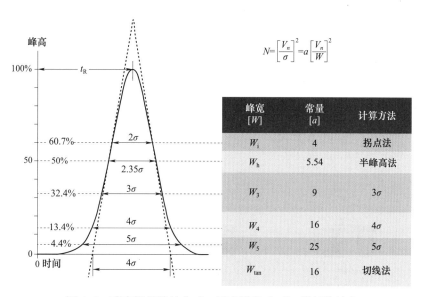

$$N=\left[\frac{V_n}{\sigma}\right]^2=a\left[\frac{V_n}{W}\right]^2$$

峰宽 $[W]$	常量 $[a]$	计算方法
W_i	4	拐点法
W_h	5.54	半峰高法
W_3	9	3σ
W_4	16	4σ
W_5	25	5σ
W_{tan}	16	切线法

图 1-9　确定塔板数的公式，峰宽越窄 $[W]$，塔板数越高

塔板数不仅仅指的是色谱柱自身性能，色谱柱和色谱仪引起的谱带展宽也会影响塔板数。为了说明色谱仪对谱带展宽的影响，可将相同的色谱柱在两类色谱系统上进行比较，如图 1-10 所

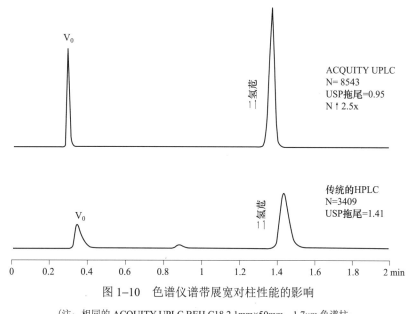

图 1-10　色谱仪谱带展宽对柱性能的影响

(注：相同的 ACQUITY UPLC BEH C18 2.1mm×50mm，1.7μm 色谱柱；

流速 0.4mL/min，在 UPLC、HPLC 系统上运行)

示，与 HPLC 系统相比，UPLC 系统上分离度增加，说明谱带展宽较小的色谱仪能获得更窄的色谱峰宽，塔板数更高(其中，色谱柱的谱带展宽通常被认作常量，一种标准的 HPLC 色谱仪谱带展宽 7.2μL，UPLC 色谱仪谱带展宽 2.8μL)。

因此，针对 UPLC 色谱仪中样品经过的每个部件，均需要加以控制，以期达到最大程度地降低谱带展宽带来的影响。如样品管理器，要最大程度地缩短进样器和柱入口的距离，以便最大程度的减少谱带展宽。一般认为连接色谱柱出口与检测器入口的管路内径(ID)不具重要作用，实际上 ID 直接影响色谱仪的谱带展宽(图 1-11)。谱带展宽随着 ID 的减小而减小，若被测物带入到大 ID 中，谱带会变宽，导致峰变形，灵敏度降低。另外，沿管壁的摩擦也会使得与管壁接触的被测物移动速度比管中心慢，导致谱带分布图变形。随着 ID 的减小，中心与被测物谱带外边缘之间的距离变小，这将减少谱带变形。再者，管路的长度对谱带也会有影响，管路过长会使样品谱带变形。

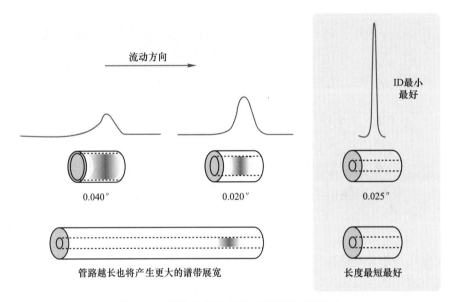

图 1-11　管路内径和长度对谱带展宽的影响

除了谱带展宽的影响因素外，相关采集速度和过滤常数的数字采集设置也会影响色谱分析的结果。这对 UPLC 应用尤为重要，因为峰宽通常非常窄(1~2s 宽)，并且分析时间非常短。当设置检测器的采集速度时，选择项应当基于能够采集到色谱峰具有足够的数据点，以准确的反映出色谱峰形。检测器速率设置过高，将对信噪比造成负面影响，引起基线噪音增加。相反地，如果检测器采集速率设置过低，整个色谱峰得不到足够的数据点，降低了实测的色谱分析的重现性。另外，时间常数用于平滑处理数据点，优化信噪比，能与采集速度联合或独立使用。

随着被测物谱带的宽度变窄，检测器的设置变的越来越重要，当使用 UPLC 技术进行实时应用时，需要精准选择检测器数据采集频率(Hz)，这样才能准确捕捉最窄峰的峰形。如果相邻洗脱峰接近，采集频率应足够快，确保在 UPLC 上实现高分离度分离。如果以较慢的流速进行洗脱，会导致色谱峰分散，这时检测器的采集频率设置将不起作用。但是，当峰变的较窄，分析较快时，必须保持采集频率和时间常数的准确设置(图 1-12)。

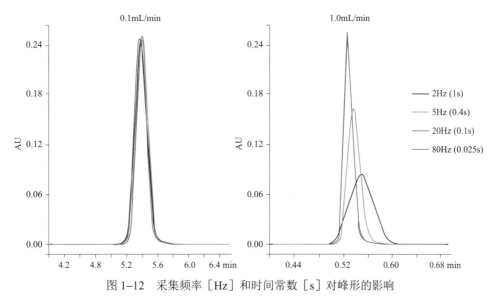

图1-12 采集频率［Hz］和时间常数［s］对峰形的影响

（注：对二氢蒽等度分析，UPLC峰宽非常小（宽1~2秒），ACQUITY UPLC BEH C18 2.1mm×50mm，1.7μm

色谱柱，流动相 ACN/H₂O（65/35），ACQUITY UPLC系统）

第二节 小颗粒填料的应用前景

一、分离度和柱内谱带展宽之间的关系

色谱分离度的计算是两峰宽度和的一半与峰之间距离［$t_{R,2} - t_{R,1}$］的比值。如果我们能够将峰变更窄，无疑可以提高分离度。

如图1-13，可把分离度以多个相关项的形式进行数学表达，这其中包括影响色谱分离度的物理和化学参数：塔板数［N］，选择因子［α］和保留因子［k］。选择因子和保留因子是化学因子，受到诸如温度、流动相组成和色谱柱的化学性质等因素的影响，容易调节；塔板数是物理性参数，该参数的平方根对分离度存在影响，当采用小颗粒填料时，塔板数对分离度的影响更为显著。

$$R_s = \frac{t_{R,2} - t_{R,1}}{\frac{1}{2}(W_1 + W_2)} = \underbrace{\frac{\sqrt{N}}{4}}_{\text{效率项}} \underbrace{\left(\frac{\alpha - 1}{\alpha}\right)}_{\text{选择项}} \underbrace{\left(\frac{k}{k+1}\right)}_{\text{保留程度项}}$$

图1-13 基本的分离度等式

如果我们能够弄清这三个参数怎样表征色谱分离，那么就可以很容易地理解这些参数如何影响分离度（图1-14）。保留因子［k］和选择因子［α］彼此相关，能够度量被测物与固定相和流动相之间的相互作用，通过提高k改善分离度，但是，这样会导致被分离化合物的保留时间延长，灵敏度降低，峰宽加宽。选择因子α的增加使得分离度加大，相同的时间内，峰洗脱顺序相同或出现洗脱顺序的改变。在分离中，塔板数［N］是谱带展宽度量指标。假定通过减小填料的颗粒尺寸，改善N值，峰的中心距不会改变。另外，颗粒的减小将使色谱峰更窄、效率更高，从而提高分离度和灵敏度。

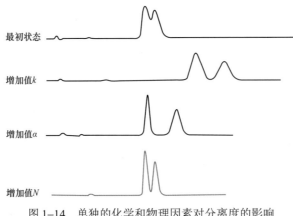

最初状态

增加值k

增加值α

增加值N

图 1-14　单独的化学和物理因素对分离度的影响

二、分离度、效率和颗粒大小之间的关系

UPLC 技术通过使用较高塔板数和较小颗粒的色谱柱(亚 2μm),使色谱仪的谱带展宽最小化,从而使分离度的物理影响因素最大化。通过简单的色谱示例和基本的算术运算,能够更好的理解 UPLC 技术蕴含的色谱原理。如基本的分离度等式所述,分离度直接与塔板数的平方根成比例(图 1-15)。

$$Rs \propto \sqrt{N}$$

图 1-15　分离度［Rs］直接与塔板数［N］的平方根成比例

另外,塔板数与颗粒大小成反比。这意味着,如果填料的颗粒减小,分离效率将增加。例如,如果填料颗粒大小从 5μm 减小到 1.7μm,理论塔板数应当增加 3 倍,分离度增加 1.7 倍(图 1-16)。

$$N \propto \frac{1}{\mathrm{d}p} \qquad \mathrm{d}p \downarrow 3\times \quad N \uparrow 3\times \quad Rs \uparrow 1.7\times$$

图 1-16　在柱长恒定时,塔板数［N］反比于颗粒大小［$\mathrm{d}p$］

为满足塔板数和分离度要求,应采用颗粒大小对应的最佳线流速。最佳的线流速［F_{opt}］反比于颗粒大小。这就意味着,如果颗粒大小从 5μm 减少到 1.7μm,那么颗粒运行的最佳线流速将增加 3 倍,并能使分析时间同程度的减少,因此将增加样品的通量(图 1-17)。

$$F_{\mathrm{opt}} \propto \frac{1}{\mathrm{d}p} \qquad \mathrm{d}p \downarrow 3\times \quad Rs \uparrow 1.7\times \quad T \downarrow 3\times$$

图 1-17　对恒定的柱长,线流速［F_{opt}］反比于颗粒大小［$\mathrm{d}p$］

当色谱流速改变时,我们注意到,增加流速会减少分析时间,峰宽也会减少,当峰宽变窄,峰高成比例的增加。更高更窄的峰容易检测,容易与基线噪音区分,灵敏度提高(图 1-18)。

$$N \propto \frac{1}{W^2} \qquad N \uparrow 3\times \quad W \downarrow 1.7\times \quad \text{peak height} \uparrow 1.7\times$$

图 1-18　塔板数［N］与峰宽［W］的平方成反比

如图1-19所示，将柱规格相同(2.1mm×50mm)，颗粒大小分别为5μm和1.7μm的两根色谱柱，采用相同的流动相比例，及各自最佳的流速进行色谱分离得到相应的分析图谱。应用上述色谱原理，可计算出，采用1.7μm颗粒填料的色谱柱时，理论上可提升分离速度、分离度以及峰高分别是：3倍、1.7倍和1.7倍，实际测得的结果表明：分离速度、分离度和峰高分别提升2.6倍、提升1.5倍及1.4倍，实测值与理论预测值基本一致。

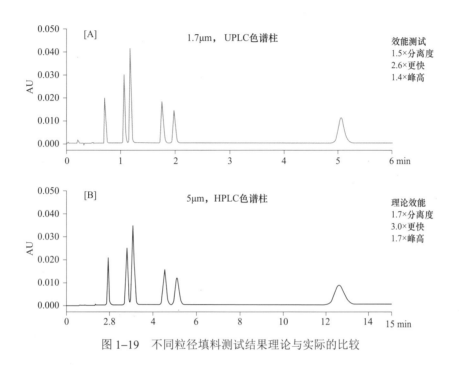

图1-19　不同粒径填料测试结果理论与实际的比较

三、范第姆特曲线

如前所述，峰宽可认为是被测分子的统计分布［方差，σ^2］，峰宽与峰走过的距离成比例线性增加；峰宽和峰所走过的距离之间的关系，被称为理论塔板高度［HETP或H］。H来源于精馏理论，是柱效应的度量指标，HETP越小，色谱柱中的塔板数［N］越多(图1-20)。

$$\text{HETP} = \frac{L}{N} \quad ［L］为柱长，［N］为塔板数，［\text{HETP}］理论塔板高度$$

图1-20　确定HETP的简化等式

如果我们能够弄清楚柱内分子水平上出现的情形，就能近一步理解发生的不同相关扩散的过程，以及这些过程对色谱性能的影响(图1-21)。

有几个同时发生的相关扩散过程：

1) 被测分子被运送到颗粒表面和颗粒周围(涡流扩散)；
2) 被测分子在大体积流动相中前后扩散(纵向扩散)；
3) 被测分子扩散进、出色谱孔(质量传递)。

这些相关的扩散过程能够用范第姆特方程式数学表达。

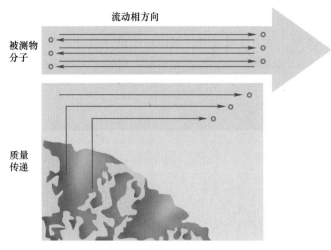

图 1-21　发生在柱中的相关扩散过程

范第姆特方程式由 3 项组成(图 1-22)。

$$HETP = a(\mathrm{d}p) + \frac{b}{u} + c(\mathrm{d}p)^2 u$$

A 项　B 项　C 项

图 1-22　范第姆特方程式

A 项(涡流扩散)主要与填料的颗粒大小相关,其取值也与色谱柱装填的好坏程度、颗粒内以及颗粒周围流动的一致性或不一致性相关。

B 项(纵向扩散)与流动相和固定相上被测物的扩散速度相关,随流动相速度的增加而减小[线性速度]。

C 项(质量传递)与线速度(流动相的速度)和颗粒大小的平方相关。质量传递是被测物分子与固定相内表面和扩散进、出填料孔距离的相互作用;线速度是指流动相流经色谱柱的速度。

通过理论塔板高度(HETP)对线速度[u]作图,得到 3 个参数项:涡流扩散、纵向扩散以及质量传递项,并能单独表征其对色谱柱效的影响(图 1-23)。

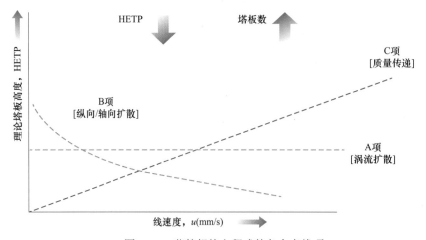

图 1-23　范第姆特方程式的各个虚线项

A 项为水平线,该项与颗粒大小、色谱柱的装填相关,与色谱柱线速度不相关。当填料的颗粒大小减少时,H 值也减小。

B 项是随线速度增加趋势向下的曲线，该项不依赖颗粒大小，它表示如果流动相以较慢的线速度移动，被测物分子在色谱柱中停留的时间更长，谱带纵向展宽的可能性会更大；相反，如果流动相以较快的线速度移动，扩散时间较短，谱带展宽现象发生概率会大大减小。

C 项在 H 和 u 之间是线性增加的关系，在分子分布中，一些小分子进入了固定相的小孔中，其他大分子则随流动相沿固定相颗粒外壁向前移动，直到被固定相颗粒吸附；当流动相流过时，被固定的分子脱离固定相，进一步向色谱柱的下端移动，分子进、出固定相的小孔，需要花费时间，因此，当分子从一个固定相颗粒转移到下一个颗粒时，含有吸附分子的被测物谱带在色谱柱中移动时将会变宽。固定相颗粒越小，被测物分子经过路径越短，这一过程发生越快，被测物谱带的展宽不易发生；如果流动相移动过快，造成洗脱不完全，整个被测物分子会分散，使得谱带展宽加大；流动相应当以适当的线速度移动，使同一被测物分子能够保持同步移动。

将 A、B 和 C 项整合在一起，得到范第姆特曲线(图 1-24)。以曲线最低点对应的线速度进行分离操作，将得到最高的效率和色谱分离度。

我们将这三项与范第姆特方程相关联，如果颗粒大小减少一半，那么 H 将减少至 1/2。因此，使用更小颗粒的填料，可减少色谱柱中的谱带展宽。

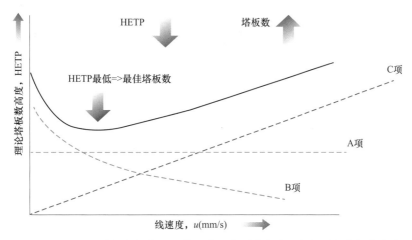

图 1-24　将范第姆特方程的 3 个独立项整合在一起得到范第姆特曲线

例如，图 1-25 描述了 10μm 和 5μm 颗粒的范第姆特图线。从图线上可看出，要得到最低的 H 值，要求 10μm 颗粒的线速度的最佳操作范围非常窄；如果流动相的速度过慢或过快，将会增加 H，进而降低色谱分离和灵敏度。而 5μm 的颗粒在较高的流动相速度下有较低的 H 值和较大的线速度范围，这意味着，与 10μm 颗粒装填的色谱柱相比，能以较短的时间得到较高的效率和分离度。为了进一步理解这一效应，我们考察颗粒大小对范第姆特方程各独立项的影响。因为颗粒大小与 A 项相关(涡流扩散项)，所以颗粒大小对被测物谱带有显著的影响，当减小颗粒大小时，被测物分子从流动相向颗粒表面和颗粒周围转移的路径所需时间更少，这使得被测物谱带更窄，灵敏度更高(图 1-26)；较大颗粒使被测分子移动的路径更长、更曲折，被测物谱带变宽；路径的不同使被测物分子的迁移时间不同，影响色谱峰宽。

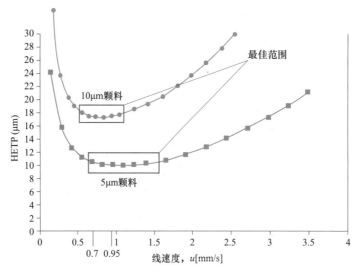

图 1-25 10μm 和 5μm 颗粒的范第姆特图线比较

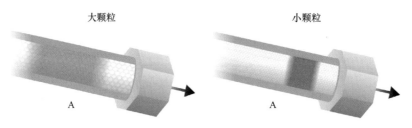

图 1-26 颗粒大小对 A 项的影响

纵向扩散 B 项不直接受颗粒大小影响，但是，当颗粒尺寸减小时，范第姆特等式中的其他参数 A 和 C 项将变小。由此可见，最佳的线速度增加，整个被测物分子将在较短时间内通过色谱柱，这样被测物谱带更为集中，纵向扩散时间短，谱带展宽减小，峰更窄、效率更高；线速度较慢，使被测物分子谱带与填料相互作用的时间延长，轴向扩散进入流动相需要更多的时间，扩散较严重，被测物谱带变宽（图 1-27）。

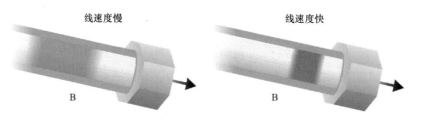

图 1-27 线速度对纵向扩散（B 项）的影响

C 项受到线速度和颗粒大小的影响。整个被测物分子从流动相向颗粒表面转移，被测物分子通过固定相小孔中的流动相到达键合相表面层（如 C18，C8 等），与键合相相互作用，然后流出固定相小孔，进入主体流动相。但是，被测物分子进、出小孔的程度不同，也就是说，当分子进入到主体流动相时，不同的被测分子经过的路径长度不一，从而导致不同的被测物发生不同程度的谱带展宽（图 1-28）。

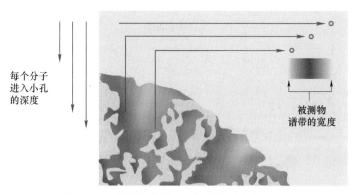

图 1-28　质量传递(扩散)与谱带展宽的示意图

谱带展宽的程度取决于流动相的速度(图 1-29)。当流动相的速度过快时,同一被测物不能在同一时间一起通过色谱柱,导致同一被测谱带变宽、更分散,灵敏度更低。当流速适当时,同一被测物谱带更加集中,色谱峰更窄、灵敏度更高。由于质量传递与颗粒直径成平方[dp^2]关系,当颗粒尺寸降低时,质量传递显著的提高。被测物分子进入到小孔与色谱表面相互作用,然后脱离返回进入流动相,用的时间减少。因此,在较小颗粒色谱柱中,色谱谱带更窄、分离更高效(图 1-30)。

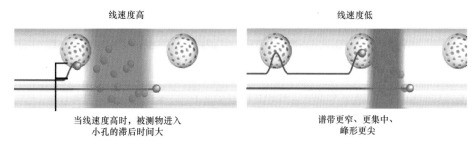

图 1-29　线速度对质量传递和被测物谱带的影响(同样的颗粒大小)

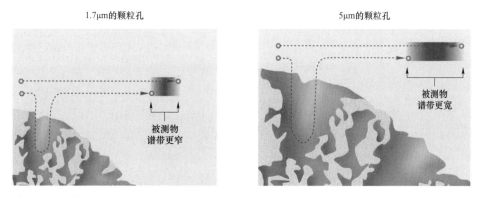

图 1-30　颗粒大小产生的质量传递差异(100 A 的小孔),更小的颗粒形成更窄的被测物谱带

降低颗粒大小将提高质量传递,因此能有效的减小 C 项斜率,这也是 UPLC 技术问世的根本,如图 1-31 的范第姆特图线所示,1.7μm 颗粒比 3.5μm 颗粒,HETP 值降低至 1/2～1/3。另外,较低的 H 值,具有较高的线速度和较广的最佳速度范围,且不会影响分离度。

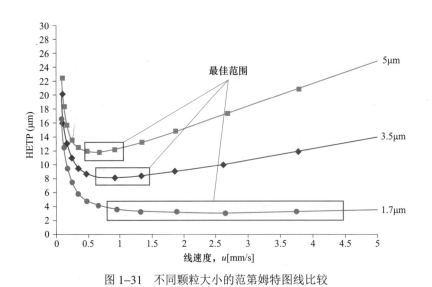

图1-31　不同颗粒大小的范第姆特图线比较

四、柱外效应谱带展宽对范第姆特图的影响

随着 UPLC 技术的发展和普及，相对于 HPLC 颗粒大小而言，UPLC 的颗粒更小(亚 2μm)，使用范第姆特图进行性能评价已成为常用的方法，需要注意的是，应尽量避免采用柱外谱带展宽性能不匹配的色谱仪系统测试小颗粒填料的色谱性能，以免造成错误判断。

为了说明柱外谱带展宽对性能测定的重要性，在常规 HPLC 色谱仪(谱带展宽 7.2μL)上绘制出范第姆特图线，对颗粒基质和化学键合相相同、颗粒尺寸不同(1.7μm 和 2.5μm)的两根色谱柱进行了比较(图1-32)，由范第姆特图线推断，这两根色谱柱的性能没有明显的区别。这是由于 HPLC 色谱仪的谱带展宽更宽，受柱外谱带展宽的影响，无法发挥 1.7μm 小颗粒 UPLC 柱的优势，使得颗粒为 1.7μm 的 UPLC 色谱柱与 2.5μm 的 HPLC 色谱柱，得到相似的性能测定结果。

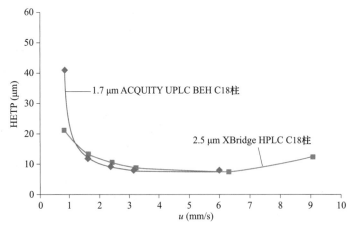

图1-32　在 HPLC 色谱仪上 3μm 以下颗粒色谱柱的范第姆特曲线比较

(注：由 XBridge HPLC C18 2.1mm×50mm，2.5μm 柱和 ACQUITY UPLC BEH C18 2.1mm×50mm，

1.7μm 柱，得到二氢蒽的范第姆特曲线)

在 UPLC 色谱仪(谱带展宽 2.8μL)上进行了相同的试验，与 HPLC 色谱仪相比，UPLC 色谱仪系统体积大约低 84%，谱带展宽大约低 60%(图1-33)；测定结果显示，这两种色谱柱的性能

存在显著的不同,除了实测 HETP 有差异外,最佳线流速也从 2.5μm 颗粒的 3.0mm/s 提高到 1.7μm 颗粒的 10.0mm/s。

对比 HPLC 和 UPLC 的测试结果可知,UPLC 系统可将两个不同的亚 3μm 颗粒的柱子区分开来。这也充分表明:UPLC 技术因为具有更低的柱外谱带展宽体积,所以能充分实现小颗粒(亚 2μm)填料的性能,具有更低的 HETP(更高的柱效)和更快的线速度。

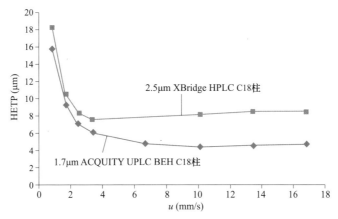

图 1-33 在 UPLC 色谱仪上对 3μm 以下颗粒色谱柱的范第姆特曲线比较

(注:在 XBridge HPLC C18 2.1mm×50mm,2.5μm 柱和 ACQUITY UPLC BEH C18 2.1mm×50mm,

1.7μm 柱,二氢萘的范第姆特曲线)

五、最佳的系统分离性能

色谱柱的理论塔板数或理论塔板高度与线速度密切相关,线速度取决于流动相的流速,与色谱柱 ID 无关,只与色谱柱的填料颗粒尺寸相关,如图 1-34,对于 1.7μm,柱长 50mm,不同内径的色谱柱,在不同线流速下获得一致的范第姆特方程曲线(左图);当把色谱柱的规格考虑进来,则可通过色谱分离流速(流量)进行绘制,如图 1-34 的右图,是内径 2.1mm,长度 50mm,1.7μm 色谱柱的理论塔板数对分离流速(流量)的范第姆特曲线。因此,不同尺寸色谱柱的性能就可以通过测量进行比较。

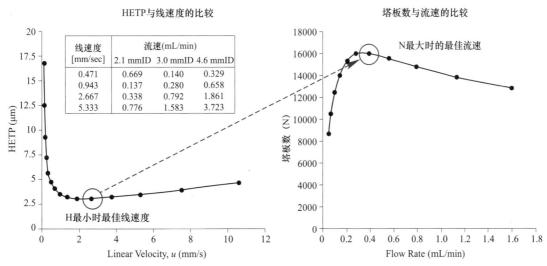

图 1-34 以线流速或流量绘制范第姆特方程,并进行色谱性能的考察

(注:右图是采用 2.1mm×50mm 长,1.7μm 颗粒的色谱柱测得)

常规的 HPLC 柱，在狭窄流速范围内操作才能实现最佳性能。因此，对于使用较大颗粒色谱柱的常规 HPLC 来说，可通过增加流速来减少分析时间，但是另一方面，增大流速通常会引起色谱柱效率的损失，进而影响分离度（图 1-35）。因此，在使用 HPLC 的分离过程中，需要平衡分离速度和分离度，以期达到分离性能和效率的最佳化。

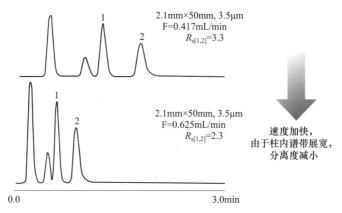

图 1-35　HPLC 中，不同流速下获得分离度和分离效率的对比图

UPLC 技术则无需进行流速和分离度的平衡选择，通过增加流速来减少分析时间并不影响分离性能。如图 1-36 所示，当颗粒大小从 3.5μm 减小到 1.7μm 时，不仅柱效率增加，同时还具有更宽的最佳流速范围。这是因为 1.7μm 颗粒 UPLC 色谱柱分离的色谱带窄，由范第姆特曲线方程可知，小颗粒色谱柱中柱内谱带展宽通常可以忽略。结合使用柱外扩散体积更小（谱带展宽 2.8μL）的 UPLC 系统，可以获得更宽的最佳流速范围。因此，采用 UPLC 系统，结合亚 2μm 的小颗粒填料使用时，可以在更宽的流速范围内使用，这也表明，UPLC 系统在不折中分离效果的情况下，可实现更高效率的分离，进而获得最佳的系统分离性能。

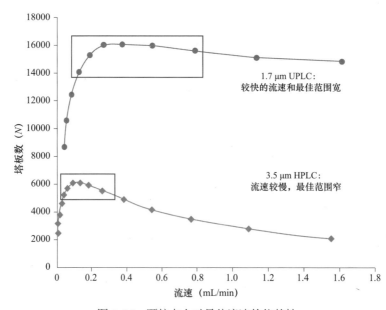

图 1-36　颗粒大小对最佳流速的依赖性

六、柱分辨力

当进行色谱分离时，目标是将一种组分与其他组分分离，用于测试某一或所有组分。色谱柱的最大分辨能力，可通过柱长［L］与颗粒大小［dp］的商来估算。当在特定应用中，需要确定填料的颗粒尺寸以及柱长时，L/dp 比值相当有用(图1-37)。

典型的 HPLC 色谱柱

4.6mm×150mm，5μm

柱长(L)=150mm=150000μm

$$dp = 5μm$$

$$\frac{L}{dp} = \frac{150000}{5} = 30000$$

分离指数	应用实例	效率(N)	L/dp
容易	含量均一性	5000	15000
具有一定难度	相关化合物分析	12000	30000
难	杂质分布	20000	50000
非常难	代谢物鉴定	35000	85000

图 1-37 计算所得的 L/dp 比率

这一比率也能作为一种颗粒大小向另一种颗粒大小的转换工具。L/dp 比率为30000的色谱柱(具有一定难度的分离)是一常见的选择。如图1-38所示，典型的 HPLC 色谱柱分辨能力为30000，有150mm长，采用5μm颗粒装填；当颗粒大小降低时，采用较短的色谱柱，能够获得相同的分辨能力(这意味着分析时间更快；例如一根50mm长的色谱柱，采用1.7μm颗粒装填，L/dp 的比率为30000)。除了缩短柱长之外，当颗粒大小减小时，增加流速，可进一步减少分析时间。

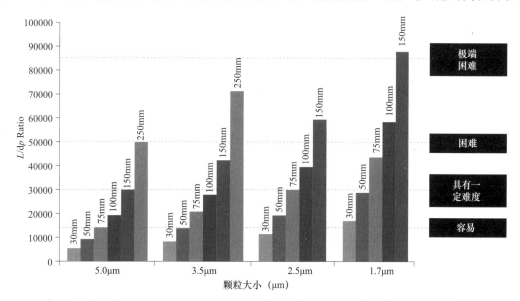

图 1-38 常见不同粒径和长度色谱柱的分辨力对比表及适用分离体系的推荐

色谱分析的结果能够很清晰的说明这一点(图1-39)，一根50mm长的 UPLC 色谱柱，1.7μm颗粒装填，与150mm长、填料为5μm颗粒的 HPLC 色谱柱，具有相同的分辨能力。保持 L/dp 比值恒定，UPLC 分析时间缩短10倍，同时维持相同分离度。线流速与颗粒大小成反比，进样体积与柱体积成正比，这样色谱柱相对载入质量会相同。

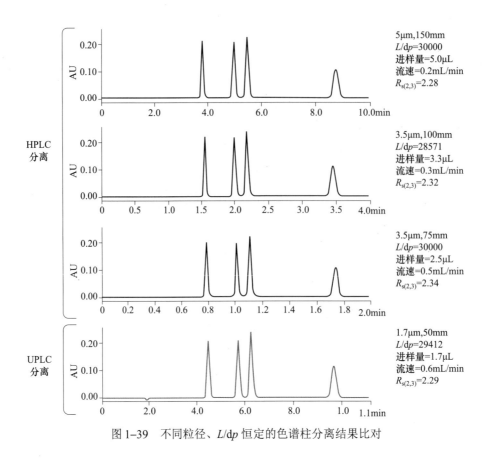

图1-39　不同粒径、L/dp 恒定的色谱柱分离结果比对

七、梯度分离性能的评价

在等度条件下，塔板数［N］用于测试色谱仪和色谱柱对谱带展宽的累计影响。由于与谱带展宽相关的扩散存在，被测物谱带的宽度增加，相应地，被测物的峰宽更宽。在梯度条件下，流动相的洗脱强度随分析过程逐渐增强，限制了谱带的宽度，使得被分离的谱带更加集中，当被分离的谱带通过检测器时，形成了峰宽相近的色谱峰。理论塔板数的计算受峰宽的直接影响，当峰宽一定时，塔板数无法作为梯度分离的有效测量法，而峰容量是在给定梯度时间内能够分离色谱峰的理论数量，因此，梯度分离的分离性能可通过峰容量［P_c］计算。

如图1-40所示，峰容量与峰宽成反比关系，峰宽减小时，峰容量 P_c 增加。

$$P_c = 1 + \frac{t_g}{W}$$

图1-40　峰容量［P_c］方程式，［t_g］为梯度时间，［W］为平均峰宽

图1-41，是采用几个标准品混合物，在0.5min的时间内获得的快速UPLC分离图谱，其中梯度时间是0.37min，0.01min是平均峰宽，测量的是13.4%峰高处的峰宽［4σ］，计算可得峰容积结果为38。

与 HPLC 相比，UPLC 技术能显著增加峰容量，具有更高的分辨率，通过在非常低扩散的UPLC仪器设备上（谱带扩散为2.8μL）使用亚2μm颗粒的色谱柱，在单位时间内，能够获取更多

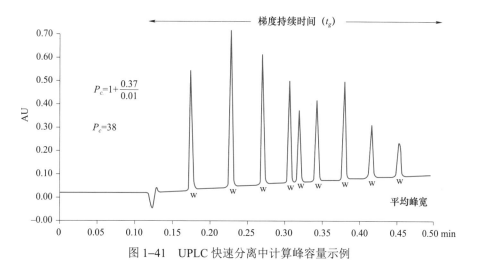

图 1-41　UPLC 快速分离中计算峰容量示例

的峰，这样，对指定的样品可获取更多的信息。例如，磷酸化酶 b 的胰蛋白酶水解样品，使用 5μm 颗粒装填的 HPLC 色谱柱，大约得到 70 个不同的峰(图 1-42 A)。使用 UPLC 技术，可鉴别峰数从 70 增加到 168，提高了蛋白质鉴别的能力(图 1-42 B)。

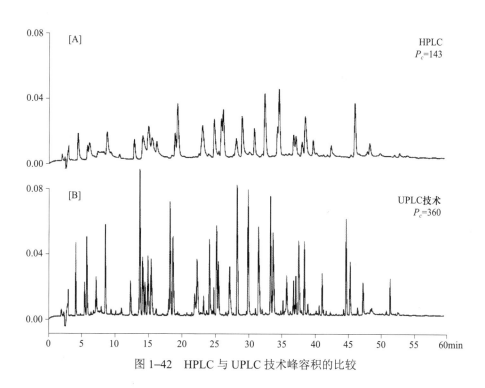

图 1-42　HPLC 与 UPLC 技术峰容积的比较

第三节　UPLC 仪器性能

一、系统压力

UPLC 技术通过最小化系统的谱带展宽，在较短的时间内实现较高效的分离，便于色谱性能的提高。但是，谱带展宽不是决定性能的唯一因素，色谱仪的有效压力也起到重要作用，当流动相流过泵到进样器的连接管路，进样器到色谱柱、色谱柱自身、柱后管路以及检测器池将产生压力。系统压力的测试是所有这些组件的累计效应。当流速增加时，流动相流经的连接管路自身产生的压力会增加，另外，管的内径、长度以及流速也将影响系统压力。如果从总系统压力中扣除色谱仪自身产生的压力，可得到色谱柱产生的压力降，并能够与理论预测相比较。

当颗粒尺寸减小，反压按一定比率增加，与颗粒直径的立方成反比。同时，流动相最佳速度随颗粒直径的减小而增加。因此，对于指定颗粒尺寸，最佳线速度的压力，按一定比率增加，而反比于颗粒直径的立方，当颗粒尺寸减少 3 倍，压力将增加 27 倍(图 1-43)。

$$\Delta P_{\text{opt}} = \frac{1}{\text{d}p^3} \qquad \text{d}p \downarrow 3\times \qquad pressure \uparrow 27\times$$

图 1-43　恒定柱长时，最佳压力 $[\Delta P_{\text{opt}}]$ 和颗粒尺寸 $[\text{d}p]$ 之间的关系

在常规 HPLC 色谱仪上使用较小颗粒色谱柱来提高色谱分离度，或提高分析的速度是很难实现的，因为常规 HPLC 色谱仪会受到压力限制，使用较小颗粒时，通常受到柱长或在最佳线速度以下运行的限制。

对于柱长恒定的色谱柱，如果颗粒大小从 5.0μm 减小到 1.7μm(颗粒尺寸减小至约 1/3)，理论预测反压增加 27 倍，实测系统压力增加 22 倍(实测)，处于常规 HPLC 色谱仪的压力上限(图 1-44)。

在 UPLC 系统出现之前，减小颗粒尺寸，反压大幅增加，是亚 2μm 颗粒色谱柱没能商业化的一个主要原因。

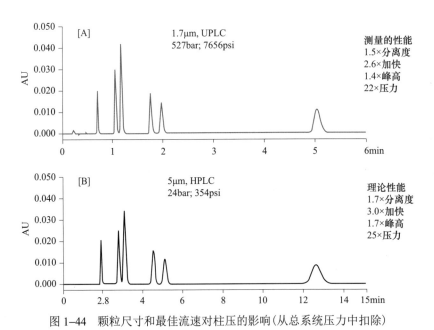

图 1-44　颗粒尺寸和最佳流速对柱压的影响(从总系统压力中扣除)
柱长恒定为：2.1mm×50mm 色谱柱；流速=0.6mL/min(1.7μm)，0.2mL/min(5μm)

如果分离目标是维持分离度，同时降低分析时间(保持 $L/\text{d}p$ 比值恒定)，压力的增加要远小于保持柱长恒定，同时减小颗粒尺寸。柱长按比率减少，压力的变化反比于颗粒尺寸的平方(图 1-45)，如果颗粒尺寸和柱长都减小至 1/3，压力将增加 9 倍。

$$\Delta P_{\mathrm{opt}} = \frac{1}{\mathrm{d}p^2}$$
$$P \propto L$$

$$L \downarrow 3 \times \quad \mathrm{d}p \downarrow 3 \times \quad pressure \uparrow 9 \times$$

图 1-45　对相同的 $L/\mathrm{d}p$，最佳压力［ΔP_{opt}］和颗粒尺寸［$\mathrm{d}p$］之间的关系

在这个示例中，柱长和颗粒尺寸都减小至 1/3（图 1-46），理论上反压应增加 9 倍，理论上反压应增加 9 倍，理论上反压应增加 9 倍，实测的数据与理论预测接近。保持 $L/\mathrm{d}p$ 恒定，当从 5.0μm，150mm 长色谱柱，转变为 1.7μm，50mm 长的色谱柱，反压增加了 11 倍（扣除了系统管路的压力降），而分离效率提高了近 7 倍。

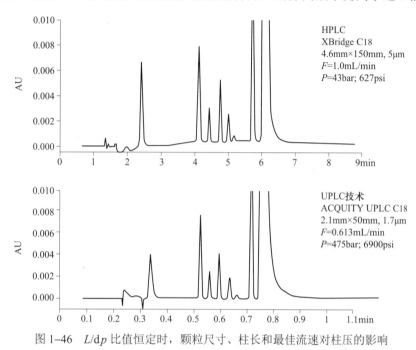

图 1-46　$L/\mathrm{d}p$ 比值恒定时，颗粒尺寸、柱长和最佳流速对柱压的影响

当以最佳流速运行时，较小颗粒产生的压力将超过常规 HPLC 系统的压力限制。UPLC 系统能够耐受这种压力，保证亚 2μm 颗粒色谱柱，在最佳流速正常成功运行。

二、柱温

一种弥补使用小颗粒填料产生较高压力的方法是提高柱温。当柱温提高时，流动相黏度减小，压力降低，被测物分子进出固定相小孔的速度也增大，这就需要增大流速来维持性能。当柱温从 30℃增大到 90℃，必须增大流速来维持效率，如图 1-47 所示，在 ACQUITY UPLC BEH C18 2.1mm×100mm，1.7μm 柱上，等度条件下测得戊基苯的范第姆特曲线，比较 3 个不同温度下的最佳塔板数，并没有实现效率的增加，这与色谱理论一致。

如图 1-48 所示，在 ACQUITY UPLC BEH C18 2.1mm×100mm，1.7μm 色谱柱上，采用一系列流速，等度条件下测定戊基苯的塔板数，并将塔板数与相应流速条件下的系统压力制图，可发现在不同温度条件下，达到最佳柱效时，对应的系统压力基本一致。这也表明，柱温与最佳柱效没有直接关系。通过提高柱温来降低小颗粒填料带来的压力问题是不可行的，原因是提高柱温虽然能够降低流动相的黏度和色谱柱压力降，但与此同时，最佳线流速也随之增加，换句话说，升高柱温是以牺牲柱效而获得的柱压降低。

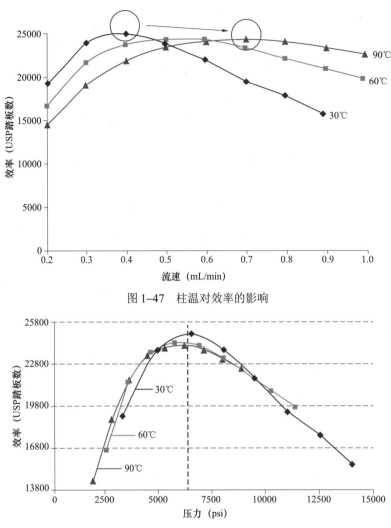

图 1-47　柱温对效率的影响

图 1-48　不同柱温条件下，色谱柱效与系统压力曲线图

第四节　UPLC 系统技术优势

一、整体设计的系统

为了使分离性能最大化，仅仅考虑小颗粒的填料和较高的压力是远远不够的，一般的 HPLC 色谱仪是无法耐受亚 2μm 颗粒柱所产生的压力。UPLC 系统全面考虑了色谱仪和小颗粒色谱柱性能，通过整体设计，使谱带展宽最小化、低扩散，提高色谱分离的性能和分析数据的质量。

因此，UPLC 分离的关键点在于将色谱仪和色谱柱的性能联合考虑，充分认识和利用亚 2μm 颗粒色谱柱的分离性能。通过色谱柱内、外谱带展宽的最小化，以及在小颗粒色谱柱的最佳线速度条件下使用色谱柱，来达到分离性能最大化的目的。

如图 1-49 所示，在相同的色谱条件，在充分优化的微孔 HPLC 色谱仪和标准的 UPLC 色谱仪上，分析 4 种咖啡因代谢物，比较两台色谱仪分析的效率、分离度、峰形和峰高，可以很直观的看出 UPLC 技术及其整体系统设计的优势。

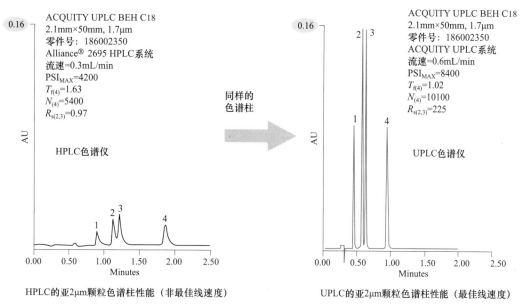

图 1-49　优化的微孔 HPLC 和标准的 UPLC 上分析 4 种咖啡因代谢物的结果比对

二、分离能力最大化

可以利用 UPLC 技术耐高压及低扩散的性能，将小颗粒色谱柱、升温联合起来，开发超高效率的分离技术，获得最大化的分离能力。图 1-50 A 中，单个 150mm 长、1.7μm UPLC 色谱柱，在 90℃，塔板数低于 40000；串联成一根柱长 300mm、1.7μm UPLC 色谱柱，塔板数达到83000（图 1-50 B）；串联增加第三个柱长 450mm、1.7μm UPLC 色谱柱，仅在 8min 内就获得了121000 块塔板的效率（图 1-50 C），UPLC 系统压力范围完全被充分利用。

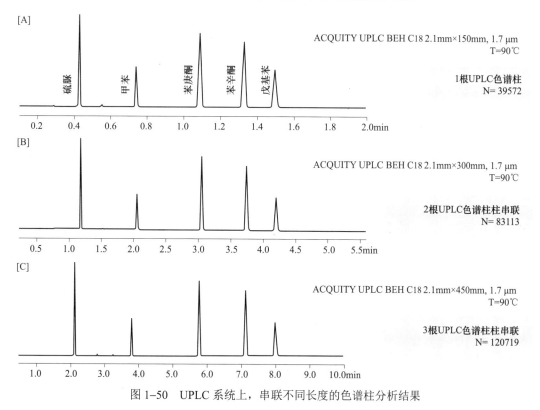

图 1-50　UPLC 系统上，串联不同长度的色谱柱分析结果

按照同样的道理，梯度分离的能力也能增强。如图 1-51 所示，在这个示例中，串联使用两根 150mm 长、1.7μm UPLC 色谱柱(总长 300mm)，90℃ 的柱温，在代谢物的鉴定中，显著增加了可获取的信息量。运行 1h，峰容积超过 1000，充分显示检验尿样品的能力。可用于候选药物代谢物的鉴定、毒性标记的检测和鉴定，以及治疗性药物监测中毒素的检测。当与质谱技术联合应用时，不仅分辨能力可显著提高，而且可使数据分析简化，提高检测限。

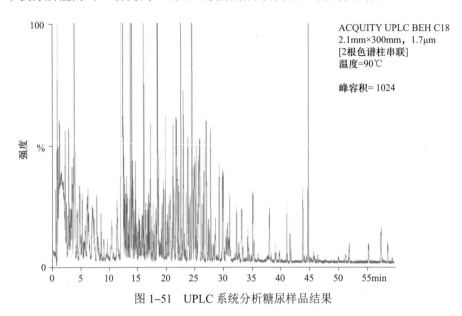

ACQUITY UPLC BEH C18
2.1mm×300mm, 1.7μm
[2根色谱柱串联]
温度=90℃

峰容积= 1024

图 1-51　UPLC 系统分析糖尿样品结果

三、兼顾 HPLC 的 UPLC 分离系统

系统化设计的 UPLC 色谱仪，具有更低的扩散体积以及更高的耐高压性能，可以充分实现亚 2μm 色谱柱的最佳性能。因此，对于常规 HPLC 方法，通过简单的方法转移，亦可在 UPLC 系统上兼顾运行，并具有比 HPLC 更佳的效率和灵敏度。

如图 1-52 所示，在常规 HPLC 和 UPLC 系统上分别运行 USP 中检测 Excedrin 样品的 HPLC 方法 [XBridge C18 4.6mm×100mm，5μm 色谱柱，流速 2.0mL/min，温度 45℃。流动相：水-甲醇-乙酸(73:23:3)，检测器波长 275nm，5Hz，数字过滤器 0.1]。对比两个分析结果可知，在不改变选择性和相对保留时间的情况下，UPLC 系统上获得的分析结果(图 1-52 B)比 HPLC 系统上获得分析结果(图 1-52 A)具有更高的效率和灵敏度。

本章提供了 UPLC 技术依据的基本色谱原理知识，并重点介绍了使用亚 2μm 颗粒填料色谱时，由于柱内、外效应导致的峰展宽对分离的影响。通过范第姆特方程曲线以及具体的案例比较表明，色谱分离中，可通过最小化色谱仪和色谱柱谱带展宽，显著提高分离度、灵敏度和分离速度。

另外，小颗粒填料的使用，需要更高的最佳线流速，随之而来的问题是柱压降的显著增加，为了保证色谱分离在最佳性能的范围内使用，需要专门设计的 UPLC 色谱仪，不仅要满足耐高压的条件，更重要的是具有更小的柱外展宽体积(系统体积)、高精度的泵和进样系统以及具备高频率数据采集能力的检测器。

系统优化设计的 UPLC 色谱仪，突破了限制小颗粒填料使用的技术瓶颈，充分实现了小颗粒填料的技术优势。UPLC 技术对于液相色谱分析技术的发展带来了本质上的提升，与目前常规的

HPLC 相比，能获得速度更快、分离度更好、灵敏度更高的分析结果。此外，由于有机溶剂的使用量明显减少，显著的降低了污染，在更高效、更稳定的前提下达到分离目的，而且也有利于环境保护。

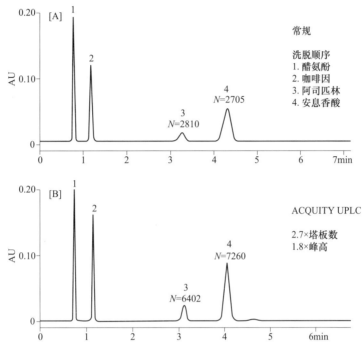

图 1-52 常规 HPLC 和 UPLC 色谱仪运行同一个 HPLC 方法的结果比对

第二章　UPLC方法转换的操作原则及技巧

国内大多数从事药物研发、生产和监管部门或企业，在药物质量研究或控制工作中需要参照《中国药典》的要求开展相应的研究工作。同时，对于一些提供海外出口业务的企业，还需要参照出口国的标准开展相应的药物质量研究和控制工作。鉴于小颗粒填料技术在《美国药典》中使用较为广泛，以及国内企业对新技术及方法转换的需求，本章内容将参考《中国药典》和《美国药典》的要求，介绍使用小颗粒填料技术开展 UPLC 分析工作的流程和操作注意事项，以期对使用小颗粒填料技术提供有力的支持。

第一节　UPLC技术在《中国药典》及《美国药典》中的应用

一、《中国药典》

《中国药典》(2010年版)二部附录ⅤD高效液相色谱法首次收录填充剂颗粒更小(约2μm)的微径柱(内径约2mm)，使用微径柱时输液泵的性能、进样体积、检测池体积和系统的死体积等必须与之匹配；一部正文首次将 UPLC 方法收入正文：复方丹参滴丸，将原有【含量测定】项下 HPLC 方法修订为 UPLC 方法。《中国药典》(2015年版)四部通则 0512 高效液相色谱法首次收录 UPLC 法，定义为"超高效液相色谱仪是适应小粒径(约2μm)填充剂的耐超高压、小进样量、低死体积、高灵敏度检测的高效液相色谱仪"；《中国药典》(2020年版)四部通则 0512 高效液相色谱法对使用小颗粒(5μm 以下)填料的要求和方法转换细则做了非常明确的规定，并在色谱参数调整项下有具体的指导，这为小颗粒填料技术的使用提供了强有力支持。通则明确规定：若需使用小粒径(约2μm)填充剂和小内径(约2.1mm)色谱柱或表面多孔填充剂以提高分离度或缩短分析时间，输液泵的性能、进样体积、检测池体积和系统的死体积等必须与之匹配，如有必要时，色谱条件(参数)可适当调整，允许调整范围见表 2-1。如果按照表格中的规定进行逐条分析条件的计算转化，方法转换的过程显得繁琐；也可通过相关软件计算表 2-1 中流速、进样体积和梯度洗脱程序的调整范围，并根据色谱峰分离情况进行微调。

表 2-1　《中国药典》(2020年版)通则高效液相色谱法中规定使用小颗粒填料时色谱参数可调整范围

参数变量	参数调整	
	等度洗脱	梯度洗脱
固定相	不得改变填充剂的理化性质，如填充剂材质、表面修饰及键合相均需保持一致；从全多孔填料到表面多孔填料的改变，在满足上述条件的前提下是允许的	
填充剂粒径(dp)，柱长(L)	改变色谱柱填充剂粒径和柱长后，L/dp 值(或 N 值)应在原有数值的-25%～+50%范围内	

参数变量	参数调整	
	等度洗脱	梯度洗脱
流速	如果改变色谱柱内径及填充剂粒径，可按公式计算流速，$F_2=F_1\times[(dc_2^2\times dp_1)/(dc_1^2\times dp_2)]$，在此基础上根据实际使用时系统压力和保留时间调整	
	最大可在±50%的范围内调整	除按上述公式调整外，不得扩大调整范围
进样体积	调整以满足系统适用性要求，如果色谱柱尺寸有改变，按下式计算进样体积：$V_{inj2}=V_{inj1}\times(L_2\times dc_2^2)/(L_1\times dc_1^2)$，并根据灵敏度的需求进行调整	
梯度洗脱程序（等度洗脱不适用）	$t_{G2}=t_{G1}\times(F_1/F_2)\times[(L_2\times dc_2^2)/(L_1\times dc_1^2)]$，保持不同规格色谱柱的洗脱体积倍数相同，从而保证梯度变化相同，并需要考虑不同仪器系统体积的差异	
流动相比例	最小比例的流动相组分可在相对值±30%或者绝对值±2%的范围内进行调整（两者之间选择最大值）；最小比例流动相组分的比例需小于(100/n)%，n为流动相中组分的个数	可适当调整流动相组分比例，以保证系统适用性符合要求，并且最终流动相洗脱强度不得弱于原梯度的洗脱强度
流动相缓冲液盐浓度	可在±10%范围内调整	
柱温	除另有规定外，可在±10℃范围内调整	除另有规定外，可在±5℃范围内调整
pH 值	除另有规定外，流动相中水相 pH 值可在±0.2 范围内进行调整	
检测波长	不允许改变	

F_1：原方法中的流速；F_2：调整后方法中的流速；dc_1：原方法中色谱柱的内径；dc_2：调整后方法中色谱柱的内径；dp_1：原方法中色谱柱的粒径；dp_2：调整后方法中色谱柱的粒径；V_{inj1}：原方法中进样体积；V_{inj2}：调整后方法中进样体积；L_1：原方法中色谱柱柱长；L_2：调整后方法中色谱柱柱长；t_{G1}：原方法的梯度段洗脱时间；t_{G2}：调整后的梯度段洗脱时间。

二、《美国药典》

从 2014～2020 年统计，USP37–NF32 至 USP42–NF37 收载或者公示的含超高效液相方法约 181 个，其中应用 UPLC 方法的品种约 161 个，通则 2 个；UHPLC 品种方法约 15 个，通则 1 个。

通则＜321＞药品含量测定–有机物分析和＜341＞滴眼液中抑菌剂含量测定采用了 UPLC 的方法；通则＜210＞单糖分析采用了 UHPLC 的方法。例如：通则＜341＞滴眼液中抑菌剂含量测定，硫柳汞（Thimersoal）采用液相色谱的方法，并规定色谱柱：2.1mm×100mm；2μm packing L1。

近年来，超高效色谱法逐步进入《美国药典》各论，例如：磷酸安他唑啉（Antazoline Phosphate）收载于 USP32–NF27，含量测定项下用滴定法测定磷酸安他唑啉含量；在 USP40–NF35，将滴定法修订为 UPLC 方法，并规定色谱柱：2.1mm×100mm；1.7μm packing L11。有机杂质检测方法同含量测定。

在《美国药典》，植物药一直与维生素、矿物质一样等同作为膳食补充剂，列在膳食补充剂卷（Dietary Supplement Compendium，DSC）。灵芝子实体、北五味子、三七干浸膏提取物等系列品种的含量测定项/鉴别项下采用 UPLC 的方法。例如：三七干浸膏提取物，含量测定项下，采用 UPLC 的方法（色谱柱：2.1mm×5mm；1.7μm packing L1），极大的发挥出一测多评技术的优势，短时间内同时测定三七皂苷 Rg1、人参皂苷 Rg1、人参皂苷 Re、人参皂苷 Rb1、人参皂苷 Rd 的总含量，既体现多指标成分质量控制要求，又节省了时间，大大节约了对照品的消耗。鉴别方法同含量测定，供试品色谱应呈现与对照品色谱相对应的特征峰。

有关物质是安全性检测的重要检测项目，超高效色谱法也应用于有关物质的检测。例如：卡马西平有机杂质项下，将原 HPLC 等度方法改为 UPLC 梯度方法，提高了分离度与分析效率。规定色谱柱为：2.1mm×100mm；1.8μm packing L10。

表 2-2　USP 中收录采用小颗粒填料技术的分析方法品种目录（截至 2019 年）

药品名称（英文）	药品名称（中文）	USP 版本	PF 编号	生效时间	检测项目
<210>MONOSACCHARIDE ANALYSIS	<210>单糖分析	USP40-NF35 1S	42（2）	Aug 1，2017	
<321>DRUG PRODUCT ASSAY TESTS-ORGANIC CHEMICAL MEDICINES		USP39-NF34	41（1）	May 1，2016	通则
<341>Antimicrobial Agents-Content	滴眼液中抑菌剂含量测定	USP39-NF34	41（2）	May 1，2016	硫柳汞
Acetaminophen，Guaifenesin，and Phenylephrine Hydrochloride Tablets	对乙酰氨基酚、愈创木酚甘油醚、盐酸去氧肾上腺素片	USP40-NF35 2S	42（4）	Dec 1，2017	含量/有关物质
Acetaminophen，Guaifenesin，Dextromethorphan Hydrobromide，and Phenylephrine Hydrochloride Tablets	对乙酰氨基酚、愈创木酚甘油醚、氢溴酸美沙芬、盐酸去氧肾上腺素片	USP40-NF35 2S	42（4）	Dec 1，2017	含量/有关物质
Acetaminophen，Phenylephrine Hydrochloride，Chlorpheniramine Maleate，and Dextromethorphan Hydrobromide Oral Suspension	对乙酰氨基酚、盐酸去氧肾上腺素、马来酸氯苯吡胺、氢溴酸右美沙芬口服混悬液	USP40-NF35 2S	42（4）	Dec 1，2017	含量/有关物质
Albuterol Sulfate	硫酸沙丁胺醇	USP39-NF34 2S	41（4）	Dec 1，2016	含量/鉴别/有关物质
Albuterol Tablets	沙丁胺醇片	USP39-NF34 2S	41（5）	Dec 1，2016	有关物质
Almotriptan Tablets	阿莫曲坦片	USP38-NF33 1S	40（3）	Aug 1，2015	含量/有关物质
Amlodipine and Atorvastatin Tablets	氨氯地平与阿托伐他汀片	USP41-NF36 1S	43（2）	Aug 1，2018	氨氯地平有关物质
Aminolevulinic Acid Hydrochloride	盐酸氨基戊酮酸	USP38-NF33 1S	40（2）	Aug 1，2015	含量/有关物质
Aminophylline	氨茶碱	USP40-NF35	42（1）	May 1，2017	含量/有关物质

药品名称(英文)	药品名称(中文)	USP 版本	PF 编号	生效时间	检测项目
Aminophylline Injection	氨茶碱注射液	USP39–NF34 1S	41(3)	Aug 1，2016	含量/有关物质
Aminophylline Oral Solution	氨茶碱口服溶液	USP39–NF34 1S	41(3)	Aug 1，2016	含量/有关物质
Aminophylline Tablets	氨茶碱片	USP39–NF34 1S	41(3)	Aug 1，2016	含量/有关物质
Antazoline Phosphate	磷酸安他唑啉	USP39–NF34	40(6)	May 1, 2016	含量/有关物质
Antipyrine	安替比林	USP38–NF33 1S	40(3)	Aug 1，2015	含量
ASPIRIN CAPSULES	阿司匹林胶囊	USP39–NF34	41(1)	May 1, 2016	含量/鉴别/有关物质
Atropine	阿托品	USP41–NF36	43(1)	May 1，2018	含量/有关物质
Atropine Sulfate Injection	硫酸阿托品注射液	USP40–NF35 2S	42(4)	Dec 1，2017	含量/有关物质
Atropine Sulfate Ophthalmic Ointment	硫酸阿托品眼膏	USP40–NF35 2S	42(4)	Dec 1，2017	含量/有关物质
Atropine Sulfate Ophthalmic Solution	硫酸阿托品滴眼液	USP40–NF35 2S	42(4)	Dec 1，2017	含量/有关物质
Atorvastatin Calcium Tablets	阿托伐他汀钙片	USP40–NF35	42(1)	May 1，2017	溶出
Beclomethasone Dipropionate Compounded Oral Solution	丙酸倍氯米松复合口服液	USP38–NF33 2S	40(5)	Dec 1，2015	含量
Benzocaine，Butamben, and Tetracaine Hydrochloride Gel	苯佐卡因、氨苯丁酯、盐酸丁卡因凝胶	USP40–NF35 1S	42(3)	Aug 1，2017	含量/有关物质
Benzocaine，Butamben，and Tetracaine Hydrochloride Topical Aerosol	苯佐卡因、氨苯丁酯、盐酸丁卡因局部喷雾剂	USP40–NF35 1S	42(3)	Aug 1，2017	含量/有关物质
Benzocaine，Butamben，and Tetracaine Hydrochloride Topical Solution	苯佐卡因、氨苯丁酯、盐酸丁卡因局部溶液	USP40–NF35 1S	42(3)	Aug 1，2017	含量/有关物质
Brompheniramine Maleate Oral Solution	马来酸溴苯那敏口服溶液	USP39–NF34	41(1)	May 1, 2016	含量/鉴别
Brompheniramine Maleate Tablets	马来酸溴苯那敏片	USP39–NF34	41(1)	May 1, 2016	含量/鉴别
Bupivacaine Hydrochloride	盐酸布比卡因	USP39–NF34 1S	41(3)	Aug 1，2016	含量/有关物质
Bupivacaine Hydrochloride in Dextrose Injection	盐酸布比卡因葡萄糖注射液	USP39–NF34 1S	41(3)	Aug 1，2016	含量/有关物质

药品名称(英文)	药品名称(中文)	USP 版本	PF编号	生效时间	检测项目
Bupivacaine Hydrochloride Injection	盐酸布比卡因注射液	USP39–NF34 1S	41（3）	Aug 1，2016	含量/有关物质
Carbamazepine	卡马西平	USP38–NF33 2S	40（4）	Dec 1，2015	含量/鉴别/有关物质
Carbamazepine Extended-Release Tablets	卡马西平缓释片	USP39–NF34 1S	41（2）	Aug 1，2016	含量/鉴别/有关物质
Carbamazepine Oral Suspension	卡马西平口服混悬剂	USP38–NF33 2S	40（4）	Dec 1，2015	有关物质
Chlorpheniramine Maleate Tablets	马来酸氯苯那敏片	USP39–NF34	41（1）	May 1，2016	含量
Ciclopirox Cream	环吡霜	USP39–NF34	40（6）	May 1，2016	含量/有关物质
Ciclopirox Olamine	环吡酮胺	USP38–NF33 1S	40（3）	Aug 1，2015	含量/有关物质
Ciclopirox Olamine Cream	环吡酮胺乳膏	USP39–NF34	40（6）	May 1，2016	含量/有关物质
Clemastine Fumarate Tablets	富马酸氯马斯汀片	USP39–NF34 1S	41（2）	Aug 1，2016	有关物质
Clomipramine Hydrochloride	盐酸氯米帕明	USP40–NF35 1S	42（3）	Aug 1，2017	含量/有关物质
Clomipramine Hydrochloride Capsules	盐酸氯米帕明胶囊	USP40–NF35 1S	42（3）	Aug 1，2017	含量/有关物质
Clomipramine Hydrochloride Compounded Oral Suspension，Veterinary	盐酸氯米帕明复合口服混悬液	USP39–NF34 1S	41（2）	Aug 1，2016	含量
Cyanocobalamin Tablets	维生素 B_{12} 片	USP39–NF34	41（1）	May 1，2016	含量
Cyclosporine	环孢霉素	USP41–NF36	43（1）	May 1，2018	含量/鉴别/有关物质
Cyclosporine Capsules	环孢霉素胶囊	USP41–NF36	43（1）	May 1，2018	含量/鉴别/有关物质
Cyclosporine Injection	环孢霉素注射液	USP41–NF36	43（1）	May 1，2018	含量/鉴别/有关物质
Cyclosporine Oral Solution	环孢霉素口服液	USP41–NF36	43（1）	May 1，2018	含量/鉴别/有关物质
Daunorubicin Hydrochloride	盐酸柔红霉素	USP39–NF34	40（6）	May 1，2016	含量/有关物质
Daunorubicin Hydrochloride for Injection	注射用盐酸柔红霉素	USP39–NF34	41（1）	May 1，2016	含量/有关物质

药品名称(英文)	药品名称(中文)	USP 版本	PF编号	生效时间	检测项目
Dexamethasone	地塞米松	USP40–NF35 2S	42(4)	Dec 1，2017	含量/有关物质
Dexchlorpheniramine Maleate Tablets	马来酸右氯苯那敏片	USP39–NF34 1S	41(2)	Aug 1，2016	含量/鉴别
Diclofenac Potassium	双氯芬酸钾	USP40–NF35 2S	42(4)	Dec 1，2017	含量/有关物质
Diclofenac Potassium Tablets	双氯芬酸钾片	USP39–NF34	40(6)	May 1，2016	含量/有关物质
Diclofenac Sodium	双氯芬酸钠	USP40–NF35 2S	42(4)	Dec 1，2017	含量/有关物质
Diclofenac Sodium Delayed-Release Tablets	双氯芬酸钠肠溶片	USP39–NF34	40(6)	May 1，2016	含量/有关物质
Diclofenac Sodium Extended-Release Tablets	双氯芬酸钠缓释片	USP39–NF34	40(6)	May 1，2016	含量/有关物质
Diltiazem Hydrochloride Extended-Release Capsules	盐酸地尔硫䓬缓释胶囊剂	USP39–NF34	41(1)	May 1，2016	含量/有关物质
Diltiazem Hydrochloride Tablets	盐酸地尔硫䓬片	USP39–NF34	41(1)	May 1，2016	含量/有关物质
Dipyridamole	双嘧达莫	USP39–NF34 1S	41(3)	Aug 1，2016	有关物质
Dipyridamole Tablets	双嘧达莫片	USP39–NF34 1S	41(3)	Aug 1，2016	有关物质
Dopamine Hydrochloride	盐酸多巴胺	USP39–NF34	41(1)	May 1，2016	含量/有关物质
Dopamine Hydrochloride Injection	盐酸多巴胺注射液	USP39–NF34	41(1)	May 1，2016	含量/有关物质
Doxorubicin Hydrochloride	盐酸多柔比星	USP38–NF33 1S	40(3)	Aug 1，2015	含量/有关物质
Doxorubicin Hydrochloride for Injection	注射用盐酸多柔比星	USP38–NF33 1S	40(4)	Aug 1，2015	含量/有关物质
Doxorubicin Hydrochloride Injection	盐酸多柔比星注射液	USP38–NF33 1S	40(3)	Aug 1，2015	含量/有关物质
Doxycycline	多西环素/多西霉素	USP40–NF35 1S	42(2)	Aug 1，2017	含量/有关物质
Doxycycline Tablets	多西环素/多西霉素片	USP40–NF35 1S	42(2)	Aug 1，2017	含量/有关物质
Doxycycline Capsules	多西环素/多西霉素胶囊	USP40–NF35 1S	42(2)	Aug 1，2017	含量/有关物质
Doxycycline for Injection	多西环素注射用粉末	USP40–NF35 1S	42(3)	Aug 1，2017	含量/鉴别/有关物质

药品名称(英文)	药品名称(中文)	USP 版本	PF编号	生效时间	检测项目
Doxycycline for Oral Suspension	口服多西环素	USP39–NF34 2S	41(5)	Dec 1，2016	含量/有关物质
Doxycycline Hyclate	盐酸多西环素	USP40–NF35 1S	42(2)	Aug 1，2017	含量/鉴别/有关物质
Doxycycline Hyclate Capsules	盐酸多西环素胶囊	USP41–NF36 1S	43(2)	Aug 1，2018	含量/有关物质
Doxycycline Hyclate Delayed-Release Tablets	盐酸多西环素缓释片	USP40–NF35 2S	42(4)	Dec 1，2017	含量/鉴别/有关物质
Doxycycline Hyclate Tablets	盐酸多西环素片	USP41–NF36 1S	43(2)	Aug 1，2018	含量/有关物质
Doxycycline Calcium Oral Suspension	多西环素钙口服混悬液	USP40–NF35 2S	42(4)	Dec 1，2017	含量/有关物质
Ephedrine Sulfate Injection	硫酸麻黄碱注射液	USP39–NF34	40(6)	May 1，2016	含量/有关物质
Epinephrine	肾上腺素	USP39–NF34	40(6)	May 1，2016	含量/有关物质
Escitalopram Oral Solution	艾司西酞普兰口服液	USP37–NF32	39(1)	May 1，2014	有关物质
Ganoderma Lucidum Fruiting Body	灵芝子实体	USP37–NF32 2S	38(5)	Dec 1，2014	鉴别/成分(膳食补充剂)
Ganoderma Lucidum Fruiting Body Powder	灵芝子实体粉	USP37–NF32 2S	40(5)	Dec 1，2014	含量/鉴别
Glycopyrrolate	格隆铵	USP35–NF30	38(3)	May 1，2012	有关物质
Halcinonide	哈西奈德	USP39–NF34	40(6)	May 1，2016	有关物质
Halcinonide Cream	哈西奈德乳膏	USP38–NF33 2S	40(4)	Dec 1，2015	有关物质
Halcinonide Ointment	哈西奈德软膏	USP38–NF33 2S	40(4)	Dec 1，2015	鉴别/有关物质
Hydroxyzine Hydrochloride	盐酸羟嗪	USP40–NF35	42(1)	May 1，2017	含量/有关物质
Hydroxyzine Hydrochloride Injection	盐酸羟嗪注射液	USP39–NF34	41(1)	May 1，2016	含量/有关物质
Hydroxyzine Hydrochloride Oral Solution	盐酸羟嗪口服溶液	USP40–NF35	42(1)	May 1，2017	含量/有关物质
Hydroxyzine Hydrochloride Tablets	盐酸羟嗪片	USP39–NF34	41(1)	May 1，2016	含量/有关物质
Imipramine Hydrochloride Tablets	盐酸丙米嗪片	USP39–NF34 1S	41(2)	Aug 1，2016	含量/有关物质

药品名称(英文)	药品名称(中文)	USP 版本	PF 编号	生效时间	检测项目
Leucovorin Calcium	甲酰四氢叶酸钙盐	USP40–NF35 2S	42(5)	Dec 1，2017	
Magnesium Salicylate Tablets	水杨酸镁片	USP38–NF33 2S	40(4)	Dec 1，2015	含量/有关物质
Medroxyprogesterone Acetate Injectable Suspension	醋酸甲羟孕酮注射液	USP39–NF34 1S	41(3)	Aug 1，2016	含量/有关物质
Medroxyprogesterone Acetate Tablets	醋酸甲羟孕酮片	USP39–NF34 1S	41(3)	Aug 1，2016	含量/有关物质
Mesna Tablets	美司钠片	USP41–NF36	43(1)	May 1，2018	含量/有关物质/溶出
Metformin Hydrochloride	盐酸二甲双胍	USP38–NF33 2S	40(4)	Dec 1，2015	含量/有关物质
Metformin Hydrochloride Extended-Release Tablets	盐酸二甲双胍缓释片	USP38–NF33 2S	40(4)	Dec 1，2015	含量/有关物质
Metformin Hydrochloride Tablets	盐酸二甲双胍片	USP38–NF33 2S	40(4)	Dec 1，2015	含量/有关物质
Methylnaltrexone Bromide	溴甲纳曲酮	USP39–NF34 2S	41(5)	Dec 1，2016	含量/有关物质
Methylprednisolone	甲泼尼龙	USP39–NF34 1S	41(2)	Aug 1，2016	含量/有关物质
Methylprednisolone Tablets	甲泼尼龙片	USP39–NF34 1S	41(2)	Aug 1，2016	含量/有关物质
Minoxidil Topical Solution	米诺地尔溶液	USP39–NF34	40(6)	May 1，2016	含量/有关物质
Miconazole Compounded Ophthalmic Solution	复合咪康唑滴眼液	USP39–NF34 1S	41(2)	Aug 1，2016	含量
Megestrol Acetate	醋酸甲地孕酮	USP41–NF36	42(6)	May 1，2018	含量/有关物质
Megestrol Acetate Tablets	醋酸甲地孕酮片	USP41–NF36	42(6)	May 1，2018	含量/有关物质
Northern Schisandra Fruit	北五味子	USP38–NF33 1S	40(2)	Aug 1，2015	成分(膳食补充剂)
Northern Schisandra Fruit Dry Extract	北五味子干浸膏	USP39–NF34 2S	41(4)	Dec 1，2016	成分(膳食补充剂)
Northern Schisandra Fruit Powder	北五味子粉	USP38–NF33 1S	40(2)	Aug 1，2015	鉴别/成分(膳食补充剂)
Olmesartan Medoxomil Tablets	奥美沙坦酯片	USP40–NF35 1S	42(3)	Aug 1，2017	含量

药品名称(英文)	药品名称(中文)	USP 版本	PF 编号	生效时间	检测项目
Pamabrom	巴马溴	USP41–NF36 1S	43(2)	Aug 1，2018	含量/有关物质
Prednisone	泼尼松	USP40–NF35 1S	42(2)	Aug 1，2017	含量/有关物质
Propafenone Hydrochloride Extended-Release Capsules	盐酸普罗帕酮缓释胶囊	USP38–NF33 1S	40(3)	Aug 1，2015	成分(膳食补充剂)
Pseudoephedrine Sulfate	伪麻黄碱硫酸盐	USP40–NF35	41(6)	May 1，2017	含量/有关物质
Salicylic Acid Gel	水杨酸凝胶	USP38–NF33 2S	40(4)	Dec 1，2015	含量/有关物质
Salicylic Acid Plaster	水杨酸硬膏	USP41–NF36 1S	43(2)	Aug 1，2018	含量/有关物质
Salicylic Acid Topical Foam	水杨酸局部泡沫剂	USP39–NF34 1S	41(2)	Aug 1，2016	含量/有关物质
Scaffold Silk Fibroin	丝素蛋白支架	USP38–NF33 2S	40(5)	Dec 1，2015	成分(膳食补充剂)
Sodium Salicylate	水杨酸钠	USP38–NF33 1S	40(3)	Aug 1，2015	含量/有关物质
Sodium Salicylate Tablets	水杨酸钠片		40(4)	Dec 1，2015	含量/有关物质
Sulconazole Nitrate	硝酸硫康唑	USP39–NF34 2S	41(5)	Dec 1，2016	含量/有关物质
Sulindac	舒林酸	USP38–NF33	40(1)	May 1，2015	含量/有关物质
Sulindac Tablets	舒林酸片	USP38–NF33 2S	40(4)	Dec 1，2015	含量/有关物质
Sulfadoxine	磺胺多辛	USP32–NF27 1S	34(2)	Aug 1，2009	含量
Sulfadoxine and Pyrimethamine Tablets	磺胺多辛乙胺嘧啶片	USP40–NF35	41(6)	May 1，2017	含量
Theophylline	茶碱	USP39–NF34 1S	41(3)	Aug 1，2016	含量/有关物质
Theophylline Extended-Release Capsules	茶碱缓释片	USP40–NF35 1S	42(2)	Aug 1，2017	含量/有关物质
Theophylline in Dextrose Injection	茶碱葡萄糖注射液	USP40–NF35 1S	42(3)	Aug 1，2017	含量/有关物质
Theophylline Oral Solution	茶碱口服液	USP39–NF34 2S	41(5)	Dec 1，2016	含量/有关物质
Thimerosal	硫柳汞	USP38–NF33 2S	40(5)	Dec 1，2015	含量/有关物质

药品名称(英文)	药品名称(中文)	USP 版本	PF编号	生效时间	检测项目
Tienchi Ginseng Root and Rhizome Dry Extract Capsules	三七干浸膏胶囊	USP40–NF35	41(6)	May 1, 2017	含量(膳食补充剂)
Tienchi Ginseng Root and Rhizome Dry Extract Tablets	三七干浸膏片	USP40–NF35	41(6)	May 1, 2017	含量(膳食补充剂)
Tienchi Ginseng Root and Rhizome Powder Capsules	三七粉胶囊	USP40–NF35	41(6)	May 1, 2017	含量(膳食补充剂)
Tienchi Ginseng Root and Rhizome Powder Tablets	三七粉片	USP40–NF35	41(6)	May 1, 2017	含量(膳食补充剂)
Timolol Maleate	马来酸噻吗洛尔	USP38–NF33 1S	40(2)	Aug 1, 2015	含量/有关物质
Timolol Maleate Tablets	噻吗洛尔片	USP39–NF34 1S	41(2)	Aug 1, 2016	含量/有关物质
Tramadol Hydrochloride Extended-Release Tablets	盐酸曲马多缓释片	USP35–NF30	36(6)	May 1, 2012	有关物质
Trihexyphenidyl Hydrochloride Oral Solution	盐酸苯海索口服液	USP40–NF35 2S	42(5)	Dec 1, 2017	含量/有关物质
Trihexyphenidyl Hydrochloride Tablets	盐酸苯海索片	USP39–NF34 2S	41(5)	Dec 1, 2016	含量/有关物质
Clarithromycin Extended-Release Tablets	克拉霉素缓释片	in progress			溶出
Dexamethasone Ophthalmic Suspension	地塞米松滴眼液	in progress			含量/有关物质
Dexamethasone Sodium Phosphate injection	地塞米松磷酸钠注射液	in progress			含量/鉴别/有关物质
Dexchlorpheniramine Maleate Oral Solution	马来酸右氯苯那敏口服溶液	in progress			含量/鉴别
Dextromethorphan	右美沙芬	in progress			含量/有关物质
Dextromethorphan Hydrobromide	氢溴酸右美沙芬	in progress			含量/有关物质
Dobutamine Hydrochloride	盐酸多巴酚丁胺	in progress			含量/有关物质
Dobutamine In Dextrose Injection	多巴酚丁胺葡萄糖注射液	in progress			含量/鉴别/有关物质
Epinephrine Bitartrate	酒石酸肾上腺素	in progress			含量/有关物质
Everolimus	依维莫司	in progress			
Metronidazole Benzoate	苯酰甲硝唑	in progress			含量

药品名称(英文)	药品名称(中文)	USP版本	PF编号	生效时间	检测项目
Schisandra Chinensis Fruit	五味子	in progress			成分(膳食补充剂)
Chlorpheniramine Maleate Oral Solution	马来酸氯苯那敏口服溶液	in progress			

第二节　HPLC方法转换UPLC方法

基于《中国药典》2020年版及《美国药典》，对使用小颗粒(小于2μm粒径)填料的色谱技术有明确详细的规定。以《中国药典》2020年版四部通则0512 高效液相色谱法为例，对使用小颗粒，通则明确规定：若需使用小粒径(约2μm)填充剂和小内径(约2.1mm)色谱柱或表面多孔填充剂以提高分离度或缩短分析时间，输液泵的性能、进样体积、检测池体积和系统的死体积等必须与之匹配，如有必要时，色谱条件(参数)可适当调整，允许调整范围见表2-1。参照上述标准要求，可以将HPLC方法转化为UPLC方法的过程描述为三个步骤(如图2-1所示)：第一，选择与药典方法中规定的色谱柱性能相当的HPLC色谱柱运行药典中各论的分析方法；第二，使用药典中规定的方法转化公式或者专业化的分析方法转换器将HPLC方法转化为UPLC方法；第三，按照药典要求，对转化后的UPLC方法进行评价。

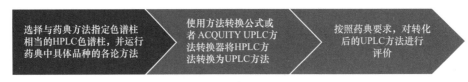

图2-1　药典中的HPLC方法转换为UPLC方法的通用流程图

一、等效色谱柱的选择

《中国药典》中的液相分析方法，通常对于色谱柱的规定较为概括，一般不会指定特定品牌或特定规格，仅规定填料的键合相类型。如《中国药典》2020年版二部中头孢噻肟钠各论项下含量测定规定采用高效液相色谱法，对于色谱柱的规定为：用十八烷基硅烷键合硅胶为填充剂。对于十八烷基硅烷键合硅胶为填充剂的色谱柱，参考《美国药典》对于色谱柱的分类方法可知，属于L1类色谱柱，而L1类色谱柱在《美国药典》中的定义为：在直径1.5～10μm的多孔或无孔硅胶、陶瓷颗粒基质上化学键合十八烷基硅烷，或者一体化的色谱柱上键合十八烷基硅烷。参考这个定义，据不完全统计，多达数百种市售色谱柱满足要求。图2-2是6个不同厂家的C18色谱柱在同样的色谱条件下分离同一组化合物的色谱图，从分析结果可知，同为L1类的C18色谱柱，选择性和保留能力却有明显的差异。

出现上述实验结果的差异，主要是因为色谱柱涉及填料基质颗粒的类型(实心、全多空、实心-核壳等，如图2-3)、比表面积、孔径和键合相密度等多个参数，不同品牌或者同一品牌不同型号的色谱柱，采用的合成技术不同导致。因此，药典对方法转化的要求中，选择等效的色谱柱成为首要条件，这也是方法转换的难点之一。

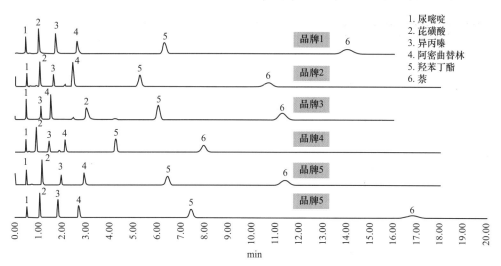

图 2-2　不同品牌 L1 类 C18 色谱柱分离同一组化合物的结果比对

(色谱条件：乙腈/15.4mmol/L 甲酸铵水溶液 pH 3.0(35/65)；0.25mL/min；30℃；色谱柱：2.1mm×50mm，1.7μm)

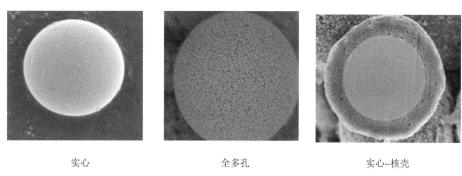

图 2-3　常见色谱柱填料颗粒的类型

为了准确选择与药典各论中指定的色谱柱类型性能相当的色谱柱，如果药典各论方法中没有规定色谱柱的具体品牌和规格，一般需要进行色谱柱的筛选实验，以便选出一款符合药典方法要求的色谱柱，通常情况下，这是一个比较耗时的工作。

考虑到实现方法转化的便利性，也可以参考比较成熟的色谱柱选择工具。以沃特世品牌为例，分析人员可以使用"沃特世常见色谱柱选择卡"(图 2-4)。此选择卡是在同一组受控条件下，以色谱柱的疏水性为 x 轴，色谱柱对碱性物质的相对保留性(例如选择性)为 y 轴所作的图，可比较不同品牌的色谱柱，确定哪些色谱柱具有相近的选择性；该色谱柱选择卡是一款免费的工具软件，目前为止，共收录 160 多款常用反相色谱柱供参考，可以根据键合相类型、《美国药典》色谱柱分类、色谱柱品牌等进行选择使用。确定色谱柱后，使用色谱柱运行药典各论中指定的方法，以确保色谱柱的分离性能符合系统适用性要求。这样一来，等效色谱柱的选择工作就变得较为简单，可以大大提升方法转换工作的效率。

二、从 HPLC 到 UPLC 的转换

使用 HPLC 色谱柱运行药典各论中的分析方法，若结果符合系统适用性要求，则可将分离方法转换至配备等效 UPLC 色谱柱的 UPLC 系统。

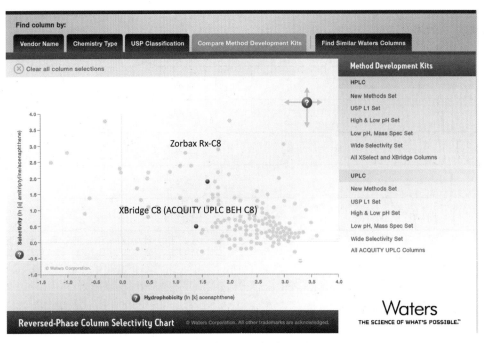

图2-4　沃特世常见色谱柱选择卡

为了顺利完成系统间的方法转换，应满足以下要求：

1. 将分析方法从 HPLC 系统转换至 UPLC 系统时，应使用填料性能相同，粒径更小的色谱柱，以维持原分离方法的选择性。

2. 新色谱柱必须维持与原色谱柱相当的分离能力。为此，可以使用柱长/粒径或塔板数(L/dp 或 N)与原始色谱柱相当的色谱柱，参照《中国药典》2020 年版中的要求，新方法中色谱柱的 L/dp 值(或 N 值)应在原有数值的–25%～+50%范围内。

3. UPLC 系统和色谱柱所用的流速、进样体积和梯度时间应根据药典的要求进行转化计算，如有必要或标准允许(表 2-1)，可适当调整为适合 UPLC 系统和色谱柱的条件，以保持分离性能一致。

为满足前两项要求，在进行 HPLC 方法转 UPLC 方法时，又需要进行 UPLC 色谱柱的筛选，以保持方法转换前后色谱柱的选择性一致，为了提高实验效率，同样可以参考上述色谱柱选择卡工具，然后结合成熟的商品化(如 Waters 公司等)方法转换套件，套件中包含分离能力和填料相同，但粒径不同的 HPLC 色谱柱和 UPLC 色谱柱各一根，这样可以节约大量色谱柱筛选的时间。

如图 2-5 所示，是参照《中国药典》中头孢噻肟钠中规定，开展的 HPLC 方法转化为 UPLC 方法时，进行色谱柱转化的选择示意。原 HPLC 方法采用 Shiseido Capcell Pak C8 AQ，4.6mm×250mm，5μm 色谱柱，如图中红色标记，选择该色谱柱后，进行类似色谱柱选择，如图中绿色圆点(在色谱柱选择卡中紧靠原 HPLC 色谱柱)所示，给出新方法对应的色谱柱类型(包含 HPLC 和 UPLC 色谱柱的套件)。

小粒径色谱柱的优势在于它能以更短的柱长实现相当的柱效。因此，常规分析实验室可采用小颗粒填料的色谱柱开发分析方法，通过提高流动相线速度的方法，缩短运行时间、提高通量并降低成本(图 2-6)。以下尺寸的色谱柱拥有相当的分离能力［根据色谱柱柱长(L)与粒径(dp)之比判断］：HPLC–150mm，5μm/100mm，3.5μm/75mm，2.5μm；UPLC–50mm，1.7μm

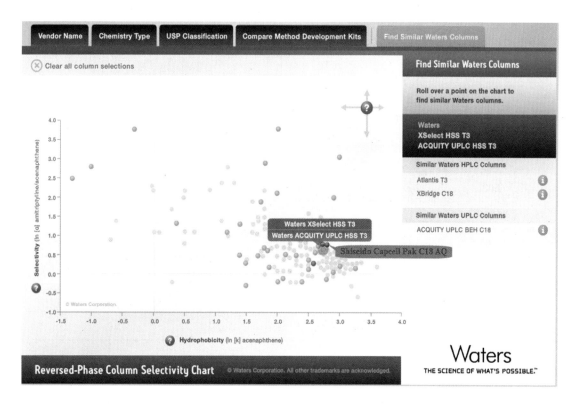

图 2-5　利用色谱柱选择卡工具进行 HPLC 转换 UPLC 色谱柱的快速筛选

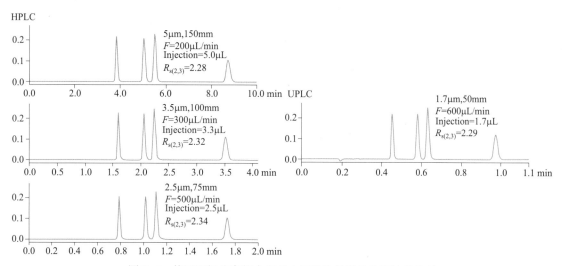

图 2-6　使用四根分离能力（L/dp）相当的色谱柱分离结果比对

（4 个化合物按洗脱先后顺序依次为：1-甲基黄嘌呤、1, 3-二甲基尿酸、可可碱和 1, 7-二甲基黄嘌呤）

对于第 3 项要求，则需参照药典中方法转换的规定进行转化计算，如《中国药典》2020 年版通则 0512 高效液相色谱法中对于使用小颗粒填料的转换方法进行了明确的规定，具体可参考表 2-1 中要求，主要包括 L/dp、流速、进样体积、梯度条件以及调整范围等。以《中国药典》2020 年版二部中头孢噻肟钠有关物质的检测为例，演示方法转化的过程。药典方法对于色谱条件的规定为：用十八烷基硅烷键合硅胶为填充剂；流动相 A 为 0.05mol/L 磷酸盐缓冲液（取 7.1g 无水磷酸氢二钠至 1000mL 量瓶中，加水溶解并稀释至刻度，用磷酸调节 pH 值至 6.25）-甲醇（86:14），流动相 B 为 0.05mol/L 磷酸盐缓冲液（pH 6.25）-甲醇（60:40），先以流动相 A-流动相 B（95:5）等度洗脱，待头孢噻肟钠洗脱完毕后立即按表 2-3 进行线性梯度洗脱；检测波长为 235nm；进样体积 10μL。按照上述要求，采用 Shiseido Capcell Pak C18 AQ，4.6mm×250mm，5μm 色谱柱，1.0ml/min 的流速作为 QC 分析方法。

表 2-3　头孢噻肟钠有关物质检测 HPLC 梯度表

时间（min）	流动相 A（%）	流动相 B（%）
0.00	95.0	5.0
2.00	75.0	25.0
8.00	75.0	25.0
23.00	0.0	100.0
28.00	0.0	100.0
33.00	95.0	5.0
43.00	95.0	5.0

进行转化后 UPLC 色谱柱的选择及 $L/\mathrm{d}p$ 计算，新方法中 UPLC 色谱柱的 $L/\mathrm{d}p$ 值与原 HPLC 色谱柱对比，应满足药典中 −25%～50% 变化范围的要求。如图 2-7 所示，选择粒径 1.8μm，2.1mm×100mm 规格的 Waters ACQUITY UPLC HSS T3 色谱柱，$L/\mathrm{d}p$ 的变化率为 11%，满足药典规定的要求。

原 HPLC 色谱柱（4.6mm×250mm，5μm）：$L/\mathrm{d}p$=250mm/5μm=50000
转化后 UPLC 色谱柱（2.1mm×100mm，1.8μm）：$L/\mathrm{d}p$=100mm/1.8μm=55556
转化前后色谱柱 $L/\mathrm{d}p$ 的变化率：（55556−50000）/50000×100%=11%

图 2-7　方法转化后 UPLC 色谱柱规格的选择及 $L/\mathrm{d}p$ 的变化率计算

参考流速转换公式，代入相关已知参数，可计算出 UPLC 的流速，如图 2-8 所示：

$$F_{uplc}=1.0\times[(2.1^2\times5.0)/(4.6^2\times1.8)]=0.579\mathrm{mL/min}$$

图 2-8　方法转化后 UPLC 色谱柱流速计算

参考梯度转化公式，代入相关已知参数，可计算出转化后的梯度（因原 HPLC 方法中有 6 段梯度，因此，转化后的 UPLC 方法的梯度时间需要计算 6 次，以下计算公式中的右下角标为对应 HPLC 不同时间段的标记），如图 2-9 所示。

$$t_{G1}=2\times(1.0/0.579)\times[(100\times2.1^2)/(250\times4.6^2)]=0.29\mathrm{min}$$
$$t_{G2}=8\times(1.0/0.579)\times[(100\times2.1^2)/(250\times4.6^2)]=1.15\mathrm{min}$$
$$t_{G3}=23\times(1.0/0.579)\times[(100\times2.1^2)/(250\times4.6^2)]=3.31\mathrm{min}$$
$$t_{G4}=28\times(1.0/0.579)\times[(100\times2.1^2)/(250\times4.6^2)]=4.03\mathrm{min}$$
$$t_{G5}=33\times(1.0/0.579)\times[(100\times2.1^2)/(250\times4.6^2)]=4.75\mathrm{min}$$
$$t_{G6}=43\times(1.0/0.579)\times[(100\times2.1^2)/(250\times4.6^2)]=6.19\mathrm{min}$$

图 2-9　方法转化后 UPLC 方法的梯度计算

参考进样体积转化公式，带入相关已知参数，可计算出转化后的进样体积，如图 2-10 所示：

$$V_{\mathrm{UPLC}} = 10 \times (100 \times 2.1^2)/(250 \times 4.6^2) = 0.8\mu L$$

图 2-10　方法转化后 UPLC 方法的进样体积计算

全部按照药典中的规定进行 UPLC 的分析方法转换后，可以得到 UPLC 方法的条件如下表 2-4，其中，流速为 0.579mL/min，进样体积为 0.8μL。

表 2-4　头孢噻肟钠有关物质转化后 UPLC 梯度表

时间（min）	流动相 A（%）	流动相 B（%）
0.00	95	5
0.29	75	25
1.15	75	25
3.31	0	100
4.03	0	100
4.75	95	5
6.19	95	5

通过以上过程可以得知，把梯度的 HPLC 条件转化为 UPLC 条件，计算的过程相对比较繁琐，为提高效率，也可借助一些成熟的工具进行，如 Waters ACQUITY UPLC 方法转换计算器，该计算器进行方法转化时，其依照的运算逻辑与公式与药典中的要求完全一致。如图 2-11 所示，只需把原有 HPLC 的方法代入计算器左侧的对应项目和梯度列表中，可直接转化出 UPLC 方法的流速、梯度时间、进样量等相关参数（如图 2-11 中不同颜色的方框所示）。

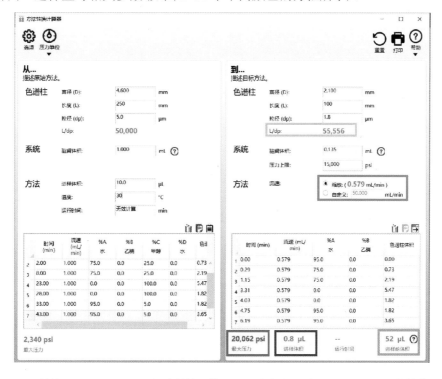

表 2-11　利用 ACQUITY UPLC 方法转换计算器进行头孢噻肟钠 HPLC 到 UPLC 的转换计算

同时，使用计算器进行方法转化时，还会对色谱柱的反压(柱压力降)进行预测(如图2-11中红色方框所示)，如果新方法的压力超出系统耐受的条件，则可根据药典的规定进行流速的适当调整(如图2-11中的绿色方框)，以保证新方法的顺利使用。

另外，由于方法转化的过程中，涉及到不同液相色谱仪系统的使用，由于不同的仪器系统具有不同的系统死体积，这对梯度分离会造成一定的梯度滞后效应，从而带来转化前后方法相对保留时间的差异，因此方法转化前需要对使用的液相色谱系统进行系统死体积的测定，测定后把相关的参数带入计算器，则可得到考虑系统死体积差异的方法转化结果，这为成功得到梯度方法的转化提供了很好的帮助。

转化后的UPLC方法，应满足《中国药典》2020年版通则0512中有关规定的要求。

三、UPLC方法在常规分析中的注意事项

确保UPLC成功应用在常规分析的一些常见注意事项包括：

1. 所有流动均应使用超纯水(18.2MΩ·cm)配制。

2. 使用0.2μm过滤器过滤所有缓冲液，去除颗粒物质和其他污染物，图2-12显示了色谱柱颗粒直径和色谱柱床内填料空隙之间的关系，由此可知，当使用亚3μm颗粒的色谱柱时，必须使用0.2μm的滤膜过滤缓冲液，否则会造成缓冲液中的固体颗粒物堵塞色谱柱的情况，从而导致色谱柱压力显著升高。流动相应现配现用，并且每天或每隔一天彻底更换一次，避免污染UPLC系统。如果确实发生了细菌污染，建议在进行后续工作之前对系统进行全面清洁。

3. 在适当的情况下，使用0.2μm针式过滤器过滤样品以去除颗粒物。

4. 可以考虑以较高的转速、较长的时间离心样品，以便更有效地去除颗粒物。

5. 使用0.2μm预柱过滤器保护UPLC色谱柱免受颗粒物污染。如果方法涉及可能会损坏色谱柱的制剂组分，但又无法在分析前通过适当的过滤处理将其去除，建议使用VanGuard™保护柱(2.1mm×5mm UPLC保护柱)。

$$r = \frac{2\sqrt{3}-3}{3}R = 0.155R$$

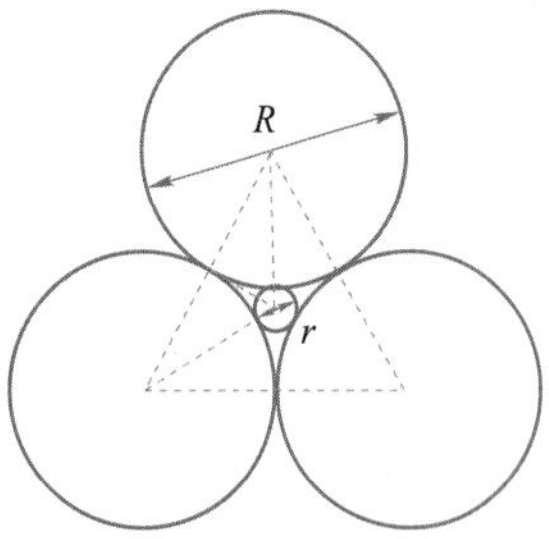

	填料粒径	空隙直径
	5μm	0.78μm
	3.5μm	0.54μm
	2.7μm	0.42μm
	2.5μm	0.39μm
	1.8μm	0.28μm
	1.7μm	0.26μm
	1.6μm	0.25μm

图2-12 色谱柱填料粒径R和填料空隙直径r的关系

6. 定期使用水和有机溶剂混合溶液或高浓度有机溶剂清洗系统，可以在样品组中设置清洗步骤，可以设置每日清洗方案，也可以在每一批样品分析完成后执行清洗。

7. 色谱柱应保存在纯有机溶剂中(建议首选乙腈)，尤其是在较长时间不使用的情况下。

第三章　不同制剂药物 UPLC 方法转换的案例分析

随着 UPLC 技术不断发展,加快 UPLC 分析方法推广应用并将 HPLC 方法转换为 UPLC 分析方法已是大势所趋。本书第二章我们已对 UPLC 方法转换的操作原则和技巧进行了介绍,但需要注意的是,转换后的方法应能满足常规分析的专属性、稳定性和耐用性要求。本章参考《美国药典》和《中国药典》,选取 11 个应用 HPLC 方法测定的不同剂型制剂转换成 UPLC 方法,并给出了具体操作过程以及方法确认结果。期望给药物分析人员在实际工作中进行方法转换提供更便捷的指导和参考。

第一节　布地奈德鼻喷剂

参照《美国药典》(USP)收载布地奈德鼻喷剂的 HPLC 方法,将其转化为 UPLC 方法。

一、溶液的配制

取布地奈德鼻喷剂适量(约含布地奈德 0.64mg),精密称定,置 50mL 量瓶中,加乙腈适量,振荡使溶解,用溶液 A(表 3-1)稀释至刻度,摇匀,离心,取上清液作为供试品溶液。

取布地奈德对照品适量,精密称定,加乙腈溶解,用溶液 A 稀释制成每 1mL 中约含布地奈德 12.8μg 的溶液,作为对照品溶液。

二、色谱条件

表 3-1　HPLC 与 UPLC 色谱条件

方法	HPLC	UPLC
仪器	Alliance HPLC	ACQUITY UPLC
仪器配置	配备 PDA 检测器	配备 PDA 检测器
色谱柱	XBridge C18 4.6mm×150mm,5μm	ACQUITY UPLC BEH C18,2.1mm×50mm,1.7μm
流动相	乙腈-溶液 A(32:68) (溶液 A:3.17g/L 磷酸二氢钠和 0.23g/L 磷酸,pH 3.2±0.1)	
波长	254nm	
柱温	30℃	

三、分析色谱图

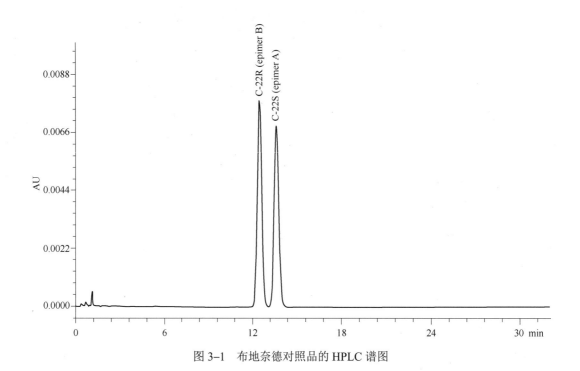

图 3-1 布地奈德对照品的 HPLC 谱图

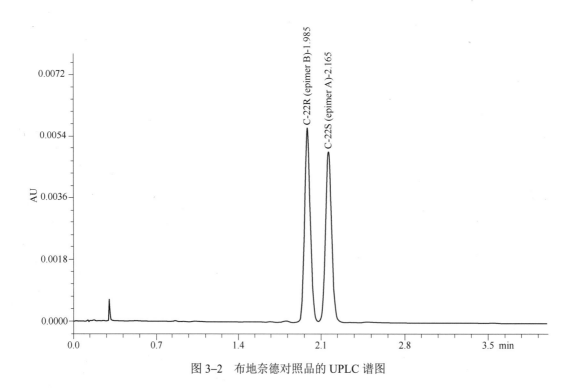

图 3-2 布地奈德对照品的 UPLC 谱图

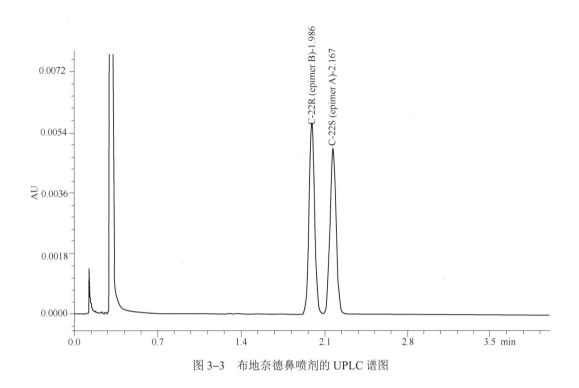

图 3-3 布地奈德鼻喷剂的 UPLC 谱图

四、结果分析

表 3-2 HPLC 与 UPLC 系统适用性结果

USP 要求	布地奈德对照品（HPLC）	布地奈德对照品（UPLC）	布地奈德鼻喷剂（UPLC）
USP 分离度（≥1.5）	2.03	1.96	1.97
差向异构体 B 色谱峰的 USP 理论塔板数（≥5500）	7962	8539	8540
相对保留时间（差向异构体 A=1.1× 差向异构体 B）	1.1	1.1	1.1

五、方法确认

布地奈德 USP 各论中使用的色谱柱为 Supelcosil™ LC C18，4.6mm×150mm，5μm 填充（L1），本实验选取了与该色谱柱类似的沃特世 XBridge C18 色谱柱进行了方法转换。

1. 常规应用研究 1

若直接转换，使用类似的沃特世 XBridge C18 色谱柱，开始时的理论塔板数和分离度分别仅为 6477 和 1.78，系统适应性结果见表 3-3；在约 830 次进样后，差向异构体 B 的 USP 理论塔板数值开始达不到 USP 标准（图 3-4）。采用 100%乙腈以 0.1mL/min 的流速过夜冲洗色谱柱（冲洗约 8h），然后用流动相（50:50 水/乙腈）以 0.1mL/min 的流速继续冲洗 8h 后，色谱柱性能恢复，差向异构体 B 的 USP 理论塔板数仍达不到 USP 标准；通过更换色谱柱入口筛板，防止色谱柱堵塞导致色谱柱使用寿命缩短，但仍然不能让布地奈德差向异构体 B 的分离达到 USP 标准（表 3-3）。

表 3-3　常规应用研究 1 的系统适用性结果，该研究只在配备 ACQUITY UPLC BEH C18 色谱柱的 ACQUITY UPLC 系统上执行了约 1000 次进样

进样次数/系统适应性要求	52～57	506～511	824～829	1199～1204	1228～1233（更换色谱柱入口筛板）
USP 分离度（≥1.5）	1.78	1.72	1.62	1.58	1.50
差向异构体 B 色谱峰的 USP 理论塔板数（≥5500）	6477	6137	5508	4992	4897
相对保留时间（差向异构体 A = 1.1×差向异构体 B）	1.1	1.1	1.1	1.1	1.1

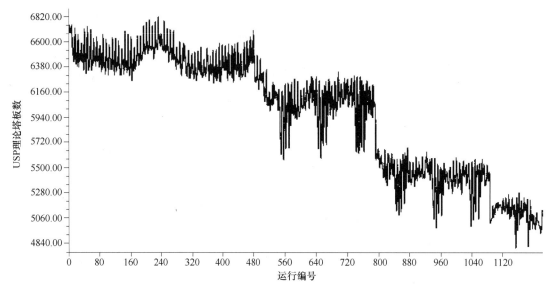

图 3-4　常规应用研究 1(使用 ACQUITY UPLC BEH C18，
1.7μm 色谱柱) 的 USP 理论塔板数趋势图

2. 常规应用研究 2

因此，我们对方法进行了优化，为确保样品顺利过滤，将布地奈德样品前处理中的离心时间从 15min 延长至 25min；为确保柱色谱柱使用寿命，在色谱柱柱头处加装预柱过滤器 (P/N 700002775)；为提高保留时间的重现性，采用 30 ℃的恒定柱温。经过上述调整，新的 ACQUITY UPLC BEH 2.1mm×50mm, 1.7μm 色谱柱在研究开始时的理论塔板数和分离度分别为 8540 和 1.97。当进样超过 2846 次，理论塔板数和分离度仍保持稳定，且系统压力稳定在 11800psi 左右 (图 3-5)。系统适应性结果见表 3-4。

表 3-4　常规应用研究 2 的系统适用性结果，该研究在配备 ACQUITY UPLC BEH C18 色谱柱的 ACQUITY UPLC 系统上执行了超过 2800 次进样

进样次数/系统适应性要求	10～15	506～511	1002～1007	1502～1507	2006～2011	2504～2509	2840～2846
USP 分离度（≥1.5）	1.97	1.96	1.95	1.99	1.95	1.97	2.00
差向异构体 B 色谱峰的 USP 理论塔板数（≥5500）	8540	8515	8419	8750	8591	8737	8857
相对保留时间（差向异构体 A = 1.1×差向异构体 B）	1.1	1.1	1.1	1.1	1.1	1.1	1.1

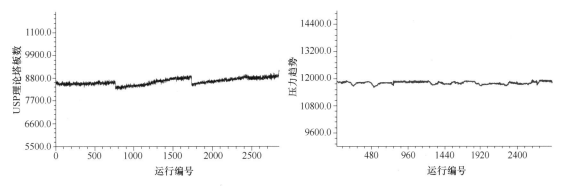

图 3-5　常规应用研究 2 的 USP 理论塔板数和系统压力趋势图，
使用 ACQUITY UPLC BEH C18 色谱柱，执行了超过 2800 次进样

借助软件工具和新型亚 2μm 色谱柱填料，可成功地将布地奈德 USP 各论中的 HPLC 方法转换至 UPLC 平台。通过优化样品前处理方案(即延长离心时间)可保证样品最大程度得到净化，使用预柱过滤器可保护色谱柱免受颗粒物污染，同时色谱条件采用恒定柱温，经过这些调整，色谱柱在 2800 多次进样之后表现出良好的性能。

与 HPLC 方法相比，UPLC 的运行时间缩短了 87%，溶剂和样品消耗量减少了 90%。

第二节　厄贝沙坦片

参照《美国药典》(USP)收载厄贝沙坦片的 HPLC 方法，将其转化为 UPLC 方法。

一、溶液的制备

取厄贝沙坦片细粉适量(约含厄贝沙坦 15mg)，精密称定，置 100mL 量瓶中，加甲醇适量，超声使溶解，用甲醇稀释至刻度，摇匀，滤过，作为供试品溶液。

取厄贝沙坦对照品适量，精密称定，加甲醇溶解并稀释制成每 1mL 中约含厄贝沙坦 0.15mg 的溶液，作为对照品溶液。

二、色谱条件

表 3-5　HPLC 与 UPLC 色谱条件

方法	HPLC	UPLC
仪器	Alliance HPLC	ACQUITY UPLC
仪器配置	配备 PDA 检测器	配备 PDA 检测器
色谱柱	XSelect™ HSS T3，4.6mm×250mm，5μm	ACQUITY UPLC HSS T3，2.1mm×100mm，1.8μm
流动相	乙腈和缓冲液(40:60)[缓冲液：0.55%磷酸水溶液(用三乙胺将 pH 调至 3.0)]	
波长	220nm	
柱温	30℃	

三、分析色谱图

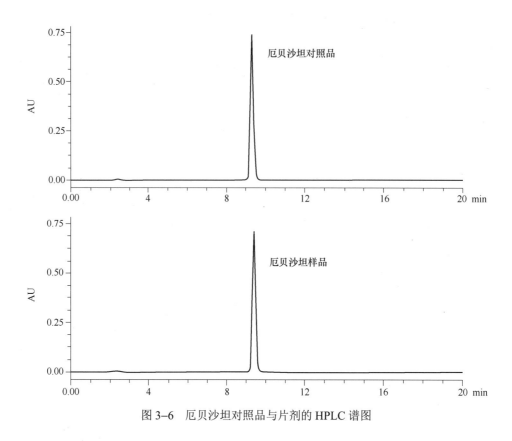

图 3-6　厄贝沙坦对照品与片剂的 HPLC 谱图

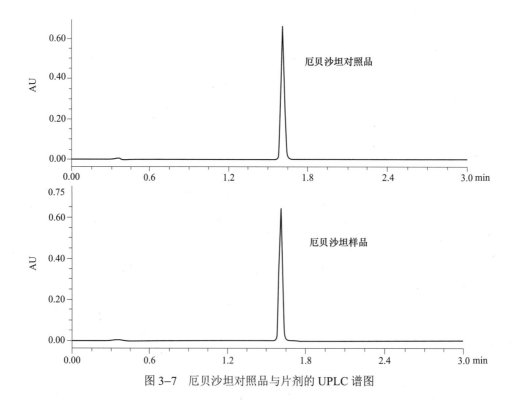

图 3-7　厄贝沙坦对照品与片剂的 UPLC 谱图

四、结果分析

表 3-6　HPLC 与 UPLC 系统适用性结果

USP 要求	厄贝沙坦对照品（HPLC）	厄贝沙坦片剂（HPLC）	厄贝沙坦对照品（UPLC）	厄贝沙坦片剂（UPLC）
峰面积 RSD≤1.5%（n=5）	0.31	0.12	0.30	0.30

五、方法确认

在系统适应性参数满足分析要求的前提下成功将方法从 HPLC 转换至 UPLC。5 次重复进样的峰面积 RSD 小于 1.5%（表 3-7），同时对系统压力进行了监测，在整个研究过程中，约 3000 次进样的系统压力稳定在 10800psi 左右，证明该方法性能良好，可靠耐用（图 3-8）。

表 3-7　常规应用评估的系统适用性结果（该评估在配备 ACQUITY UPLC HSS T3
色谱柱的 ACQUITY UPLC 系统上执行了 3000 多次进样）

进样次数/系统适应性要求	21～25	613～617	1325～1329	1919～1923	2513～2517	2985～2989
峰面积 RSD≤1.5%（n=5）	0.30	0.15	0.41	0.44	0.17	0.43

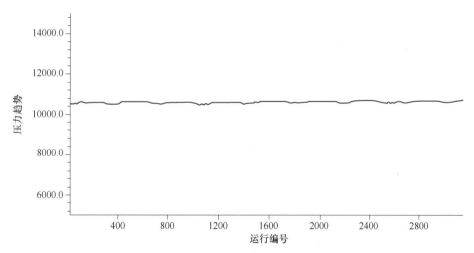

图 3-8　常规应用评估中的系统压力趋势图（该评估在配备 ACQUITY UPLC HSS T3
色谱柱的系统上执行了 3000 多次进样）

本研究成功将厄贝沙坦的 USP 方法由原始的 HPLC 方法转换为使用新型亚 2μm 色谱柱填料的 UPLC 方法。转换后的方法满足系统适应性要求，色谱柱在低 pH（3.2）条件下 3000 次进样结果表明，色谱柱性能仍保持稳定，方法耐用性良好。同时，转换后的 UPLC 方法还使运行时间缩短了 85%、溶剂消耗量减少了 91%、样品消耗量减少了 86%。

第三节　糠酸莫米松软膏

参照《美国药典》(USP)收载糠酸莫米松软膏的 HPLC 方法，将其转化为 UPLC 方法。

一、溶液的制备

取糠酸莫米松对照品适量，精密称定，加邻苯二甲酸二乙酯(内标)的乙腈溶液溶解，再用乙腈-水(50:50)稀释制成每 1mL 中约含糠酸莫米松 0.05mg，邻苯二甲酸二乙酯(内标)0.35mg 的溶液，作为对照品溶液。

取糠酸莫米松软膏适量，精密称定，加邻苯二甲酸二乙酯(内标)的乙腈溶液超声溶解，再用乙腈-水(50:50)稀释制成每 1mL 中约含糠酸莫米松 0.05mg，邻苯二甲酸二乙酯(内标)0.35mg 的溶液，作为供试品溶液。

二、色谱条件

表3-8　HPLC 与 UPLC 色谱条件

方法	HPLC			UPLC		
仪器	Alliance HPLC			ACQUITY UPLC		
仪器配置	配备 PDA 检测器			配备 PDA 检测器		
色谱柱	Waters XBridge Shield RP18, 4.6mm×250mm，5μm			ACQUITY UPLC BEH Shield RP18, 2.1mm×75mm，1.7μm		
流动相	流动相 A：水；流动相 B：乙腈，梯度洗脱					
梯度洗脱程序	时间(min)	流动相 A(%)	流动相 B(%)	时间(min)	流动相 A(%)	流动相 B(%)
	0	70	30	0	70	30
	2	70	30	0.34	70	30
	45	45	55	10.12	45	55
	46	70	30	10.34	70	30
	50	70	30	11.25	70	30
波长	254nm					
柱温	25℃					

三、分析色谱图

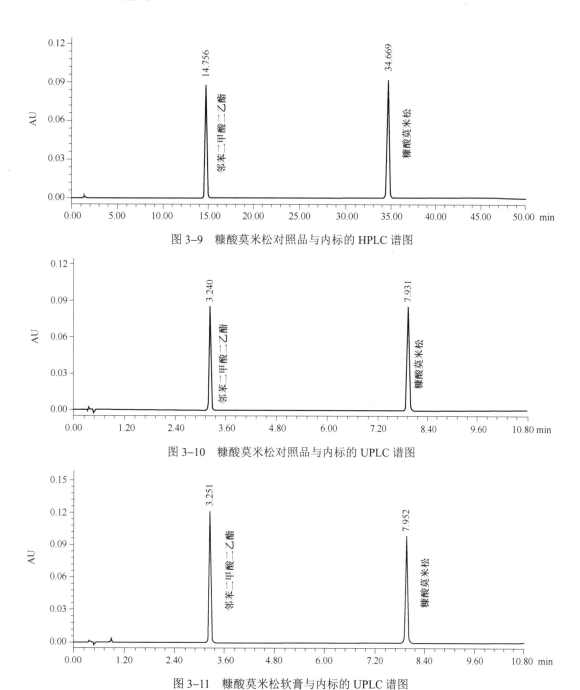

图 3-9　糠酸莫米松对照品与内标的 HPLC 谱图

图 3-10　糠酸莫米松对照品与内标的 UPLC 谱图

图 3-11　糠酸莫米松软膏与内标的 UPLC 谱图

四、结果分析

表 3-9　HPLC 与 UPLC 系统适用性结果

参数	USP 标准	Alliance HPLC	ACQUITY UPLC
拖尾因子	NMT 1.5	1.03	1.01

五、方法确认

通过对照品溶液和软膏制备溶液的 3000 多次进样，评估所转换方法的系统性能、色谱柱行为和稳定性。在整个研究中，重复进样 5 次标准品溶液得到的系统适用性参数（见表 3-10），可看出，方法性能良好，在 3000 多次重复进样中系统压力保持稳定（图 3-12），表明转换后的 UPLC 方法能满足实验室长期使用的要求。

表 3-10　配备 ACQUITY UPLC BEH Shield RP18 色谱柱的 ACQUITY UPLC 系统上进行常规应用研究，
进样 3000 多次获得的系统适用性结果

参数	进样编号					
	约 500	约 1000	约 1500	约 2150	约 2500	约 3000
拖尾因子	1.02	1.04	1.05	1.05	1.07	1.06

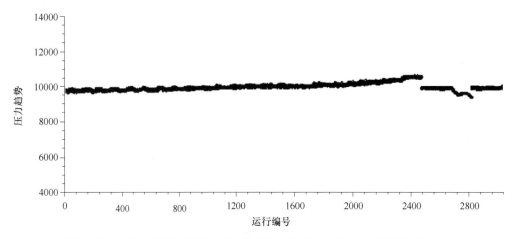

图 3-12　配备 ACQUITY UPLC BEH Shield RP18 色谱柱的 ACQUITY UPLC
系统上进行常规应用研究，进样 3000 多次获得的系统压力趋势图

本研究成功的将 USP 方法由 HPLC 转换至 UPLC。转换后的方法完全满足系统适用性规定要求，在同一色谱柱上运行 3000 次的结果显示，方法性能稳定，系统压力无变化。转换后的方法与原 HPLC 方法相比，节省了 78% 的运行时间和 94% 的流动相，同时还可以减少 94% 的样品消耗量，有效地降低了溶剂成本和废液处理成本，提升了实验室的整体效率和生产力。

第四节　盐酸二甲双胍

参照《美国药典》(USP) 收载盐酸二甲双胍的 HPLC 方法，将其转化为 UPLC 方法。

一、溶液的制备

取盐酸二甲双胍以及杂质 A、B、C、D、E 和 I 对照品适量，精密称定，加水溶解，再用乙腈-水 (70:30) 稀释制成含杂质 A 的浓度为二甲双胍浓度的 0.05%，杂质 B、C、D、E 和 I 的浓度为二甲双胍浓度的 0.1% 的混合溶液，作为系统适用性溶液。

二、色谱条件

表 3-11 UPLC 色谱条件

方法	UPLC
仪器	ACQUITY UPLC H-Class
仪器配置	配有 CM-A、CM-AUX、SSV、PDA 的 ACQUITY UPLC H-Class 系统
色谱柱	ACQUITY UPLC BEH Amide，2.1mm×150mm，1.7μm
流动相	乙腈-缓冲液(80:20)(缓冲液：20mmol/L 磷酸钾，pH 2.3)
波长	218nm
柱温	40℃

三、分析色谱图

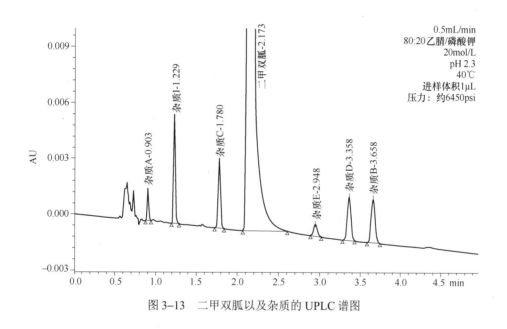

图 3-13 二甲双胍以及杂质的 UPLC 谱图

四、方法确认

我们使用 ACQUITY UPLC 方法转换计算器，将 HPLC 方法转换为使用 ACQUITY UPLC BEH HILIC(2.1mm×100mm，1.7μm)色谱柱的 UPLC 方法。需要注意的是，尽管这两种固定相具有相似的选择性，但由于基质颗粒的差异，ACQUITY UPLC BEH HILIC 固定相的选择性并不完全与 Atlantis HILIC 固定相相同。在实验中，我们观察到 Atlantis HILIC 色谱柱与 BEH HILIC 色谱柱之间存在选择性差异。由图 3-14 中可以看出，使用 UPLC™ 技术进行分离时，BEH HILIC 色谱柱出现了共流出现象，而且整体保留性不佳，因此，需要进一步对色谱柱优选，最终确定 ACQUITY UPLC BEH Amide(2.1mm×100mm，1.7μm)色谱柱，获得了良好的分离效果。

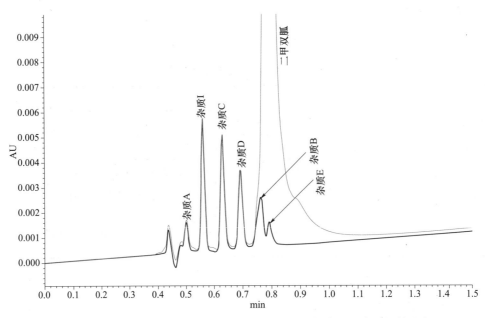

图 3-14　标准溶液色谱图(蓝色)和杂质混合溶液色谱图(黑色)的叠加图

为了评估在高有机溶剂比例条件下使用磷酸钾缓冲液的影响，我们在一段时间内多次执行标准品和样品进样。样品组设置为分段序列，由工作标准样、单标以及加标和不加标的制剂药基质样品组成，在一次设定的实验运行中总共执行超过 360 次进样。单个分段序列包括 30 次进样，重复执行该序列 60 次，即执行 1800 次进样，以完成模拟质量控制检测实验室长期应用的研究。进行该研究时，为防止实验过程中压力随时间推移而升高的问题，我们在色谱柱上安装了预柱过滤器，初始压力读数约为 6500psi，在最初的 860 次进样过程中稳步上升至约 6700psi，如图 3-15 中的汇总压力趋势图所示。

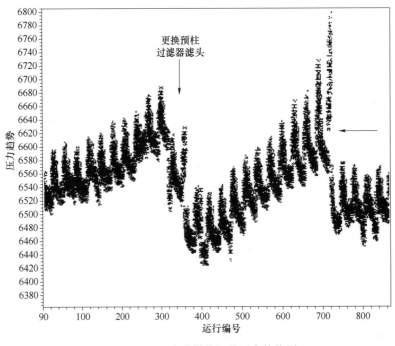

图 3-15　860 次进样的汇总压力趋势图

由 860 次进样压力变化趋势图(图 3-16)可以看出,压力随时间稳步上升,更换预柱过滤器滤头可使压力恢复初始值,但之后的压力仍稳步上升,这表明最初的样品前处理方法效果不够好。我们对样品前处理方法进行了调整,延长离心时间,并使用 0.2μm 滤膜过滤器替代 0.4μm 滤膜过滤器,成功解决了由于样品前处理不当引起的压力升高问题。基质样品进样是导致总压力随时间升高的根本原因。

本研究成功的将 USP 方法由 HPLC 转换至 UPLC。通过不同色谱条件的优化,使各杂质之间均达到了良好的分离。重复进样 1500 次所得结果表明,转换后的方法具有良好的耐用性,同时分析时间也仅为原 HPLC 方法的六分之一,并大大的降低了流动相的使用量,有效地降低溶剂成本和废液处理成本。

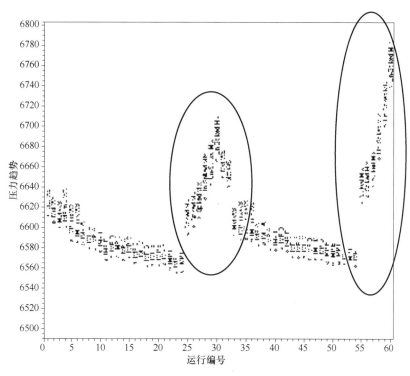

图 3-16　860 次进样压力变化趋势图,圈出的区域表示基质进样的压力读数

第五节　替米沙坦片

参照《美国药典》(USP)收载替米沙坦片的 HPLC 方法,将其转化为 UPLC 方法。

一、溶液的配制

取替米沙坦和替米沙坦杂质 A 对照品适量,精密称定,加入含 0.005mol/L 氢氧化钠的甲醇溶液溶解后,用流动相稀释制成每 1mL 中约含替米沙坦 0.11mg、替米沙坦杂质 A 0.013mg 的混合溶液,作为对照品溶液。

取替米沙坦片细粉适量(约含替米沙坦 11mg),精密称定,置 100mL 量瓶中,加入含 0.005mol/L 氢氧化钠的甲醇溶液适量,超声使溶解,用流动相稀释至刻度,摇匀,滤过,作为供试品溶液。

二、色谱条件

表 3-12　HPLC 与 UPLC 色谱条件

方法	HPLC	UPLC
仪器	Alliance HPLC	ACQUITY UPLC H-Class
仪器配置	配备 PDA 检测器	配备 PDA 检测器
色谱柱	XSelect™ HSS T3，4.6mm×50mm，5μm	ACQUITY UPLC HSS T3，2.1mm×30mm，1.8μm
流动相	甲醇–缓冲液(70:30) (缓冲液：17mmol/L 磷酸二氢铵水溶液，用磷酸调节至 pH3.0)	
波长	298nm	
柱温	40℃	

三、分析色谱图

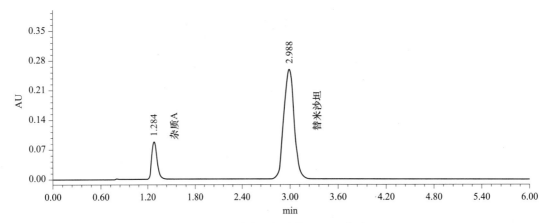

图 3-17　替米沙坦片的 HPLC 谱图

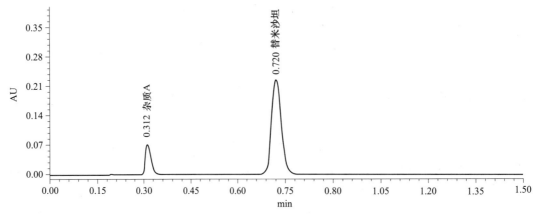

图 3-18　替米沙坦片的 UPLC 谱图

四、结果分析

表 3-13　HPLC 与 UPLC 系统适用性结果

参数	USP 标准	Alliance HPLC	ACQUITY UPLC
拖尾因子	NMT2.0	1.05	1.14
容量因子	NLT1.5	2.55	2.79
峰面积%RSD	NMT2.0%	0.9	0.3
分离度	NLT3.0	9.8	9.5

五、方法确认

通过对替米沙坦对照品溶液和对替米沙坦片剂制备溶液的 3000 多次进样评估转换方法的系统性能、色谱柱行为和稳定性。

独立进行四次样品前处理,证明样品前处理程序具有良好的重现性。样品组包含 2 次空白进样和 8 次样品溶液进样,在此之前和之后各执行 1 次替米沙坦对照品溶液重复进样。同时还监测了重复进样对照品溶液所得的系统适用性参数,结果汇总参见表 3-14。

表 3-14　在配备 ACQUITY UPLC HSS T3 色谱柱的 ACQUITY UPLC 系统上进行常规应用研究,
监测 3000 多次进样的系统适用性参数

参数	进样编号					
	约 500	约 1000	约 1500	约 2150	约 2500	约 3000
拖尾因子	1.26	1.21	1.17	1.30	1.16	1.15
容量因子	3.07	3.11	3.06	3.08	3.08	3.12
%RSD RT	0.0%	0.0%	0.1%	0.0%	0.0%	0.1%
峰面积	0.3%	0.1%	0.3%	0.2%	0.6%	1.1%

前 2000 次进样中方法性能表现优异。在大约 2100 次进样时,观察到替米沙坦峰有一定程度的拖尾,但仍在系统适用性要求范围内。压力略微增大,但清洗色谱柱后系统压力降低,峰拖尾现象也得到了显著改善。总体而言,在整个研究过程中系统压力保持稳定(图 3-19)。

综上所述,在 ACQUITY UPLC 色谱柱上进样 3000 次后,仍符合所有 USP 系统适用性要求,包括替米沙坦与替米沙坦杂质 A 之间的分离度。

将 USP 中的替米沙坦片 HPLC 方法转换至 UPLC 方法,运行时间缩短了 75%,且峰形更窄。使用对照品和供试品制剂进样 3000 次以上,流动相消耗降低 86%,样品消耗量降低 88%,达到了降低成本,提高常规分析方法稳定性的目的。

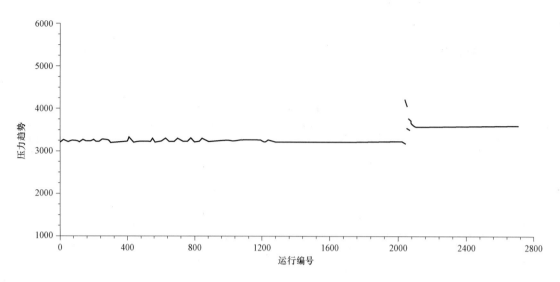

图 3-19　在配备 ACQUITY UPLC HSS T3 色谱柱的 ACQUITY UPLC 系统上进行常规应用研究，
进样 3000 多次获得的系统压力趋势图

第六节　阿莫西林干混悬剂

参照《美国药典》(USP)收载阿莫西林干混悬剂的 HPLC 方法，将其转化为 UPLC 方法。

一、溶液的制备

取阿莫西林对照品适量，精密称定，加入稀释剂溶解后，用缓冲液稀释制成每 1mL 中约含阿莫西林 1mg 的溶液，作为对照品溶液。

取阿莫西林干混悬剂粉末适量，加适量水溶解后(50mg/mL)，用缓冲液稀释制成约含阿莫西林 1mg/mL 的溶液，滤过，作为供试品溶液。

二、色谱条件

表 3-15　HPLC 与 UPLC 色谱条件

方法	HPLC	UPLC
仪器	Alliance HPLC	ACQUITY UPLC H-Class
仪器配置	配备 PDA 检测器	配备 PDA 检测器
色谱柱	XBridge Shield RP18，4.6mm×250mm，5μm	ACQUITY UPLC BEH Shield RP18，2.1mm×100mm，1.7μm
流动相	缓冲液–乙腈(98:2) [缓冲液：50mmol/L 磷酸二氢钾水溶液(用氢氧化钾将 pH 调节至 5.0)]	
波长	230nm	
柱温	30℃	

三、分析色谱图

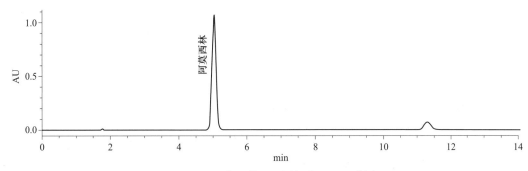

图 3-20　阿莫西林干混悬剂的 HPLC 谱图

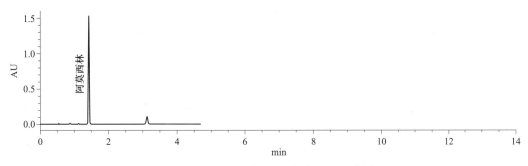

图 3-21　阿莫西林干混悬剂的 UPLC 谱图

四、结果分析

表 3-16　HPLC 与 UPLC 系统适用性结果

参数	USP 标准	HPLC	UPLC
峰面积%RSD	NMT2.0	0.33	0.16
拖尾因子	NMT2.5	1.02	0.94
理论塔板数	NLT1700	6632	15500
容量因子	1.1～2.8	1.63	1.29

五、方法确认

首先重复进样 5 次阿莫西林对照品，再重复进样 20 次阿莫西林干混悬剂样品，然后不断重复上述进样循环，直至分析结果不再符合分析方法适用性要求。本研究全程监测系统压力、保留时间、阿莫西林峰面积、k'、USP 拖尾因子和 USP 理论塔板数。

前 500 次进样的系统压力稳定在 8000psi 左右，之后压力开始逐渐上升，直到 1700 次进样后系统压力达到最大值（图 3-22）。用水-乙腈(90:10)冲洗系统和色谱柱 2～3h。重新平衡色谱柱，恢复方法初始条件，使系统压力回到 8000psi 的初始水平。

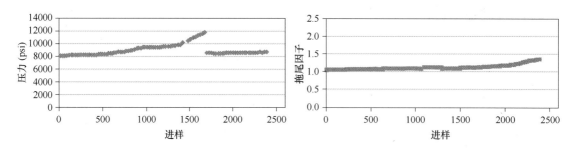

图 3-22　ACQUITY UPLC BEH Shield RP18 常规应用评估得到的系统压力和 USP 拖尾因子趋势图

在整个研究过程中，保留因子和理论塔板数始终符合 USP 分析方法系统适用性要求，阿莫西林峰的 USP 拖尾因子在 2000 次进样后略微增加，但仍然完全符合 USP 标准（NMT 2.5）。2400 次进样，系统适应性结果仍完全符合标准（表 3–17）。

表 3–17　常规应用评估中，进样 2400 次前后的分析方法适用性结果

USP 标准		初始	常规应用评估 进样 2400 次以上
保留时间（min）	无	5.24	1.50
峰面积%RSD*	NMT 2.0%	0.27	0.05
USP 拖尾因子	NMT 2.5	1.02	1.39
USP 理论塔板数	NLT 1700	6622	6209
k'	1.1～2.8	1.63	1.39

本研究成功将阿莫西林干混悬剂的 USP 分析方法从 HPLC 转换为 UPLC 方法。转换后的 UPLC 方法的分析速度比 HPLC 方法加快了 70% 左右，并可节省 92% 的样品用量和流动相溶剂消耗量。执行 2400 次进样分析后，分析结果仍满足阿莫西林干混悬剂标准中系统适用性试验要求，完全满足实验室中长期常规分析要求。

第七节　多萘哌齐片

参照《美国药典》（USP）收载多萘哌齐片的 HPLC 方法，将其转化为 UPLC 方法。

一、溶液的制备

取多萘哌齐对照品适量，精密称定，加入稀释剂［水–乙腈（3:1）］溶解后，用稀释剂稀释制成每 1mL 中约含多萘哌齐 1mg 的溶液，作为对照品溶液。

取多萘哌齐片剂细粉适量（约相当于多萘哌齐 50mg），置 50mL 量瓶中，加稀释剂超声溶解后，用稀释剂稀释制成每 1mL 中约含多萘哌齐 1mg 的溶液，滤过，离心，取上清液作为供试品溶液。

二、色谱条件

表 3–18   HPLC 与 UPLC 色谱条件

方法	HPLC			UPLC 条件 1			UPLC 条件 2		
仪器	Alliance HPLC			ACQUITY UPLC H-Class			ACQUITY UPLC H-Class		
仪器配置	配备 PDA 检测器			配备 PDA 检测器			配备 PDA 检测器		
色谱柱	XBridge C18，4.6mm×250mm，5μm			ACQUITY UPLC BEH C18 2.1mm×100mm，1.7μm			XBridge C18 XP，2.1mm×100mm，2.5μm		
流动相	流动相 A：0.1%磷酸水溶液，用三乙胺调节至 pH6.5；流动相 B：乙腈，梯度洗脱								
梯度洗脱程序	时间(min)	流动相A(%)	流动相B(%)	时间(min)	流动相A(%)	流动相B(%)	时间(min)	流动相A(%)	流动相B(%)
	0	75	25	0	75	25	0	75	25
	10	40	60	2.5	40	60	2	40	60
	40	40	60	10	40	60	8	40	60
	41	75	25	10.25	75	25	8.2	75	25
	50	75	25	12.5	75	25	10	75	25
波长	286nm								
柱温	50℃								

三、分析色谱图

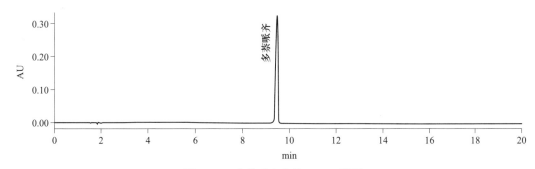

图 3–23   多萘哌齐片的 HPLC 谱图

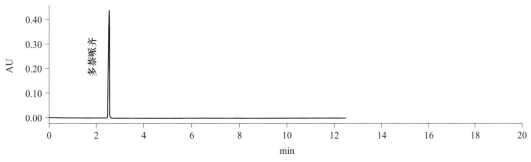

图 3–24   多萘哌齐片的 UPLC 谱图

四、结果分析

表 3-19 HPLC 与 UPLC 系统适用性结果

参数	USP 标准	HPLC	UPLC
峰面积%RSD	NMT2.0	0.40	0.26
拖尾因子	NMT1.5	0.71	0.74
理论塔板数	NLT40000	57638	134196
容量因子	1.1~2.8	1.63	1.29

五、方法确认

1. 常规应用评估 1

首先进样 20 次多萘哌齐片样品，接着重复进样 5 次多萘哌齐对照品，然后不断重复上述进样循环，直至分析结果不再符合分析方法适用性标准。本研究全程监测系统压力、保留时间、峰面积、USP 拖尾因子和 USP 理论塔板数。

在整个研究过程中，USP 拖尾因子始终在分析方法的标准范围内，但在约 700 次进样之后，USP 理论塔板数开始迅速下降（图 3-25），约 850 次进样后，多萘哌齐的峰形开始出现分叉现象（图 3-26），在整个研究过程中，系统压力始终保持稳定。

检查原因：通过清洗系统，更换了流动相并冲洗了色谱柱、更换色谱柱的入口和出口筛板，以确定峰形变差是否由于颗粒污染，但 USP 理论塔板数仍不符合系统适用性标准。

采取上述故障排除措施之后的分析结果表明，UPLC 色谱柱固定相已经被多萘哌齐片剂中溶解性较差的辅料污染。

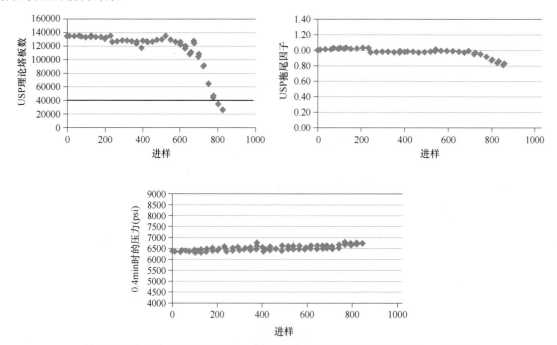

图 3-25 常规应用评估 1 所得的系统适用性趋势图（使用 UPLC 1.7μm 色谱柱）

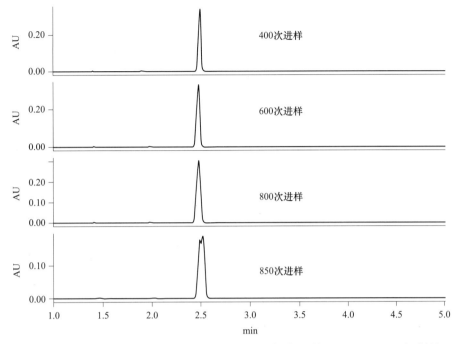

图 3-26 常规应用评估 1 所得的多萘哌齐对照品色谱图（使用 UPLC 1.7μm 色谱柱）

2. 常规应用评估 2

片剂药物的样品制备常常受到时间、成本和回收率等因素的限制，因此，我们没有额外增加样品制备步骤，而是利用 ACQUITY UPLC 方法转换器将使用 ACQUITY UPLC 1.7μm 色谱柱的 UPLC 方法转换为使用 XBridge C18 XP 2.5 μm 色谱柱的方法。由于粒径增大以及背压随之降低，该方法能够以更高的线性流速运行，运行时间仅为 10min，相较于耗时 50min 的原始 HPLC 方法节省了 80% 的分析时间。

使用由多萘哌齐对照品和片剂样品组成的相同重复进样样品组在 XP 2.5μm 色谱柱上再次进行常规应用评估。结果显示，USP 理论塔板数和 USP 拖尾因子在约 1600 次进样后开始不符合要求（图 3-27），约 1700 次进样后停止，峰形已经明显变差（图 3-28）。

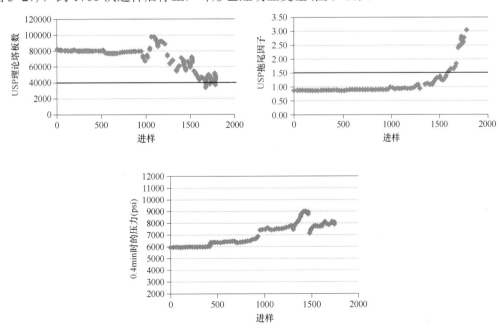

图 3-27　常规应用评估 2 所得的系统适用性趋势图（使用 XP 2.5μm 色谱柱）

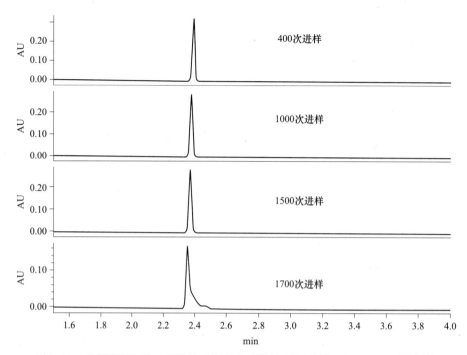

图 3-28 常规应用评估 2 所得的多萘哌齐对照品色谱图（使用 XP 2.5μm 色谱柱）

虽然分析的样品为相同的制剂，但 XP 2.5μm 色谱柱的最终进样数是 1.7μm 色谱柱的两倍。1600 次进样后，所有系统适用性指标仍然符合要求（表 3-20）。分析复杂的制剂时，简单的样品制备方法对不溶性辅料的去除效果有限，这常常导致色谱柱中不可避免地积累样品辅料。分析多萘哌齐片剂时，使用 XP 2.5μm 色谱柱可在满足 USP 指导原则系统适用性要求的前提下增加有效进样的次数。

表 3-20 常规应用评估 2 中 1600 次进样前后的系统适用性结果（使用 XP 2.5μm 色谱柱）

	常规应用评估		
	USP 标准	起始	1600 次进样
保留时间(min)	无	2.35	2.27
峰面积%RSD*	NMT2.0	0.49	0.32
USP 拖尾因子	NMT1.5	0.87	1.38
USP 理论塔板数	NLT 40000	82472	44951

使用 XBridge C18 XP 2.5μm 色谱柱，1600 次进样后仍满足系统适用性要求，分析速度比 HPLC 方法快约 80%，节省了 92% 的样品进样量和溶剂消耗量。本研究结果也提示，对于不能直接使用原始药典方法分析的制剂，采用 2.5μm 粒径的色谱柱也能开发出稳定的方法，提高样品分析通量并大幅减少溶剂消耗量。

第八节 拉莫三嗪片

参照《美国药典》(USP)收载拉莫三嗪片的 HPLC 方法，将其转化为 UPLC 方法。

一、溶液的制备

取拉莫三嗪片剂细粉适量，加 80%甲醇振摇溶解后，用稀释剂(0.1mol/L 盐酸水溶液)稀释制成约含拉莫三嗪 0.2mg/mL 的溶液，滤过，作为供试品溶液。

二、色谱条件

表 3–21　HPLC 与 UPLC 色谱条件

方法	HPLC	UPLC
仪器	Alliance HPLC	ACQUITY UPLC H-Class
仪器配置	配备 PDA 检测器	配备 PDA 检测器
色谱柱	XBridge C18，4.6mm×150mm，5μm	ACQUITY UPLC BEH C18，2.1mm×50mm，1.7μm
流动相	流动相 A：20mmol/L 磷酸二氢钾缓冲液–三乙胺(150:1)用磷酸调节至 pH2.0； 流动相 B：乙腈	

梯度洗脱程序	时间(min)	流动相 A(%)	流动相 B(%)	时间(min)	流动相 A(%)	流动相 B(%)
	0	76.5	23.5	0	76.5	23.5
	4	76.5	23.5	0.45	76.5	23.5
	14	20.0	80.0	1.59	20.0	80.0
	15	76.5	23.5	1.70	76.5	76.5
	19	76.5	23.5	2.15	76.5	76.5

波长	270nm	
柱温	35℃	40℃

三、分析色谱图

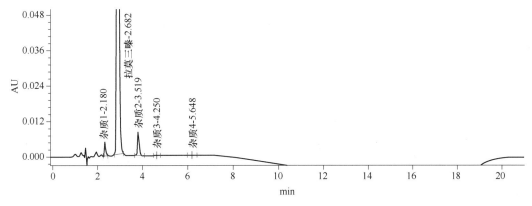

图 3–29　拉莫三嗪片的 HPLC 谱图

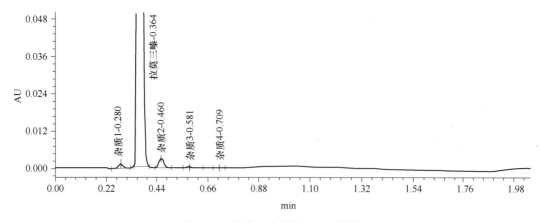

图 3-30　拉莫三嗪片的 UPLC 谱图

四、结果分析

表 3-22　HPLC 与 UPLC 系统适用性结果 1

名称	HPLC		UPLC	
	RT 比值	峰面积%	RT 比值	峰面积%
杂质 1	0.81	0.45	0.77	0.51
拉莫三嗪	/	98.39	/	98.21
杂质 2	1.31	1.10	1.26	1.15
杂质 3	1.58	0.02	1.59	0.10
杂质 4	2.11	0.04	1.95	0.03

表 3-23　HPLC 与 UPLC 系统适用性结果 2

	USP 标准	HPLC	UPLC
峰面积 RSD(%)	NMT1.5	0.10	0.10
拖尾因子	NMT1.5	1.31	1.1

五、方法确认

在整个研究过程中定期评估 USP 系统适用性要求，结果表明研究完全符合 USP 标准对拖尾和 RSD 的要求(表 3-24)，如果样品前处理不当可能会导致辅料在色谱柱的入口筛板处聚集，造成系统压力增加。监测多次进样期间的系统压力(图 3-31)，在整个研究过程中，系统压力始终保持稳定。

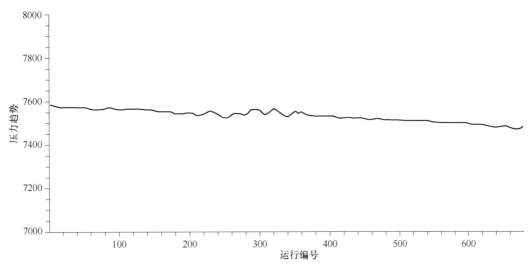

图 3-31 UPLC 方法的压力趋势图

(测量每次进样的最大压力点压力，本研究中最大压力点确定为每次进样的第 0.4min)

表 3-24　常规应用研究的系统适用性结果

	进样 1～5	进样 1510～1515	进样 2058～2064
峰面积%RSD	0.2	0.2	0.1
拖尾	1.1	1.1	1.1
最大压力	7600	7577	7526

本研究成功将拉莫三嗪的 USP 分析方法从 HPLC 转换为 UPLC 方法，转换后方法可以节省大约 89%的运行时间和溶剂消耗量。通过 3000 次进样结果显示，均能满足系统适用性试验要求，表明方法具有良好的耐用性。

第九节　左炔诺孕酮和炔雌醇片

参照《美国药典》(USP)收载左炔诺孕酮和炔雌醇片的 HPLC 方法，将其转化为 UPLC 方法。

一、溶液的制备

取左炔诺孕酮和炔雌醇对照品适量，精密称定，加流动相溶解并稀释制成每 1mL 中约含左炔诺孕酮 15μg、炔雌醇 3μg 的混合溶液，作为对照品溶液。

取左炔诺孕酮和炔雌醇片剂细粉适量，加流动相振摇溶解后，用流动相稀释制成每 1mL 中约含左炔诺孕酮 15μg、炔雌醇 3μg 的溶液，离心，取上清液，作为供试品溶液。

二、色谱条件

表 3-25　HPLC 与 UPLC 色谱条件

方法	HPLC	UPLC
仪器	Alliance HPLC	ACQUITY UPLC H-Class
仪器配置	配备 PDA 检测器	配备 PDA 检测器
色谱柱	Zorbax® C8，4.6mm×150mm，5μm XBridge C8，4.6mm×150mm，5μm	ACQUITY UPLC BEH C8， 2.1mm×50mm，1.7μm
流动相	乙腈-甲醇-水(7:3:9)	
波长	215nm	
柱温	30℃	

三、分析色谱图

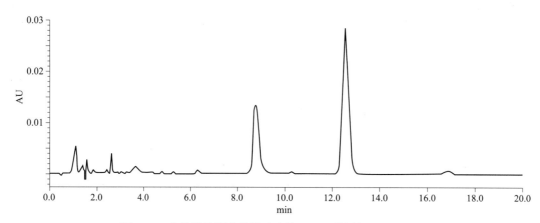

图 3-32　左炔诺孕酮和炔雌醇片的 HPLC 谱图(Zorbax® C8)

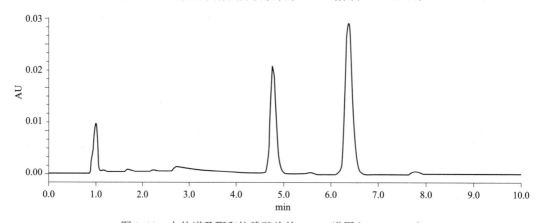

图 3-33　左炔诺孕酮和炔雌醇片的 HPLC 谱图(XBridge C8)

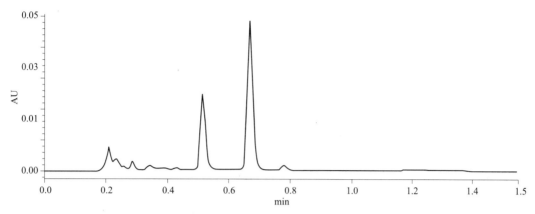

图 3–34　左炔诺孕酮和炔雌醇片的 UPLC 谱图（ACQUITY UPLC BEH C8）

四、结果分析

表 3–26　HPLC 与 UPLC 系统适用性结果

系统	色谱柱	样品	峰面积 RSD%		分离度	运行时间
			炔雌醇	左炔诺孕酮		
HPLC	Zorbax® C8，4.6mm×150mm，5μm	对照品	0.22	0.60	8.5	20min
		片剂	0.58	0.65	8.6	
HPLC	XBridge C8，4.6mm×150mm，5μm	对照品	0.24	0.19	6.1	10min
		片剂	0.31	0.05	6.1	
UPLC	UPLC BEH C8，2.1mm×50mm，1.7μm	对照品	0.16	0.39	5.3	1.5min
		片剂	0.09	1.12	5.3	

五、方法确认

　　将左炔诺孕酮–炔雌醇片剂样品与左炔诺孕酮–炔雌醇混合对照品交叉进样（混合对照品作为分段对照品），首先重复进样 5 次对照品，再重复进样 20 次片剂样品，然后不断重复上述进样循环，直至分析结果不再符合分析方法适用性要求。在整个研究过程中，监测压力、峰面积、保留时间以及两峰（左炔诺孕酮与炔雌醇）之间的 USP 分离度。

　　在整个研究过程中，左炔诺孕酮–炔雌醇对照品进样的峰面积 RSD 始终小于 2.0%，且 USP 分离度始终大于 2.5，完全符合分析方法适用性要求（图 3–35），压力逐渐升高（图 3–36），前 1000 次进样后，压力从 7200psi 升至 9800psi，升高了大约 36%。我们比较了 UPLC 常规应用研究中的整体压力趋势与采用 Alliance HPLC 系统和 Zorbax C8 色谱柱运行原始 USP 方法的评估结果。在 HPLC 系统中（图 3-37），起始压力约为 1350psi，1000 次进样后升至约 2350psi，升高了 74%。无论使用哪种色谱柱和色谱系统，采用 HPLC 系统的左炔诺孕酮和炔雌醇原始 USP 方法以及转换后的 UPLC 方法都表现出了系统压力逐渐升高的趋势。因此，这种压力上升是由于样品原因，并且很可能是由于疏水性的类固醇和样品制剂组分在水性流动相（仅含大约 50%的有机溶剂）中的溶解度太低。尽管 ACQUITY UPLC 系统的压力明显上升，但相对的压力上升远低于使用 Zorbax 色谱柱的 HPLC 系统。尽管在整个研究过程中两种系统均出现了压力上升的现象，但它们的运行压力完全处于运行压力限值范围内，符合所有系统适用性要求。

　　UPLC 系统的共进行了 2200 次进样，所得结果始终符合分析方法系统适用性要求（表 3-27），这表明 ACQUITY UPLC BEH C8 色谱柱对左炔诺孕酮和炔雌醇的分析性能非常稳定，即使执行 2000 次进样后依然稳定。

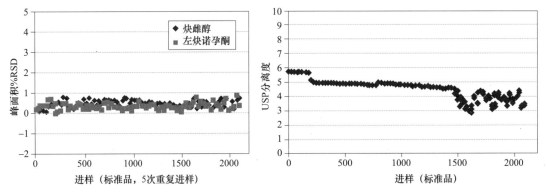

图 3-35　采用转换后的 UPLC 方法执行左炔诺孕酮和炔雌醇的常规分析，
并根据分析结果绘制的 USP 方法适应性趋势图

表 3-27　对转换后的 UPLC 方法进行常规应用评估时，2200 次进样前后的 USP 方法适用性结果

	左炔诺孕酮-炔雌醇对照品		
	峰面积%RSD*（NMT2.0%）		USP 分离度（NLT2.5）
	炔雌醇	左炔诺孕酮	
常规应用研究：起始	0.21	0.20	5.7
常规应用研究：2200 次进样后	0.57	0.22	3.3

　　尽管 UPLC 方法在 2000 次进样后仍符合分析方法适用性要求，我们仍对该方法进行了改进研究，以解决系统压力随时间升高的问题。采用新的 ACQUITY UPLC BEH C8 色谱柱再次进行了评估，在每个样品进样的等度 USP 方法结束之后增加了一个梯度冲洗步骤。在 UPLC 方法 1.5min 的等度分离结束之后，增加了一个梯度冲洗步骤：流动相在 0.3min 内升至 100%乙腈，以 100%乙腈保持 1min（冲洗步骤），然后以 100%流动相 A 重新平衡。尽管增加梯度冲洗步骤使得总运行周期延长至 4min（包括重新平衡步骤），但在每次进样后用高浓度有机溶剂冲洗系统有助于洗脱疏水性样品组分并防止样品在色谱柱中累积，进而在所有重复进样中使系统压力保持稳定（图 3-38）。

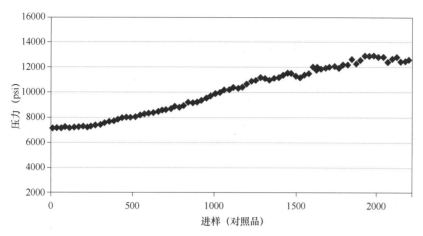

图3-36 对使用 ACQUITY UPLC BEH C8 色谱柱的 UPLC 系统(转换为 UPLC 的 USP 方法)
进行常规应用评估所得的压力趋势图

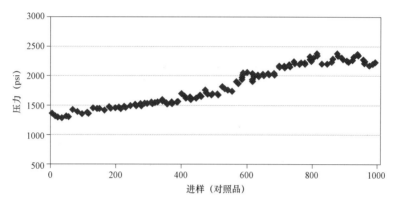

图3-37 对使用 Zorbax C8 色谱柱的 HPLC 系统(原始 USP 方法)进行常规
应用评估所得的压力趋势图

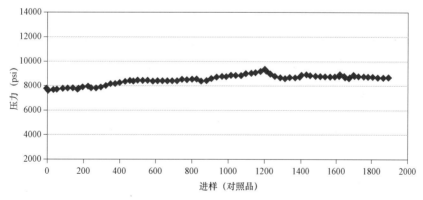

图3-38 对使用 ACQUITY UPLC BEH C8 色谱柱的 UPLC 系统(转换之后并增加了
梯度冲洗步骤的 UPLC 方法)进行常规应用评估所得的压力趋势图

  UPLC 方法的分析速度比 HPLC 方法快约 85%,并节省了 92%的样品用量和流动相溶剂消耗量。研究结果显示,通过增加梯度洗脱步骤可有效防止样品在色谱柱中累积,从而在常规使用过程中可保持稳定的压力。2200 次进样后,色谱柱仍符合左炔诺孕酮和炔雌醇片剂的所有 USP 方法适用性要求,表明转换后的方法具有良好的耐用性。

第十节　盐酸齐拉西酮胶囊

参照《美国药典》(USP)收载盐酸齐拉西酮的 HPLC 方法，将其转化为 UPLC 方法。

一、溶液的制备

取盐酸齐拉西酮对照品适量，精密称定，加稀释剂甲醇–水(60:40)溶解并稀释制成每 1mL 中约含盐酸齐拉西酮 0.23mg 的溶液，作为对照品溶液。

取盐酸齐拉西酮胶囊内容物适量，加稀释剂超声溶解后，用稀释剂稀释制成含盐酸齐拉西酮 0.23mg/mL 的溶液，滤过，取续滤液，作为供试品溶液。

二、色谱条件

表 3–28　HPLC 与 UPLC 色谱条件

方法	HPLC	UPLC
仪器	Alliance HPLC	ACQUITY UPLC H-Class
仪器配置	配备 PDA 检测器	配备 PDA 检测器
色谱柱	XBridge C8，4.6mm×150mm，5μm	ACQUITY UPLC BEH C8，2.1mm×50mm，1.7μm
流动相	缓冲液–甲醇(60:40) [缓冲液：25mmol/L 磷酸二氢钾水溶液(用氢氧化钾将 pH 调节至 3.0)]	
波长	229nm	
柱温	40℃	

三、分析色谱图

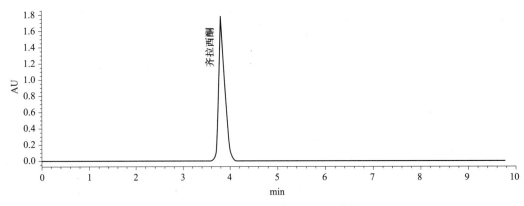

图 3–39　齐拉西酮胶囊的 HPLC 谱图

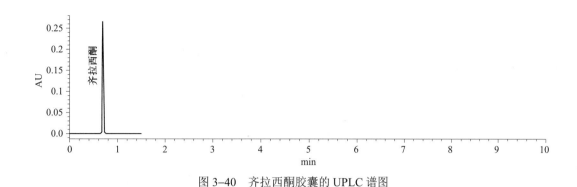

图 3-40 齐拉西酮胶囊的 UPLC 谱图

四、结果分析

表 3-29 HPLC 与 UPLC 系统适用性结果

系统	样品	峰面积 RSD%	拖尾因子	保留时间
HPLC	对照品	0.09	1.45	3.88
	片剂	0.12	1.44	3.90
UPLC	对照品	0.34	1.27	0.72
	片剂	0.99	1.28	0.72
USP 标准		NMT2.0	NMT2.5	/

五、方法确认

重复进样 5 次齐拉西酮对照品，之后执行一次空白进样，然后再重复进样 20 次齐拉西酮胶囊样品，按照上述顺序不断重复进样循环。

2400 次进样，所有结果均满足系统适用性要求，在整个研究中，系统压力和 USP 拖尾因子保持稳定（图 3-41），所有参数均完全符合盐酸齐拉西酮 USP 各论要求（表 3-30），这表明使用磷酸盐缓冲液流动相分析制剂胶囊样品时，色谱柱可在样品重复进样至少 2400 次的情况下保持性能稳定。

表 3-30 常规应用评估前后的系统适用性结果

齐拉西酮对照品			
	USP 标准	常规应用评估	
		初始	进样 2400 次以上
保留时间（min）	无	0.69	0.69
峰面积 RSD%*	NMT 2.0%	0.55	0.12
USP 拖尾因子	NMT 2.5	1.12	1.34

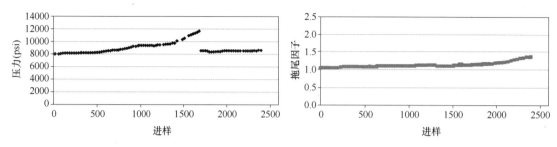

图 3-41　常规应用评估得到的系统压力和拖尾因子趋势图

UPLC 方法相较于 HPLC 方法用时缩短约 85%，样品用量和溶剂消耗量减少 93%，能大幅降低质量控制实验室进行常规批次检测的成本。通过在 UPLC 系统上重复进样 2400 次齐拉西酮胶囊样品，结果表明色谱系统稳定，运行期间系统适用性参数在均未受影响。

第十一节　注射用头孢噻肟钠

参照《中国药典》收载注射用头孢噻肟钠的 HPLC 方法，将其转化为 UPLC 方法。

一、溶液的制备

对照品溶液：取头孢噻肟钠对照品适量，精密称定，加流动相 A 溶解并定量稀释制成每 1mL 中含 10μg 的溶液，即得。

系统适用性溶液：取头孢噻肟钠系统适用性对照品适量，精密称定，加流动相 A 溶解并定量稀释制成每 1mL 中含 1mg 的溶液，即得。

供试品溶液：取本品适量，精密称定，加流动相 A 溶解并定量稀释制成每 1mL 中含 1mg 的溶液，作为供试品溶液。待测样品需要临用新制。

二、色谱条件

表 3-31　HPLC 与 UHPLC 色谱条件

方法	HPLC	UHPLC
仪器	ACQUITY Arc Path 2	ACQUITY Arc Path 1
仪器配置	配备 UV 检测器的 Waters Arc™ 系统	配备 UV 检测器的 Waters Arc™ 系统
色谱柱	SHISEIDO C18，250mm×4.6mm，5μm	Waters Xselect HSS T3，3mm×100mm，2.5μm
流动相	流动相 A：缓冲液–甲醇（86:14） 流动相 B：缓冲液–甲醇（60:40） ［缓冲液：0.05mol/L 磷酸盐缓冲液（取 7.1g 无水磷酸氢二钠至 1000mL 量瓶中，加水溶解并稀释至刻度，用磷酸调节 pH 至 6.25）］	

等度+梯度洗脱程序	先以流动相 A:流动相 B(95:5)等度洗脱，待头孢噻肟钠峰洗脱完毕后立即按照下表进行线性梯度洗脱(时间共 80min)			先以流动相 A:流动相 B(95:5)等度洗脱，待头孢噻肟钠峰洗脱完毕后立即按照下表进行线性梯度洗脱(时间共 26min)		
	时间(min)	流动相 A(%)	流动相 B(%)	时间(min)	流动相 A(%)	流动相 B(%)
	0	95.0	5.0	0.0	95.0	5.0
	2	75.0	25.0	0.5	75.0	25.0
	8	75.0	25.0	2.5	75.0	25.0
	23	0.0	100.0	8.0	0.0	100.0
	28	0.0	100.0	10.0	0.0	100.0
	33	95.0	5.0	12.0	95.0	5.0
	43	95.0	5.0	15.0	95.0	5.0
波长	235nm					
柱温	30℃					

三、分析色谱图

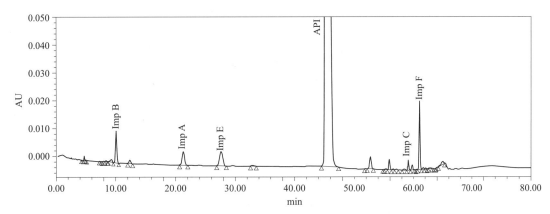

图 3-42　注射用头孢噻肟钠的 HPLC 谱图

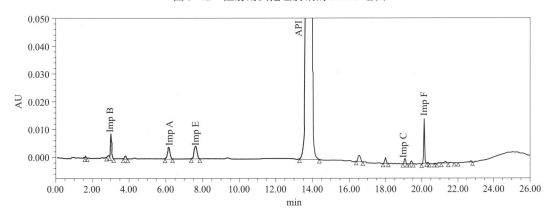

图 3-43　注射用头孢噻肟钠的 UHPLC 谱图

四、结果分析

表 3-32　HPLC 与 UPLC 系统适用性结果

化合物	相对保留时间		分离度		拖尾因子		峰含量	
	HPLC	UHPLC	HPLC	UHPLC	HPLC	UHPLC	HPLC	UHPLC
杂质 B	0.22	0.22	1.77	1.28	1.02	1.14	0.520	0.474
杂质 A	0.47	0.45	14.07	12.3	1.01	1.01	0.438	0.429
杂质 E	0.61	0.56	7.22	5.94	1.02	1.02	0.605	0.580
API	1.00	1.00	13.11	20.96	1.95	1.27	96.580	96.980
杂质 C	1.30	1.37	1.37	7.32	0.98	0.97	0.127	0.119
杂质 F	1.35	1.44	1.91	6.02	0.98	1.05	0.806	0.787

五、方法确认

连续运行样品，期间监控系统压力参数，结果如图 3-44 所示。在连续进样 100 针时，系统压力与初始进样比较增加了约 200psi（3.1%），考虑到该分析方法中有机相的比例最高为 40% 甲醇，因此在序列结束后进行色谱柱的清洗，清洗后继续序列进样，发现压力恢复正常状态，系统压力大约 6350～6400psi。继续运行序列的过程中，当运行到 235～320 针期间时，压力突然增加至大约 7000psi（约 10%），并在这个序列进样期间压力持续增加到 7500psi（约 18%）。

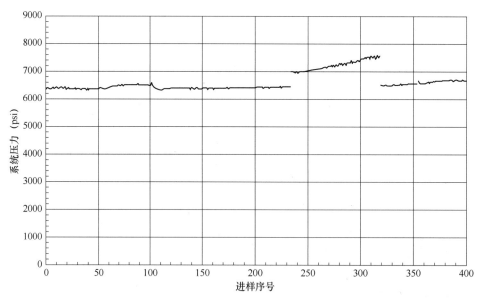

图 3-44　常规应用评估中的系统压力趋势图

（采用 Arc 系统配备 XSelect HSS T3 色谱柱连续进样 400 针）

分析原因，可能是由于磷酸盐流动相体系在长时间放置过程中有盐析出或者有微量菌落产生，导致系统压力的突然并持续升高。待样品序列结束后，进行色谱柱的清洗，更换新配置的流动相体系，色谱柱压力恢复正常并运行稳定，但比压力突然增高前增加约 150～250psi。

因此，总结方法耐用性的整个序列考察结果可知，对于使用低比例有机相的分析方法，适当在序列完成的间隔中加入高比例有机相的色谱柱冲洗方法，可以保证色谱柱避免样品残留而导致持续的柱压升高；另外，对于磷酸盐的缓冲液体系，建议在配制 48h 内使用，如果一次性配制过多，长时间室温放置，可能会有微量盐析出，导致色谱柱压力的显著升高。

本研究参考《中国药典》(2020 年版)通则 0512 高效液相色谱法中小颗粒填料的使用规定，介绍了如何将运行时间较长的 HPLC 方法转换为效率更高的 UHPLC 方法。对比转化前后两种分析方法可知，转化后的 UHPLC 方法效率分别提高 3 倍，溶剂消耗降低 80%以上，将转化前、后方法对同一批次的产品进行测试，测定结果与原 HPLC 方法基本完全一致。

第四章　部分化学药品谱图

　　本章选择了《中国药典》(2020 年版)二部中常用的 80 余种化学药品品种,通过方法优化,将《中国药典》HPLC 方法成功转换为 UHPLC 以及 UPLC 方法,且以谱图形式很直观地展现在读者面前。

　　其中,本章涉及的 UHPLC,是最近几年兴起的一种使用亚 3μm 填料颗粒色谱柱的分离技术。UHPLC 与常规 HPLC(使用 5μm 或 3.5μm 色谱柱)相比,由于使用了更小的填料颗粒色谱柱,相应需要更小的系统体积以及较高的系统耐压,与 UPLC(使用亚 2μm 色谱柱)相比,对仪器的要求又有一定程度的折中。因此,UHPLC 技术可以理解为一种介于 HPLC 和 UPLC 技术之间的一种桥接技术,且 UHPLC 方法转化的原理以及操作原则和技巧与 UPLC 一致。

蒿 甲 醚
Artemether

C$_{16}$H$_{26}$O$_5$ 298.37 [71963-77-4]

(3R,5aS,6R,8aS,9R,10S,12R,12aR)−十氢−10−甲氧基−3,6,9−三甲基−3,12−桥氧−12H−吡喃并

[4,3−j]−1,2−苯并二塞平

一、性状

本品为白色结晶或结晶性粉末；无臭。

本品在丙酮或三氯甲烷中极易溶解，在乙醇或乙酸乙酯中易溶，在水中几乎不溶。

二、液相色谱方法

用十八烷基硅烷键合硅胶为填充剂，以乙腈−水(62:38)为流动相；检测波长为216nm。理论板数以蒿甲醚峰计算不低于2000。

三、溶液的配制

取本品约 30mg，精密称定，置 50mL 量瓶中，加乙腈溶解并稀释至刻度，摇匀，作为供试品溶液。

四、色谱条件

方法	HPLC	UHPLC	UPLC
仪器	ACQUITY Arc Path 1	ACQUITY Arc Path 2	ACQUITY UPLC H-Class
仪器配置	QSM-R，FTN-R，2998 PDA，柱温箱	QSM-R，FTN-R，2998 PDA，柱温箱	QSM，FTN，TUV，柱温箱
色谱柱	XBridge Shield RP18 4.6mm×250mm，5μm	XBridge Shield RP18 3.0mm×150mm，2.5μm	ACQUITY UPLC BEH Shield RP18 2.1mm×100mm，1.7μm
流动相	乙腈−水(62:38)		
波长	216nm		
柱温	35℃		

五、分析色谱图

1. HPLC 谱图

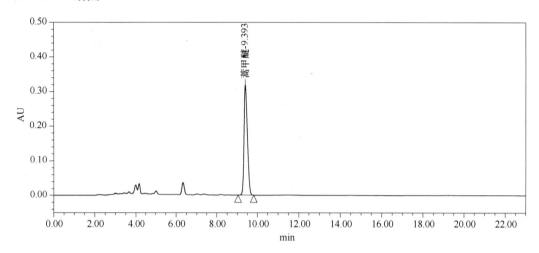

2. UHPLC 谱图

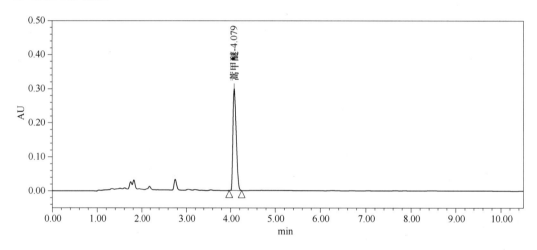

3. UPLC 谱图

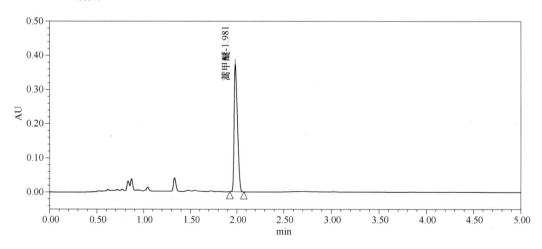

六、结果分析

方法	进样量 （μL）	流速 （mL/min）	蒿甲醚拖尾 因子	蒿甲醚 塔板数	运行时长 （min）	溶剂用量 （mL）
HPLC	20.0	1.0	1.36	14142	23.0	23.0
UHPLC	5.0	0.6	1.44	13690	10.5	6.3
UPLC	2.0	0.4	1.57	13563	5.0	2.0

青 蒿 素

Artemisinin

$C_{15}H_{22}O_5$　282.34　[63968-64-9]

(3R,5aS,6R,8aS,9R,12S,12aR)–八氢–3,6,9–三甲基–3,12–氧桥–12H–吡喃并

[4,3–j]–1,2–苯并二氧杂环庚熳–10(3H)–酮

一、性状

本品为无色或白色针状结晶。

本品在丙酮、乙酸乙酯、三氯甲烷中易溶，在甲醇、乙醇、稀乙醇、乙醚及石油醚中溶解，在水中几乎不溶；在冰醋酸中易溶。

二、液相色谱方法

用十八烷基硅烷键合硅胶为填充剂；以乙腈–水(50:50)为流动相；检测波长为210nm。青蒿素峰与杂质Ⅰ峰(相对保留时间约为0.80)之间的分离度应大于4.0。

三、溶液的配制

取本品约25mg，精密称定，置25mL量瓶中，加流动相溶解并稀释至刻度，摇匀，作为供试品溶液。

四、色谱条件

方法	HPLC	UHPLC	UPLC
仪器	ACQUITY Arc Path 1	ACQUITY Arc Path 2	ACQUITY UPLC H-Class
仪器配置	QSM-R，FTN-R，2998 PDA，柱温箱	QSM-R，FTN-R，2998 PDA，柱温箱	QSM，FTN，TUV，柱温箱
色谱柱	XSelect HSS T3 4.6mm×250mm，5μm	XSelect HSS T3 3.0mm×150mm，2.5μm	ACQUITY UPLC HSS T3 2.1mm×100mm，1.8μm
流动相	乙腈–水(50:50)		
波长	210nm		
柱温	35℃		

五、分析色谱图

1. HPLC 谱图

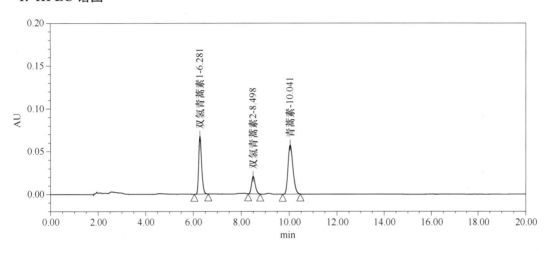

2. UHPLC 谱图

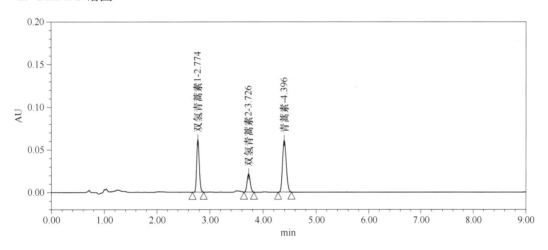

3. UPLC 谱图

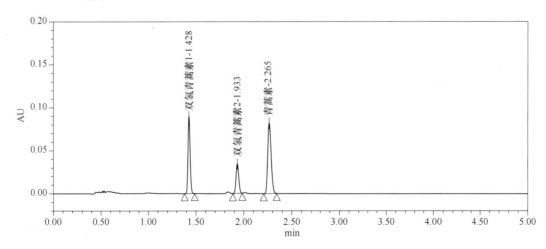

六、结果分析

方法	进样量 （μL）	流速 （mL/min）	青蒿素与相邻 双氢青蒿素峰 的分离度	青蒿素 拖尾因子	青蒿素 塔板数	运行时长 （min）	溶剂用量 （mL）
HPLC	20.0	1.0	4.75	1.23	11517	20.0	20.0
UHPLC	5.0	0.6	5.56	1.16	17908	9.0	5.4
UPLC	2.0	0.4	5.65	1.21	18927	5.0	2.0

备注：配好的样品溶液易降解，尤其是双氢青蒿素，样品宜现用现配。

七、杂质信息

双氢青蒿素
C$_{15}$H$_{24}$O$_5$　284.35
（3R,5aS,6R,8aS,9R,10S,12R,12aR）–八氢–3,6,9–三甲基–3, 12–桥氧–12H–吡喃并［4,3–j］–1,2–苯并二噻平–10（3H）醇

氟 胞 嘧 啶

Flucytosine

C$_4$H$_4$FN$_3$O　129.09　［2022-85-7］

5-氟-4-氨基-2(1H)-嘧啶酮

一、性状

本品为白色或类白色结晶性粉末，无臭或微臭。

本品在水中略溶，在乙醇中微溶，在乙醚中几乎不溶；在稀盐酸或氢氧化钠试液中易溶。

二、液相色谱方法

用十八烷基硅烷键合硅胶为填充剂；以水（用 0.05mol/L 磷酸溶液调节 pH 至 3.5）-甲醇（95:5）为流动相；检测波长为 265nm。理论板数按氟胞嘧啶计算不低于 2000，氟胞嘧啶峰与氟尿嘧啶峰之间的分离度应符合要求。

三、溶液的配制

取本品适量，精密称定，加流动相溶解并定量稀释制成每 1mL 中约含 1mg 的溶液，作为供试品溶液。

四、色谱条件

方法	HPLC	UHPLC	UPLC
仪器	ACQUITY Arc Path 1	ACQUITY UPLC H-Class	ACQUITY UPLC H-Class
仪器配置	QSM-R，FTN-R，2998 PDA，柱温箱	QSM，FTN，TUV，柱温箱	QSM，FTN，TUV，柱温箱
色谱柱	XSelect HSS T3 4.6mm×250mm，5μm	XSelect HSS T3 3.0mm×150mm，2.5μm	ACQUITY UPLC HSS T3 2.1mm×100mm，1.8μm
流动相	水（用 0.05mol/L 磷酸溶液调节 pH 至 3.5）-甲醇（95:5）		
波长	265nm		
柱温	35℃		

五、分析色谱图

1. HPLC 谱图

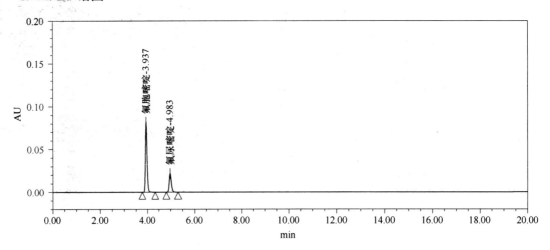

2. UHPLC 谱图

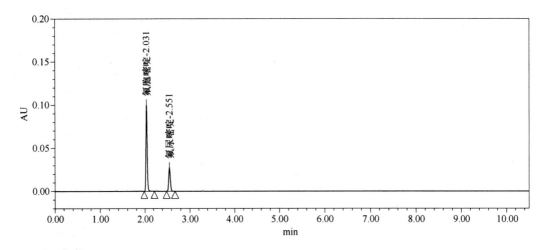

3. UPLC 谱图

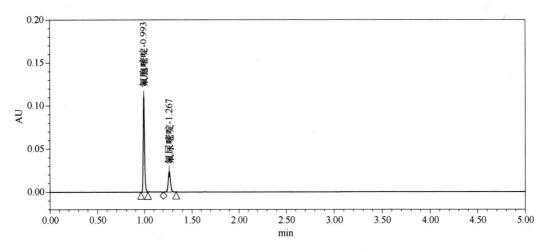

六、结果分析

方法	进样量 （μL）	流速 （mL/min）	氟胞嘧啶与氟尿嘧啶峰的分离度	氟胞嘧啶尾因子	氟胞嘧啶塔板数	运行时长 （min）	溶剂用量 （mL）
HPLC	20.0	1.0	7.22	1.24	14452	20.0	20.0
UHPLC	5.0	0.50	8.83	1.10	23971	10.5	5.3
UPLC	2.0	0.35	8.16	1.25	22604	5.0	1.8

七、杂质信息

氟尿嘧啶
$C_4H_3FN_2O_2$　130.08
5-氟-2,4(1*H*,3*H*)-嘧啶二酮

盐酸尼卡地平

Nicardipine Hydrochloride

C$_{26}$H$_{29}$N$_3$O$_6$·HCl　515.99　[54527-84-3]

2,6-二甲基-4-(3-硝基苯基)-1,4-二氢吡啶-3,5-二羧酸,

3-[β-(N-苄基-N-甲基)氨基]乙酯-5-甲酯盐酸盐

一、性状

本品为淡黄色粉末或黄色结晶性粉末；无臭，几乎无味。

本品在甲醇中溶解，在乙醇、三氯甲烷中略溶，在水或乙醚中几乎不溶；在冰醋酸中溶解。

二、液相色谱方法

用十八烷基硅烷键合硅胶为填充剂；以甲醇-0.01mol/L 磷酸二氢钾溶液(72:28)为流动相；检测波长为 236nm。尼卡地平峰与杂质 I 峰的分离度应符合要求。

三、溶液的配制

避光操作。取本品，精密称定，加甲醇适量使溶解，用流动相定量稀释制成每 1mL 中约含 0.5mg 的溶液，作为供试品溶液。

四、色谱条件

方法	HPLC	UHPLC	UPLC
仪器	ACQUITY Arc Path 1	ACQUITY Arc Path 2	ACQUITY UPLC H-Class
仪器配置	QSM-R，FTN-R，2998 PDA，柱温箱	QSM-R，FTN-R，2998 PDA，柱温箱	QSM，FTN，TUV，柱温箱
色谱柱	XSelect HSS T3 4.6mm×250mm，5μm	XSelect HSS T3 3.0mm×150mm，2.5μm	ACQUITY UPLC HSS T3 2.1mm×100mm，1.8μm
流动相	甲醇-0.01mol/L 磷酸二氢钾溶液(72:28)		
波长	236nm		
柱温	35℃		

五、分析色谱图

1. HPLC 谱图

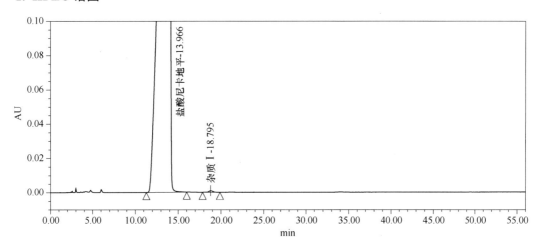

2. UHPLC 谱图

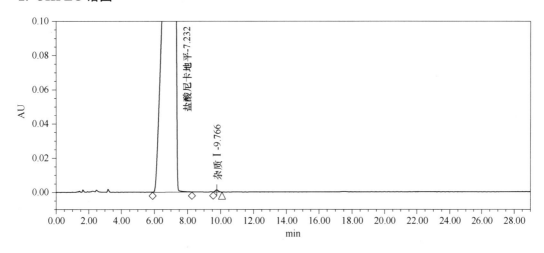

3. UPLC 谱图

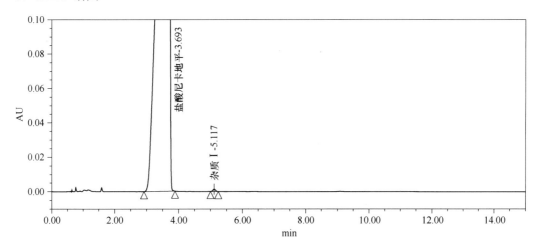

六、结果分析

方法	进样量 (μL)	流速 (mL/min)	盐酸尼卡地平 与杂质 I 峰的 分离度	盐酸尼卡地 平拖尾因子	盐酸尼卡地 平塔板数	运行时长 (min)	溶剂用量 (mL)
HPLC	20.0	1.0	3.82	0.56	752	56.0	56.0
UHPLC	5.0	0.50	3.89	0.57	669	29.0	14.5
UPLC	2.0	0.35	3.98	0.56	589	15.0	5.3

七、杂质信息

杂质 I
$C_{26}H_{27}N_3O_6$　477.51
2,6–二甲基–4–(3–硝基苯基)–3,5–吡啶二羧酸–2–(*N*–苄基–*N*–甲基)–乙酯甲酯

核黄素磷酸钠

Riboflavin Sodium Phosphate

$C_{17}H_{20}N_4NaO_9P \cdot 2H_2O$ 514.36   [130–40–5]

核黄素 5′–(二氢磷酸酯)单钠盐二水合物

一、性状

本品为橙黄色结晶性粉末；几乎无臭；有引湿性。

本品在水中溶解，在乙醇、三氯甲烷或乙醚中几乎不溶。

二、液相色谱方法

用十八烷基硅烷键合硅胶为填充剂；以甲醇–0.054mol/L 磷酸二氢钾溶液(15:85)为流动相；检测波长为267nm。核黄素磷酸钠峰与4′-核黄素磷酸钠峰的分离度应大于2.0。

三、溶液的配制

避光操作。取本品 10mg，精密称定，置 50mL 量瓶中，加流动相适量，振摇使溶解，用流动相稀释至刻度，摇匀，作为供试品溶液。

四、色谱条件

方法	HPLC	UHPLC	UPLC
仪器	ACQUITY Arc Path 1	ACQUITY Arc Path 2	ACQUITY UPLC H-Class
仪器配置	QSM-R，FTN-R，2998 PDA，柱温箱	QSM-R，FTN-R，2998 PDA，柱温箱	QSM，FTN，TUV，柱温箱
色谱柱	XSelect HSS T3 4.6mm×250mm，5μm	XSelect HSS T3 3.0mm×150mm，2.5μm	ACQUITY UPLC HSS T3 2.1mm×100mm，1.8μm
流动相	甲醇–0.054mol/L 磷酸二氢钾溶液(15:85)		
波长	267nm		
柱温	35℃		

五、分析色谱图

1. HPLC 谱图

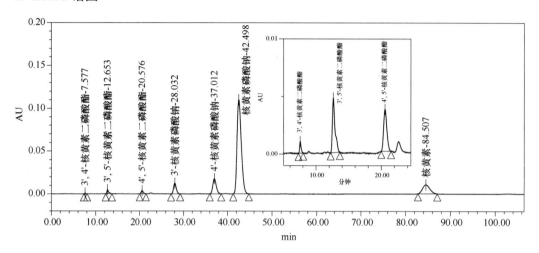

2. UHPLC 谱图

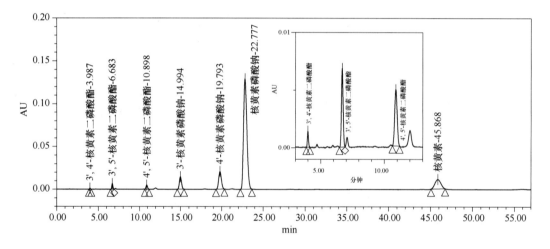

3. UPLC 谱图

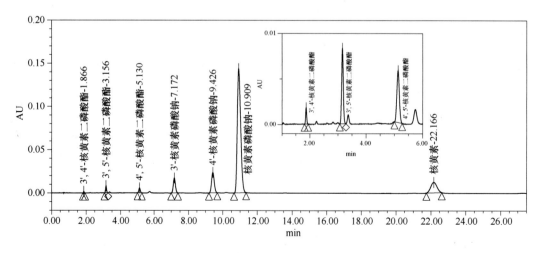

六、结果分析

方法	进样量 (μL)	流速 (mL/min)	核黄素磷酸钠与4'–核黄素磷酸钠峰的分离度	核黄素磷酸钠拖尾因子	核黄素磷酸钠塔板数	运行时长 (min)	溶剂用量 (mL)
HPLC	20.0	1.20	3.43	1.36	9129	106.5	127.8
UHPLC	5.0	0.60	4.38	1.29	14307	57.0	34.2
UPLC	2.0	0.45	4.55	1.38	13853	27.5	12.4

备注：在 HPLC 系统中 3',5'-核黄素二磷酸酯峰与其后相邻色谱峰没有分离开，而在 UHPLC 和 UPLC 系统中均取得了基线分离。

双氢青蒿素

Dihydroartemisinin

C$_{15}$H$_{24}$O$_5$　284.35　［71939–50–9］

(3R,5aS,6R,8aS,9R,10S,12R,12aR)–八氢–3,6,9–三甲基–3,12–桥氧–12H–吡喃并

［4,3–j］–1,2–苯并二噻平–10(3H)醇

一、性状

本品为白色或类白色结晶性粉末或无色针状结晶；无臭。

本品在丙酮中溶解，在甲醇或乙醇中略溶，在水中几乎不溶。

二、液相色谱方法

用十八烷基硅烷键合硅胶为填充剂(CAPCELL PAK C18 MG II，4.6mm×100mm，3μm 或效能相当的色谱柱)；以乙腈–水(60:40)为流动相；流速为每分钟 0.6mL；检测波长为216nm。双氢青蒿素呈现两个色谱峰，各成分峰之间的分离度均应大于 2.0。

三、溶液的配制

取双氢青蒿素与青蒿素对照品各适量，加流动相溶解并稀释制成每 1mL 中约含双氢青蒿素与青蒿素各 1mg 的混合溶液。

四、色谱条件

方法	UHPLC	UPLC
仪器	ACQUITY Arc Path 2	ACQUITY UPLC H-Class
仪器配置	QSM-R，FTN-R，2998 PDA，柱温箱	QSM，FTN，TUV，柱温箱
色谱柱	XSelect HSS T3 3.0mm×150mm，2.5μm	ACQUITY UPLC HSS T3 2.1mm×100mm，1.8μm
流动相	乙腈–水(60:40)	
波长	216nm	
柱温	35℃	

五、分析色谱图

1. UHPLC 谱图

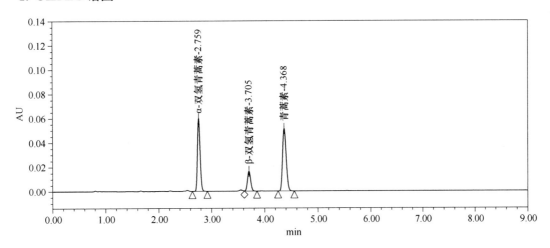

2. UPLC 谱图

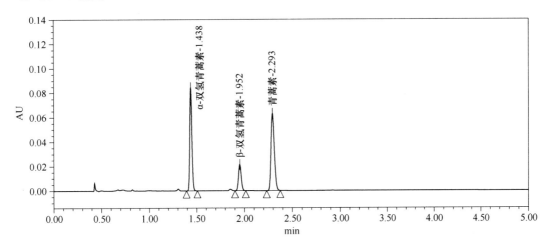

六、结果分析

方法	进样量 (μL)	流速 (mL/min)	β-双氢青蒿素与α-双氢青蒿素峰的分离度	青蒿素与β-双氢青蒿素峰的分离度	拖尾因子		塔板数		运行时长 (min)	溶剂用量 (mL)
					α-双氢青蒿素	β-双氢青蒿素	α-双氢青蒿素	β-双氢青蒿素		
UHPLC	5.0	0.6	9.24	5.55	1.17	1.11	13760	17555	9.0	5.4
UPLC	2.0	0.4	11.00	5.88	1.15	1.10	19530	21721	5.0	2.0

七、杂质信息

青蒿素

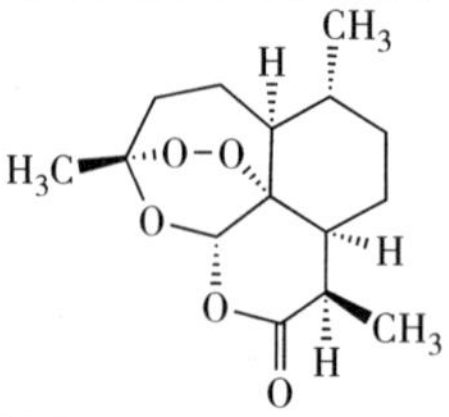

$$C_{15}H_{22}O_5 \quad 282.34$$

(3*R*,5*αS*,6*R*,8*αS*,9*R*,12*S*,12*αR*)–八氢–3,6,9–三甲基–3,12–氧桥–12*H*–吡喃并
[4,3-*j*]–1,2–苯并二氧杂环庚熳–10(3*H*)–酮

青 蒿 琥 酯

Artesunate

C$_{19}$H$_{28}$O$_8$　384.42　[88495-63-0]

二氢青蒿素-10α-丁二酸单酯

一、性状

本品为白色结晶性粉末；无臭。

本品在乙醇、丙酮或二氯甲烷中易溶，在水中极微溶解。

二、液相色谱方法

用十八烷基硅烷键合硅胶为填充剂[Phenomenex Luna C18(2)，4.6mm×100mm，3μm 或效能相当的色谱柱]；以乙腈-磷酸盐缓冲液(取磷酸二氢钾 1.36g，加水 900mL 使溶解，用磷酸调节 pH 值至 3.0，加水至 1000mL)(44:56)为流动相，流速为每分钟 1.0mL；柱温为 30℃；检测波长为 216nm。双氢青蒿素第二个色谱峰的峰高与双氢青蒿素第二个色谱峰和青蒿琥酯峰之间的谷高比应大于 5.0。

三、溶液的配制

取本品约 40mg，精密称定，置 10mL 量瓶中，加乙腈溶解并稀释至刻度，摇匀，作为供试品溶液。

四、色谱条件

方法	UHPLC	UPLC
仪器	ACQUITY Arc Path 2	ACQUITY UPLC H-Class
仪器配置	QSM-R，FTN-R，2998 PDA，柱温箱	QSM，FTN，TUV，柱温箱
色谱柱	XSelect HSS T3 3.0mm×150mm，2.5μm	ACQUITY UPLC HSS T3 2.1mm×100mm，1.8μm
流动相	乙腈-磷酸盐缓冲液(取磷酸二氢钾 1.36g，加水 900mL 使溶解， 用磷酸调节 pH 值至 3.0，加水至 1000mL)(44:56)	
波长	216nm	
柱温	30℃	

五、分析色谱图

1. UHPLC 谱图

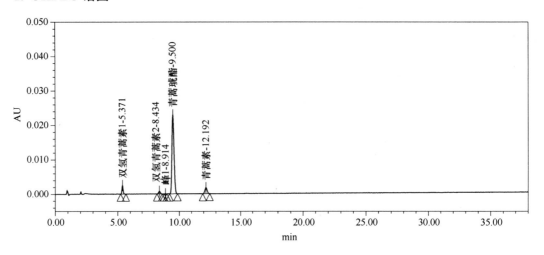

2. UPLC 谱图

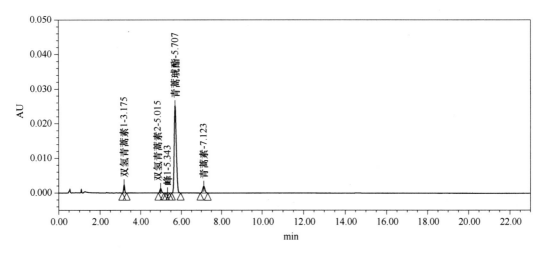

六、结果分析

方法	进样量（μL）	流速（mL/min）	双氢青蒿素 2 与峰 1 峰高比	青蒿琥酯拖尾因子	塔板数	运行时长（min）	溶剂用量（mL）
UHPLC	5.0	0.6	29.8	1.21	15911	38.0	22.8
UPLC	2.0	0.4	30.4	1.24	15540	23.0	9.2

七、杂质信息

双氢青蒿素

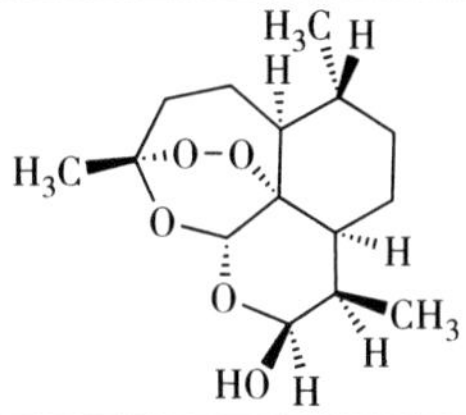

C$_{15}$H$_{24}$O$_5$　284.35

(3R,5aS,6R,8aS,9R,10S,12R,12aR)−八氢−3,6,9−三甲基−3,12−桥氧−12H−吡喃并
[4,3−j]−1,2−苯并二噻平−10(3H)醇

青蒿素

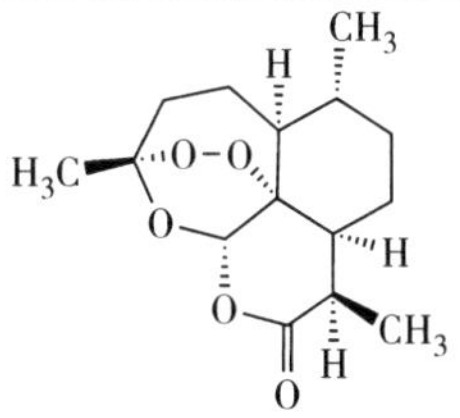

C$_{15}$H$_{22}$O$_5$　282.34

(3R,5aS,6R,8aS,9R,12S,12aR)−八氢−3,6,9−三甲基−3,12−氧桥−12H−吡喃并
[4,3−j]−1,2−苯并二氧杂环庚熳−10(3H)−酮

替 米 沙 坦
Telmisartan

C$_{33}$H$_{30}$N$_4$O$_2$ 514.63   〔144701-48-4〕

4'-[[4-甲基-6-(1-甲基-2-苯并咪唑基)-2-丙基-1-苯并咪唑基]甲基]-2-联苯甲酸

一、性状

本品为白色或类白色结晶性粉末；无臭。

本品在三氯甲烷中溶解，在二氯甲烷或 *N,N*-二甲基甲酰胺中略溶，在甲醇中微溶，在乙醇中极微溶解，在水中几乎不溶；在 1mol/L 氢氧化钠溶液中易溶，在 0.1mol/L 盐酸溶液中极微溶解。

二、液相色谱方法

用十八烷基硅烷键合硅胶为填充剂；以甲醇为流动相 A，以 0.1%磷酸二氢钾溶液-甲醇 (35:65，含 0.2%三乙胺，用磷酸调节 pH 值至 5.0)为流动相 B，按下表进行梯度洗脱；检测波长为 230nm；流速每分钟 1.0mL(必要时调节流速)。拖尾因子应不大于 2.0，替米沙坦峰与杂质 Ⅰ 峰的分离度应符合要求。

时间(min)	流动相 A(%)	流动相 B(%)
0	0	100
10	0	100
20	55	45
25	55	45
25.1	0	100
35	0	100

三、溶液的配制

取本品适量，加甲醇适量和 1mol/L 氢氧化钠溶液 100μL 使溶解并用甲醇稀释制成每 1mL 中约含 0.5mg 的溶液，作为供试品溶液。

四、色谱条件

方法	HPLC	UHPLC	UPLC
仪器	ACQUITY Arc Path 1	ACQUITY UPLC H-Class	ACQUITY UPLC H-Class
仪器配置	QSM-R，FTN-R，2998 PDA，柱温箱	QSM，FTN，TUV，柱温箱	QSM，FTN，TUV，柱温箱
色谱柱	XSelect HSS C18 4.6mm×250mm，5μm	XSelect HSS C18 3.0mm×150mm，2.5μm	ACQUITY UPLC HSS C18 2.1mm×100mm，1.8μm
流动相	流动相 A 为甲醇；流动相 B 为 0.1%磷酸二氢钾溶液–甲醇(35:65，含 0.2%三乙胺，用磷酸调节 pH 值至 5.0)，梯度洗脱		

梯度洗脱程序	同药典要求	时间(min)	流动相A(%)	流动相B(%)	时间(min)	流动相A(%)	流动相B(%)
		0	0	100	0	0	100
		5.1	0	100	2.1	0	100
		10.2	55	45	4.2	55	45
		12.8	55	45	5.2	55	45
		18	0	100	7.5	0	100

波长	230nm		
柱温	35℃		

五、分析色谱图

1. HPLC 谱图

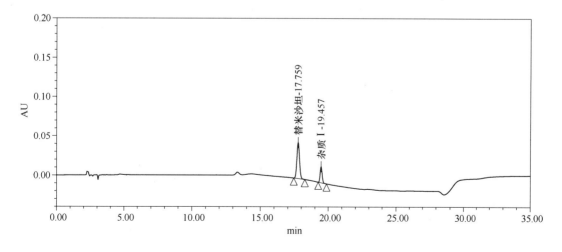

2. UHPLC 谱图

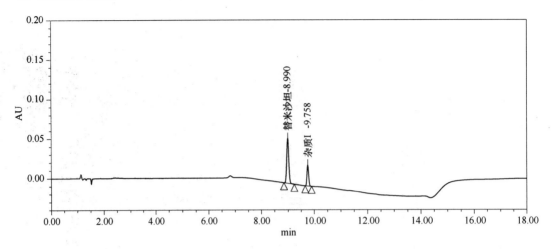

3. UPLC 谱图

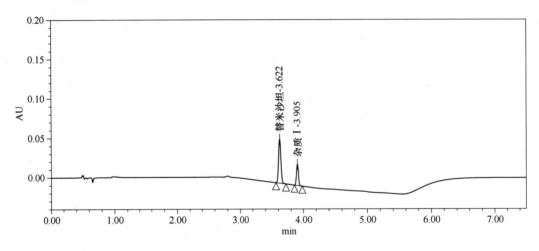

六、结果分析

方法	进样量 （μL）	流速 （mL/min）	替米沙坦与 杂质 I 的分离度	替米沙坦 拖尾因子	替米沙坦塔 板数	运行时长 （min）	溶剂用量 （mL）
HPLC	10.0	1.0	5.32	1.10	39327	35.0	35.0
UHPLC	2.5	0.6	5.93	1.12	65859	18.0	10.8
UPLC	1.0	0.4	4.48	1.07	47651	7.5	3.0

七、杂质信息

杂质 I
C$_{15}$H$_{13}$BrO$_2$ 305.17
4'-溴甲基-联苯-2-甲酸甲酯

氨 甲 环 酸

Tranexamic Acid

C₈H₁₅NO₂   157.21   [1197-18-8]

$C_8H_{15}NO_2$ 157.21   [1197-18-8]

反-4-氨甲基环己烷甲酸

一、性状

本品为白色结晶性粉末；无臭。

本品在水中易溶，在乙醇、丙酮、三氯甲烷或乙醚中几乎不溶。

二、液相色谱方法

用十八烷基硅烷键合硅胶为填充剂，以 0.23%十二烷基硫酸钠溶液(取磷酸二氢钠 18.3g，加水 800mL 溶解，加三乙胺 8.3mL 混匀后，再加入十二烷基硫酸钠 2.3g，振摇使溶解，用磷酸调节 pH 值至 2.5，加水至 1000mL，摇匀)-甲醇(60:40)为流动相，检测波长为 220nm。调节流速，使氨甲环酸峰保留时间约为 13 分钟，氨甲环酸峰与氨甲苯酸峰的分离度应大于 5.0，记录色谱图至主峰保留时间的 3 倍。

三、溶液的配制

取本品，加水溶解并定量稀释制成每 1mL 中约含 10mg 的溶液，作为供试品溶液。

四、色谱条件

方法	HPLC	UHPLC	UPLC
仪器	ACQUITY Arc Path 1	ACQUITY UPLC H-Class	ACQUITY UPLC H-Class
仪器配置	QSM-R，FTN-R，2998 PDA，柱温箱	QSM，FTN，TUV，柱温箱	QSM，FTN，TUV，柱温箱
色谱柱	XSelect CSH C18 4.6mm×250mm，5μm	XSelect CSH C18 3.0mm×150mm，2.5μm	ACQUITY UPLC CSH C18 2.1mm×100mm，1.7μm
流动相	0.23%十二烷基硫酸钠溶液(取磷酸二氢钠 18.3g，加水 800mL 溶解，加三乙胺 8.3mL 混匀后，再加十二烷基硫酸钠 2.3g，振摇使溶解，用磷酸调节 pH 值至 2.5，加水至 1000mL，摇匀)-甲醇(60:40)		
波长	220nm		
柱温	30℃		

五、分析色谱图

1. HPLC 谱图

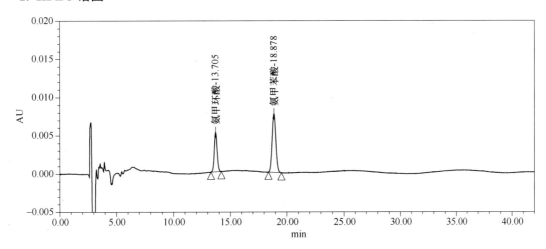

2. UHPLC 谱图

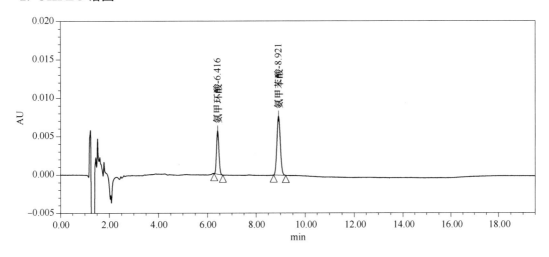

3. UPLC 谱图

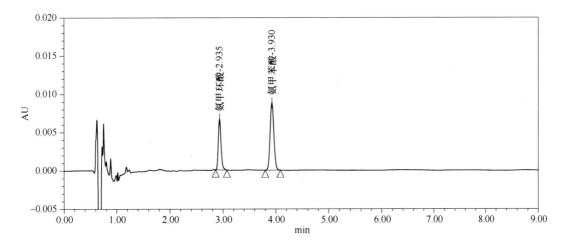

六、结果分析

方法	进样量 （μL）	流速 （mL/min）	氨甲环酸与氨甲 苯酸的分离度	氨甲环酸 拖尾因子	氨甲环酸 塔板数	运行时长 （min）	溶剂用量 （mL）
HPLC	20.0	0.80	9.85	1.06	14816	42.0	33.6
UHPLC	5.0	0.45	11.43	1.16	19887	19.5	8.8
UPLC	2.0	0.30	8.84	1.20	15405	9.0	2.7

七、杂质信息

氨甲苯酸
$C_8H_9NO_2$ 151.16
对氨甲基苯甲酸

水 杨 酸

Salicylic Acid

C₇H₆O₃　138.12　［69–72–7］

$C_7H_6O_3$　138.12　［69–72–7］

2-羟基苯甲酸

一、性状

本品为白色细微的针状结晶或白色结晶性粉末；无臭或几乎无臭；水溶液显酸性反应。

本品在乙醇或乙醚中易溶，在沸水中溶解，在三氯甲烷中略溶，在水中微溶。

二、液相色谱方法

用十八烷基硅烷键合硅胶为填充剂；以甲醇–水–冰醋酸(60:40:1)为流动相；检测波长为270nm，记录色谱图至主成分峰保留时间的2倍。

三、溶液的配制

取本品0.5g，精密称定，置100mL量瓶中，加流动相溶解并稀释至刻度，作为供试品溶液。

四、色谱条件

方法	HPLC	UHPLC	UPLC
仪器	ACQUITY Arc Path 1	ACQUITY Arc Path 2	ACQUITY UPLC H-Class
仪器配置	QSM-R，FTN-R，2998 PDA，柱温箱	QSM-R，FTN-R，2998 PDA，柱温箱	QSM，FTN，TUV，柱温箱
色谱柱	XSelect CSH C18 4.6mm×250mm，5μm	XSelect CSH C18 3.0mm×150mm，2.5μm	ACQUITY UPLC CSH C18 2.1mm×100mm，1.7μm
流动相	甲醇–水–冰醋酸(60:40:1)		
波长	270nm		
柱温	35℃		

五、分析色谱图

1. HPLC 谱图

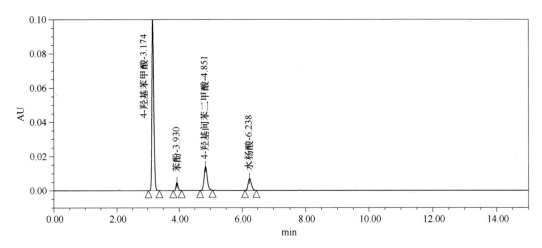

2. UHPLC 谱图

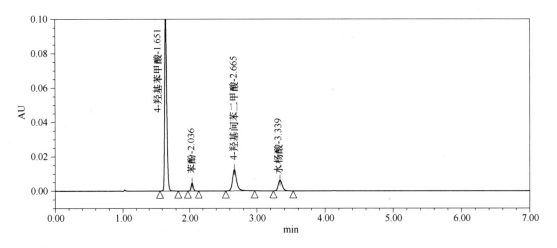

3. UPLC 谱图

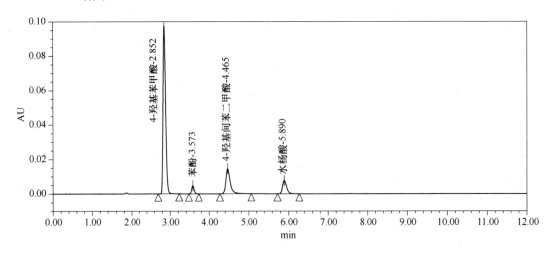

六、结果分析

方法	进样量 （μL）	流速 （mL/min）	水杨酸拖尾 因子	水杨酸 塔板数	运行时长 （min）	溶剂用量 （mL）
HPLC	20.0	1.0	1.22	16552	15.0	15.0
UHPLC	5.0	0.5	1.21	16789	7.0	3.5
UPLC	2.0	0.1	1.32	17230	12.0	1.2

七、杂质信息

4-羟基苯甲酸

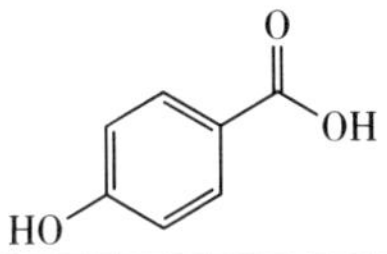

$C_7H_6O_3$ 138.12

4-羟基苯甲酸

苯酚

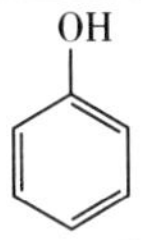

C_6H_6O 94.11

苯酚

4-羟基间苯二甲酸

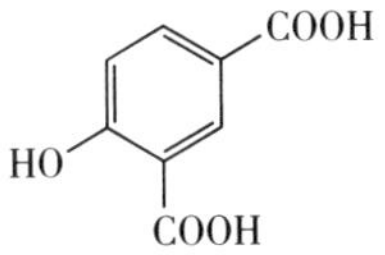

$C_8H_6O_5$ 182.13

4-羟基间苯二甲酸

沙 丁 胺 醇

Salbutamol

C$_{13}$H$_{21}$NO$_3$ 239.31 [18559-94-9]

1-(4-羟基-3-羟甲基苯基)-2-(叔丁氨基)乙醇

一、性状

本品为白色结晶性粉末；无臭。

本品在乙醇中溶解，在水中略溶，在乙醚中不溶。

二、液相色谱方法

用辛基硅烷键合硅胶为填充剂；以庚烷磺酸钠溶液[取庚烷磺酸钠 2.87g 与磷酸二氢钾 2.5g，加水溶解并稀释至 1000mL，用磷酸溶液(1→2)调节 pH 值至 3.65]–乙腈(78:22)为流动相；检测波长为 220nm。沙丁胺醇峰与特布他林峰间的分离度应符合要求，记录色谱图至主成分峰保留时间的 25 倍。

三、溶液的配制

取本品适量，加流动相溶解并稀释制成每 1mL 中约含 2mg 的溶液(12 小时内测定)，作为供试品溶液。

四、色谱条件

方法	HPLC	UPLC	UPLC
仪器	ACQUITY Arc Path 1	ACQUITY UPLC H-Class	ACQUITY UPLC H-Class
仪器配置	QSM-R，FTN-R，2988 PDA，柱温箱	QSM，FTN，TUV，柱温箱	QSM，FTN，TUV，柱温箱
色谱柱	XBridge BEH C8 4.6mm×250mm，5μm	XBridge BEH C8 3.0mm×150mm，2.5μm	ACQUITY UPLC BEH C8 2.1mm×100mm，1.7μm
流动相	庚烷磺酸钠溶液(取庚烷磺酸钠 2.87g 与磷酸二氢钾 2.5g，加水溶解并稀释至 1000mL，用磷酸溶液调节 pH 值至 3.65)–乙腈(78:22)		
波长	220nm		
柱温	30℃		

五、分析色谱图

1. HPLC 谱图

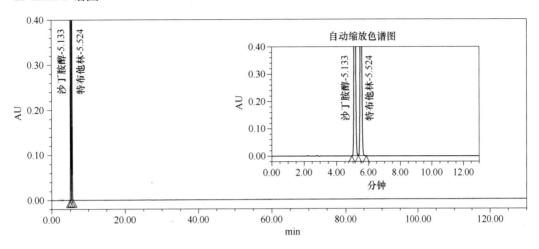

2. UHPLC 谱图

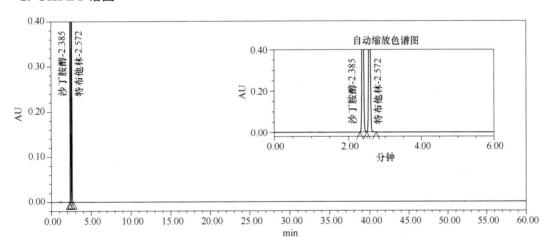

3. UPLC 谱图

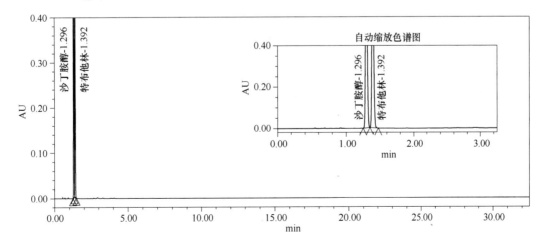

六、结果分析

方法	进样量 (μL)	流速 (mL/min)	沙丁胺醇与特布他林的分离度	沙丁胺醇拖尾因子	沙丁胺醇塔板数	运行时长 (min)	溶剂用量 (mL)
HPLC	20.0	1.0	2.44	0.94	16857	130.0	130.0
UHPLC	5.0	0.60	2.54	0.95	17966	60.0	36.0
UPLC	2.0	0.35	2.12	1.02	13164	32.5	11.0

七、杂质信息

硫酸特布他林

$(C_{12}H_{19}NO_3)_2 \cdot H_2SO_4$ 548.66

$(\pm)-\alpha-[($叔丁氨基$)$甲基$]-3,5-$二羟基苯甲醇硫酸盐$(2:1)$

瑞 格 列 奈

Repaglinide

C₂₇H₃₆N₂O₄　452.59　[135062-02-1]

$C_{27}H_{36}N_2O_4$　452.59　[135062-02-1]

(S)-2-乙氧基-4-[2-[[甲基-1-[2-(1-哌啶基)苯基]丁基]氨基]-2-氧代乙基]苯甲酸

一、性状

本品为白色或类白色的结晶性粉末；无臭。

本品在三氯甲烷中易溶，在乙醇或丙酮中略溶，在水中几乎不溶；在 0.1mol/L 盐酸溶液中微溶。

二、液相色谱方法

用十八烷基硅烷键合硅胶为填充剂，以磷酸盐缓冲液(取磷酸二氢钾 4.0g，加水约 900mL 溶解后，用磷酸调节 pH 值至 3.2，再加水至 1000mL)为流动相 A，以流动相 A-乙腈(20:80)为流动相 B，按下表程序进行梯度洗脱，流速为每分钟 1.0mL，检测波长为 240nm，柱温为 45℃。瑞格列奈峰保留时间约为 22 分钟，在相对瑞格列奈峰保留时间约为 1.1 处应出现杂质峰，该杂质峰与瑞格列奈峰的分离度应符合要求。

时间(min)	流动相 A(%)	流动相 B(%)
0	55	45
15	25	75
25	20	80
30	0	100
45	0	100

三、溶液的配制

取本品，加流动相 B 溶解并稀释制成每 1mL 中约含 1mg 的溶液，作为供试品溶液。

四、色谱条件

方法	HPLC	UHPLC			UPLC		
仪器	ACQUITY Arc Path 1	ACQUITY Arc Path 2			ACQUITY UPLC H-Class		
仪器配置	QSM-R，FTN-R，2998 PDA，柱温箱	QSM-R，FTN-R，2998 PDA，柱温箱			QSM，FTN，TUV，柱温箱		
色谱柱	XSelect HSS T3 4.6mm×250mm，5μm	XSelect HSS T3 3.0mm×150mm，2.5μm			ACQUITY UPLC HSS T3 2.1mm×100mm，1.8μm		
流动相	磷酸盐缓冲液（取磷酸二氢钾4.0g，加水约900mL溶解后，用磷酸调节pH值至3.2，再加水至1000mL）为流动相A，流动相A–乙腈（20:80）为流动相B，按下表程序进行梯度洗脱						
梯度洗脱程序	同药典要求	时间(min)	流动相A(%)	流动相B(%)	时间(min)	流动相A(%)	流动相B(%)
		0	55	45	0	55	45
		6.4	25	75	3.2	25	75
		10.7	20	80	5.2	20	80
		12.8	0	100	6.3	0	100
		19.2	0	100	9.4	0	100
波长	240nm						
柱温	45℃						

五、分析色谱图

1. HPLC 谱图

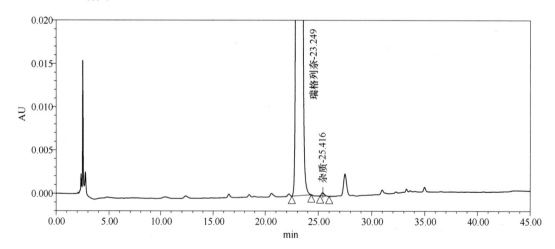

2. UHPLC 谱图

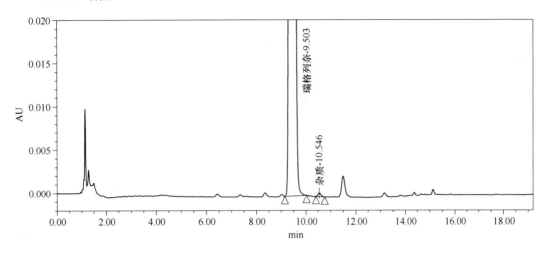

3. UPLC 谱图

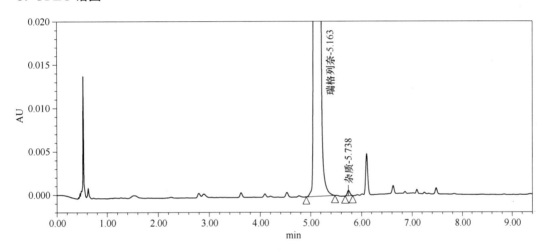

六、结果分析

方法	进样量 （μL）	流速 （mL/min）	瑞格列奈峰与杂质 峰的分离度	瑞格列奈拖 尾因子	瑞格列奈 塔板数	运行时长 （min）	溶剂用量 （mL）
HPLC	20.0	1.0	4.49	0.81	34035	45.0	45.0
UHPLC	5.0	0.6	4.61	0.77	27977	19.0	11.4
UPLC	2.0	0.4	5.89	0.71	36089	9.4	3.8

甲硫酸新斯的明

Neostigmine Methylsulfate

C$_{13}$H$_{22}$N$_2$O$_6$S 334.39 [51-60-5]

N,N,N-三甲基-3-[(N,N-二甲氨基)甲酰氧基]苯铵硫酸单甲酯盐

一、性状

本品为白色结晶性粉末；无臭；有引湿性。

本品在水中极易溶解，在乙醇中易溶。

二、液相色谱方法

用辛基硅烷键合硅胶为填充剂；以 0.05mol/L 磷酸二氢钾溶液(用磷酸调节 pH 至 3.0)-乙腈(87:13)（含 0.0015mol/L 庚烷磺酸钠)为流动相；检测波长为 215nm。记录色谱图至主成分峰保留时间的 2 倍。

三、溶液的配制

取本品适量，加水溶解并稀释制成每 1mL 中含 0.5mg 的溶液，取该溶液 1mL，置 10mL 量瓶中，加 5mol/L 氢氧化钠溶液 50μL，放置 5 分钟，加 5mol/L 盐酸溶液 50μL，用水稀释至刻度，摇匀，作为系统适用性溶液溶液(临用新制)。

四、色谱条件

方法	HPLC	UPLC	UPLC
仪器	ACQUITY Arc Path 1	ACQUITY UPLC H-Class	ACQUITY UPLC H-Class
仪器配置	QSM-R，FTN-R，2998 PDA，柱温箱	QSM，FTN，TUV，柱温箱	QSM，FTN，TUV，柱温箱
色谱柱	XBridge BEH C8 4.6mm×250mm，5μm	XBridge BEH C8 3.0mm×150mm，2.5μm	ACQUITY UPLC BEH C8 2.1mm×100mm，1.7μm
流动相	0.05 mol/L 磷酸二氢钾溶液(用磷酸调节 pH 至 3.0)-乙腈(87:13)（含 0.0015mol/L 庚烷磺酸钠)		
波长	215nm		
柱温	35℃		

五、分析色谱图

1. HPLC 谱图

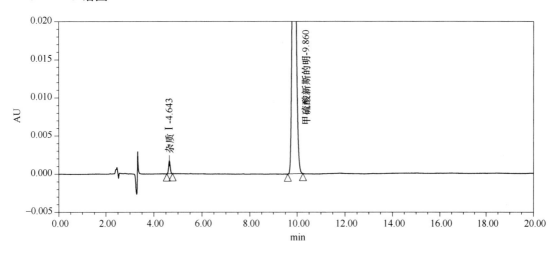

2. UHPLC 谱图

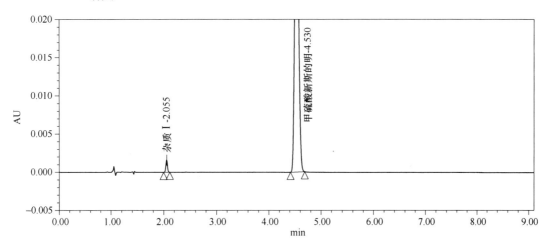

3. UPLC 谱图

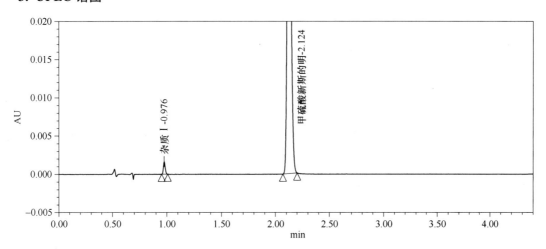

六、结果分析

方法	进样量 (μL)	流速 (mL/min)	甲硫酸新斯的 明与杂质 I 的 分离度	甲硫酸新斯 的明拖尾 因子	甲硫酸新斯 的明塔板数	运行时长 (min)	溶剂用量 (mL)
HPLC	10.0	1.0	25.95	1.24	19468	20.0	20.0
UHPLC	2.5	0.6	27.07	1.12	19547	9.1	5.5
UPLC	1.0	0.4	24.56	1.23	17492	4.4	1.8

七、杂质信息

杂质 I
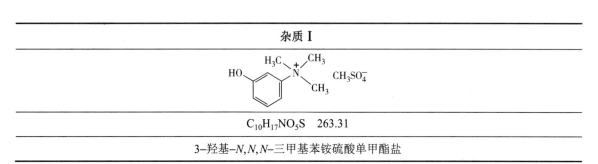
$C_{10}H_{17}NO_5S$ 263.31
3-羟基-N,N,N-三甲基苯铵硫酸单甲酯盐

盐酸多巴酚丁胺

Dobutamine Hydrochloride

$C_{18}H_{23}NO_3 \cdot HCl$ 337.85   [49745-95-1]

4-[2-[[1-甲基-3-(4-羟苯基)丙基]氨基]乙基]-1,2-苯二酚盐酸盐

一、性状

本品为白色或类白色结晶性粉末；几乎无臭；露置空气中及遇光色渐变深。

本品在水或无水乙醇中略溶，在三氯甲烷中几乎不溶。

二、液相色谱方法

用十八烷基硅烷键合硅胶为填充剂；以辛烷磺酸钠 2.6g，加水 1000mL 使溶解，加三乙胺 3mL，摇匀，用磷酸调节 pH 至 2.5 为流动相 A；以乙腈-甲醇(18:82)为流动相 B；按下表进行梯度洗脱；检测波长为 280nm。理论板数按多巴酚丁胺峰计算不低于 2000。

时间(min)	流动相 A(%)	流动相 B(%)
0	65	35
5	65	35
20	20	80
25	20	80
26	65	35
30	65	35

三、溶液的配制

取本品，加流动相 A-流动相 B(65:35)溶解并稀释制成每 1mL 中约含 5mg 的溶液，作为供试品溶液。

四、色谱条件

方法	HPLC	UPLC	UPLC
仪器	ACQUITY Arc Path 1	ACQUITY UPLC H-Class	ACQUITY UPLC H-Class
仪器配置	QSM-R，FTN-R，2998 PDA，柱温箱	QSM，FTN，TUV，柱温箱	QSM，FTN，TUV，柱温箱
色谱柱	XSelect CSH C18 4.6mm×250mm，5μm	XSelect CSH C18 3.0mm×150mm，2.5μm	ACQUITY UPLC CSH C18 2.1mm×100mm，1.7μm
流动相	流动相 A 为辛烷磺酸钠 2.6g，加水 1000mL 使溶解，加三乙胺 3mL，摇匀，用磷酸调节 pH 值至 2.5；流动相 B 为乙腈–甲醇(18:82)		

梯度洗脱程序	同药典要求	时间(min)	流动相A(%)	流动相B(%)	时间(min)	流动相A(%)	流动相B(%)
		0	65	35	0	65	35
		2.6	65	35	1.2	65	35
		10.2	20	80	4.8	20	80
		12.8	20	80	6	20	80
		13.3	65	35	6.2	65	35
		16	65	35	7.5	65	35

波长	280nm
柱温	35℃

五、分析色谱图

1. HPLC 谱图

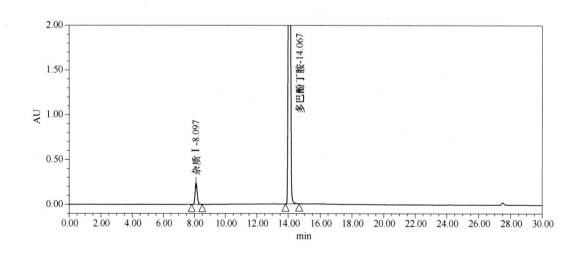

2. UHPLC 谱图

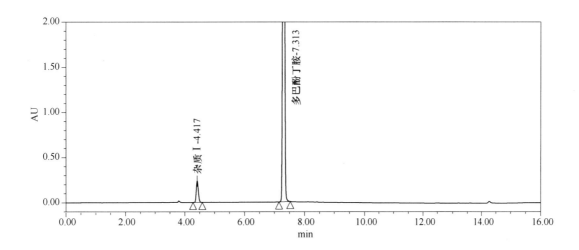

3. UPLC 谱图

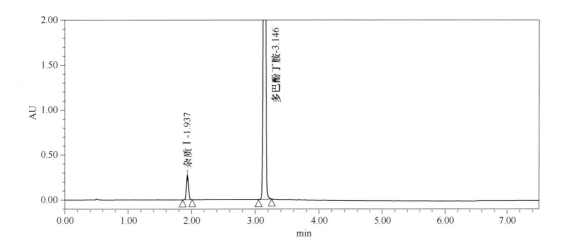

六、结果分析

方法	进样量 (μL)	流速 (mL/min)	多巴酚丁胺与 杂质 I 的分离度	多巴酚丁胺 拖尾因子	多巴酚丁胺 塔板数	运行时长 (min)	溶剂用量 (mL)
HPLC	20.0	1.0	21.38	1.09	58673	30.0	30.0
UHPLC	5.0	0.5	19.62	0.97	58845	16.0	8.0
UPLC	2.0	0.35	15.60	1.03	34954	7.5	2.6

七、杂质信息

杂质 I
C₁₀H₁₂O₂　164.20
4-(4-羟苯基)-2-丁酮

盐酸氨溴索

Ambroxol Hydrochloride

$C_{13}H_{18}Br_2N_2O \cdot HCl$ 414.57   [23828−92−4]

反式−4−[(2−氨基−3,5−二溴苄基)氨基]环己醇盐酸盐

一、性状

本品为白色至微黄色结晶性粉末；几乎无臭。

本品在甲醇中溶解，在水中略溶，在乙醇中微溶。

二、液相色谱方法

用十八烷基硅烷键合硅胶为填充剂；以 0.01mol/L 磷酸氢二铵溶液(用磷酸调节 pH 至 7.0)−乙腈(50:50)为流动相；检测波长为248nm。记录色谱图至主成分峰保留时间的 2 倍，氨溴索峰与杂质 I 峰(相对保留时间约为 0.8)之间的分离度应大于4.0。

三、溶液的配制

取本品约 5mg，加甲醇 0.2mL 溶解，再加甲醛溶液(1→100)40μL，摇匀，置60℃水浴中加热 5 分钟，氮气吹干，残渣加水 5mL 溶解，同时加入适量盐酸氨溴索标准品，用流动相稀释至20mL，制成每 1mL 中约含 30μg 的溶液。

四、色谱条件

方法	HPLC	UHPLC	UPLC
仪器	ACQUITY Arc Path 1	ACQUITY UPLC H-Class	ACQUITY UPLC H-Class
仪器配置	QSM-R，FTN-R，2998 PDA，柱温箱	QSM，FTN，TUV，柱温箱	QSM，FTN，TUV，柱温箱
色谱柱	XSelect CSH C18 4.6mm×250mm，5μm	XSelect CSH C18 3.0mm×150mm，2.5μm	ACQUITY UPLC CSH C18 2.1mm×100mm，1.7μm
流动相	0.01mol/L 磷酸氢二铵溶液(用磷酸调节 pH 至 7.0)−乙腈(50:50)		
波长	248nm		
柱温	35℃		

五、分析色谱图

1. HPLC 谱图

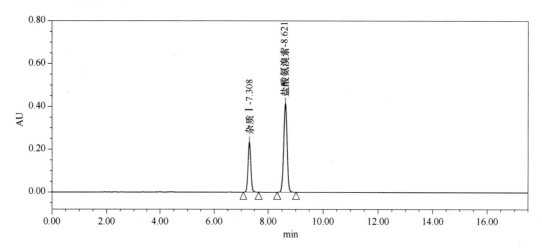

2. UHPLC 谱图

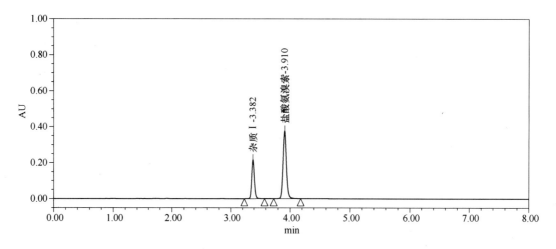

3. UPLC 谱图

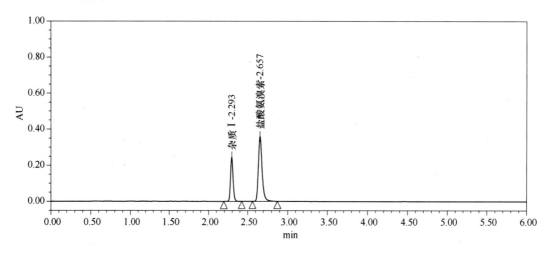

六、结果分析

方法	进样量 (μL)	流速 (mL/min)	盐酸氨溴索与 杂质 I 的分离度	盐酸氨溴索 拖尾因子	盐酸氨溴索 塔板数	运行时长 (min)	溶剂用量 (mL)
HPLC	20.0	1.0	6.29	0.99	23213	17.5	17.5
UHPLC	5.0	0.6	5.90	1.10	25063	8.0	4.8
UPLC	2.0	0.4	5.22	1.30	16685	6.0	2.4

七、杂质信息

杂质 I

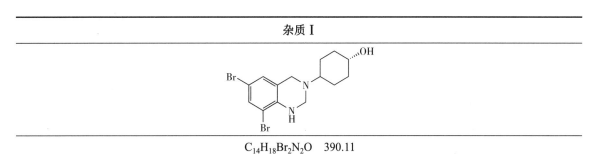

$C_{14}H_{18}Br_2N_2O$ 390.11

反式-4-(6,8-二溴-1,4-二氢喹唑啉-3(2H)-基)环己醇

盐酸溴己新

Bromhexine Hydrochloride

C₁₄H₂₀Br₂N₂ · HCl   412.60   [611–75–6]

$C_{14}H_{20}Br_2N_2 \cdot HCl$ 412.60   [611–75–6]

N–甲基–N–环己基–2–氨基–3,5–二溴苯甲胺盐酸盐

一、性状

本品为白色或类白色的结晶性粉末；无臭。

本品在甲醇中略溶，在乙醇中微溶，在水中极微溶解。

二、液相色谱方法

用十八烷基硅烷键合硅胶为填充剂；以磷酸盐缓冲液(取磷酸二氢钾 1.0g，加 900mL 水使溶解，用 0.5mol/L 氢氧化钠溶液调节 pH 至 7.0，用水稀释至 1000mL，摇匀)–乙腈(20:80)为流动相；柱温为 40℃；检测波长为 245nm。杂质 I 峰与溴己新峰之间的分离度应大于 2.0。

三、溶液的配制

取杂质 I 对照品与盐酸溴己新对照品各适量，加甲醇溶解并稀释制成每 1mL 中分别约含 5μg 与 2.5mg 的混合溶液。

四、色谱条件

方法	HPLC	UHPLC	UPLC
仪器	ACQUITY Arc Path 1	ACQUITY UPLC H-Class	ACQUITY UPLC H-Class
仪器配置	QSM-R，FTN-R，2998 PDA，柱温箱	QSM，FTN，TUV，柱温箱	QSM，FTN，TUV，柱温箱
色谱柱	XSelect CSH C18 4.6mm×250mm，5μm	XSelect CSH C18 3.0mm×150mm，2.5μm	ACQUITY UPLC CSH C18 2.1mm×100mm，1.7μm
流动相	磷酸盐缓冲液(取磷酸二氢钾 1.0g，加 900mL 水使溶解，用 0.5mol/L 氢氧化钠溶液调节 pH 至 7.0，用水稀释至 1000mL，摇匀)–乙腈(20:80)		
波长	245nm		
柱温	40℃		

五、分析色谱图

1. HPLC 谱图

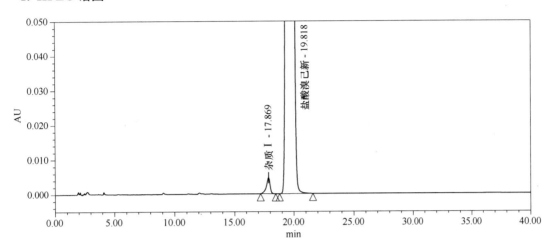

2. UHPLC 谱图

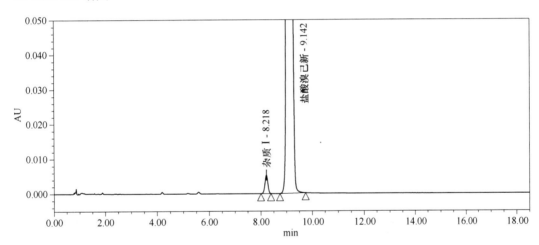

3. UPLC 谱图

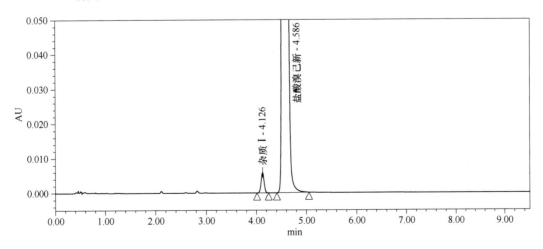

六、结果分析

方法	进样量（μL）	流速（mL/min）	盐酸溴己新峰与杂质 I 峰的分离度	盐酸溴己新拖尾因子	盐酸溴己新塔板数	运行时长（min）	溶剂用量（mL）
HPLC	10.0	1.0	3.65	0.79	17202	40.0	40.0
UHPLC	2.5	0.6	4.34	0.99	27162	18.5	11.1
UPLC	1.0	0.4	4.16	1.02	25609	9.5	3.8

七、杂质信息

杂质 I
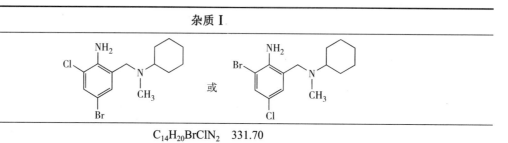
$C_{14}H_{20}BrClN_2$　331.70
N–甲基–*N*–环己基–2–氨基–3–氯–5–溴苯甲胺或 *N*–甲基–*N*–环己基–2–氨基–5–氯–3–溴苯甲胺

盐酸美西律

Mexiletine Hydrochloride

C$_{11}$H$_{17}$NO・HCl　215.72　[5370−01−4]

(±)−1−(2,6−二甲基苯氧基)−2−丙胺盐酸盐

一、性状

本品为白色或类白色结晶性粉末；几乎无臭。

本品在水或乙醇中易溶，在乙醚中几乎不溶。

二、液相色谱方法

用十八烷基硅烷键合硅胶为填充剂；以甲醇−0.1mol/L 醋酸钠溶液(50:50)(用冰醋酸调节 pH 值至 5.8±0.1)为流动相；检测波长为 262nm。理论板数按美西律峰计算不低于 1000，美西律峰与杂质Ⅰ峰的分离度应大于 6.0，美西律峰与相邻杂质峰的分离度应符合要求，记录色谱图至主成分峰保留时间的 4 倍。

三、溶液的配制

取本品约 50mg，精密称定，置 10mL 量瓶中，加流动相溶解并稀释至刻度，摇匀，作为供试品溶液；另取 2,6−二甲基酚(杂质Ⅰ)对照品适量，精密称定，加流动相溶解并定量稀释制成每 1mL 中约含 2mg 的溶液，精密量取 1mL，置 200mL 量瓶中，再精密加入供试品溶液 1mL，用流动相稀释至刻度，摇匀，作为对照品溶液。

四、色谱条件

方法	HPLC	UHPLC	UPLC
仪器	ACQUITY Arc Path 1	ACQUITY UPLC H-Class	ACQUITY UPLC H-Class
仪器配置	QSM-R，FTN-R，2998 PDA，柱温箱	QSM，FTN，TUV，柱温箱	QSM，FTN，TUV，柱温箱
色谱柱	XBridge ShieldRP18 4.6mm×250mm，5μm	XBridge ShieldRP18 3.0mm×150mm，2.5μm	ACQUITY UPLC ShieldPR18 2.1mm×100mm，1.7μm
流动相	甲醇−0.1mol/L 醋酸钠溶液(50:50)(用冰醋酸调节 pH 值至 5.8±0.1)		
波长	262nm		
柱温	35℃		

五、分析色谱图

1. HPLC 谱图

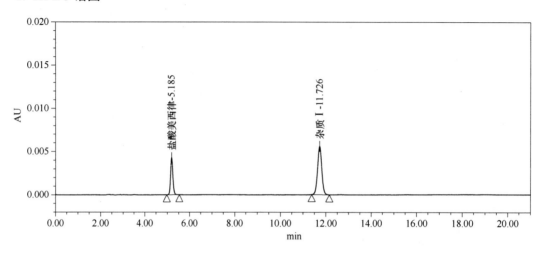

2. UHPLC 谱图

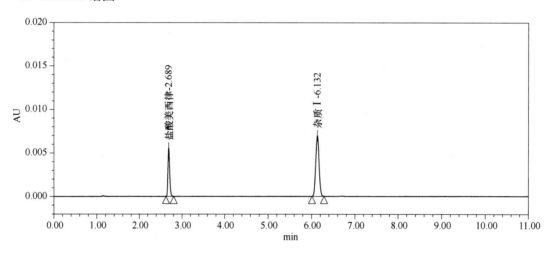

3. UPLC 谱图

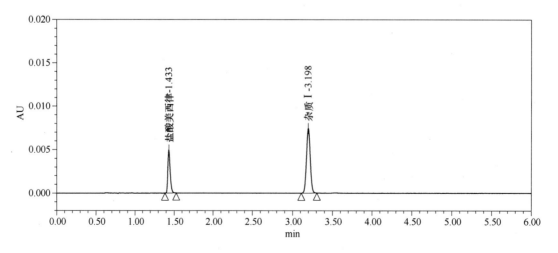

六、结果分析

方法	进样量 (μL)	流速 (mL/min)	盐酸美西律 拖尾因子	盐酸美西律 塔板数	运行时长 (min)	溶剂用量 (mL)
HPLC	20.0	1.0	1.16	13547	21.0	21.0
UHPLC	5.0	0.5	1.22	21320	11.0	5.5
UPLC	2.0	0.3	1.36	11557	6.0	1.8

七、杂质信息

杂质 I
$C_8H_{10}O$ **122.16**
2,6-二甲基酚

盐酸赛庚啶

Cyproheptadine Hydrochloride

, HCl, $1\frac{1}{2}$ H$_2$O

$C_{21}H_{21}N \cdot HCl \cdot 1\frac{1}{2}H_2O$ 350.89   [41354-29-4]

1-甲基-4-(5H-二苯并[a,d]环庚三烯-5-亚基)哌啶盐酸盐倍半水合物

一、性状

本品为白色至微黄色的结晶性粉末；几乎无臭。

本品在甲醇中易溶，在三氯甲烷中溶解，在乙醇中略溶，在水中微溶，在乙醚中几乎不溶。

二、液相色谱方法

用辛基硅烷键合硅胶为填充剂，以磷酸二氢钾缓冲液(取磷酸二氢钾 6.12g，加水 900mL 使溶解，用磷酸调节 pH 值至 4.5，用水稀释至 1000mL)–乙腈(6:4)作为流动相 A，以磷酸二氢钾缓冲液–乙腈(4:6)作为流动相 B，按下表进行梯度洗脱，检测波长为 230nm。杂质 I 峰与赛庚啶峰的分离度应大于 7.0。

时间(min)	流动相 A(%)	流动相 B(%)
0	100	0
10	100	0
10.1	0	100
35	0	100

三、溶液的配制

取本品与杂质 I 各适量，加流动相 A 溶解制成每 1mL 中各约含 20μg 的系统适用性溶液。

四、色谱条件

方法	HPLC	UPLC	UPLC
仪器	ACQUITY Arc Path 1	ACQUITY Arc Path 2	ACQUITY UPLC H-Class
仪器配置	QSM-R，FTN-R，2998 PDA，柱温箱	QSM-R，FTN-R，2998 PDA，柱温箱	QSM，FTN，TUV，柱温箱

色谱柱	XBridge BEH C8 4.6mm×250mm，5μm			XBridge BEH C8 3.0mm×150mm，2.5μm			ACQUITY UPLC BEH C8 2.1mm×100mm，1.7μm		
流动相	流动相 A 为磷酸二氢钾缓冲液（取磷酸二氢钾 6.12g，加水 900mL 溶解，用磷酸调节 pH 值至 4.5，用水稀释至 1000mL）–乙腈（6:4），流动相 B 为磷酸二氢钾缓冲液–乙腈（4:6），梯度洗脱								
梯度洗脱程序	同药典要求			时间（min）	流动相A(%)	流动相B(%)	时间（min）	流动相A(%)	流动相B(%)
				0	100	0	0	100	0
				4.1	100	0	1.3	100	0
				4.2	0	100	1.4	0	100
				14.7	0	100	6.5	0	100
				19	100	0	9	100	0
波长	230nm								
柱温	35℃								

五、分析色谱图

1. HPLC 谱图

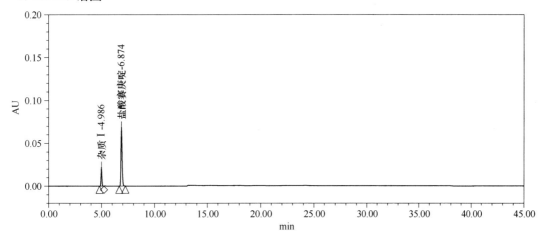

2. UHPLC 谱图

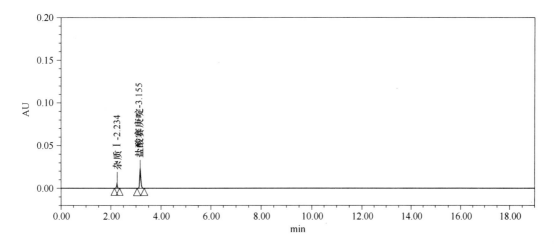

3. UPLC 谱图

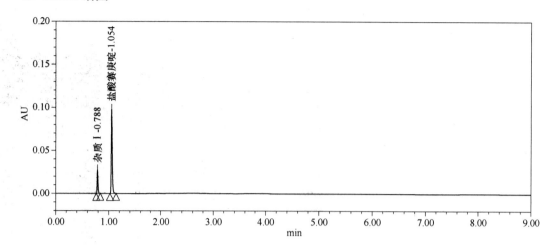

六、结果分析

方法	进样量 (μL)	流速 (mL/min)	盐酸赛庚啶与 杂质Ⅰ的分离度	盐酸赛庚啶 拖尾因子	盐酸赛庚 啶塔板数	运行时长 (min)	溶剂用量 (mL)
HPLC	10.0	1.0	10.92	1.24	18678	45.0	45.0
UHPLC	1.0	0.6	13.05	1.25	23128	19.0	11.4
UPLC	1.0	0.4	8.86	1.43	16144	9.0	3.6

七、杂质信息

杂质Ⅰ
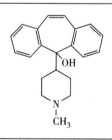
$C_{21}H_{23}NO$　305.41
1-甲基-4-(5H-二苯并[a, d]环庚三烯-5-羟基)哌啶

维 A 酸

Tretinoin

C$_{20}$H$_{28}$O$_2$ 300.44 [302-79-4]

全反式维 A 酸

一、性状

本品为黄色至淡橙色的结晶性粉末。

本品在乙醇、异丙醇或三氯甲烷中微溶，在水中几乎不溶。

二、液相色谱方法

用十八烷基硅烷键合硅胶为填充剂；以甲醇–2%冰醋酸溶液(81:19)为流动相；检测波长为 350nm。理论板数按维 A 酸峰计算不低于 3000，维 A 酸峰与异维 A 酸峰的分离度应大于 5.0。

三、溶液的配制

取本品约 10mg，精密称定，置 100mL 棕色量瓶中，加异丙醇 10mL 使溶解，用甲醇稀释至刻度，摇匀，精密量取 5mL，置 50mL 棕色量瓶中，用甲醇稀释至刻度，摇匀，作为供试品溶液。

四、色谱条件

方法	UHPLC	UPLC
仪器	ACQUITY UPLC H-Class	ACQUITY UPLC H-Class
仪器配置	QSM，FTN，TUV，柱温箱	QSM，FTN，TUV，柱温箱
色谱柱	CORTECS C18 3.0mm×150mm，2.7μm	CORTECS UPLC C18 2.1mm×100mm，1.6μm
流动相	甲醇–2%冰醋酸溶液(81:19)	
波长	350nm	
柱温	35℃	

五、分析色谱图

1. UHPLC 谱图

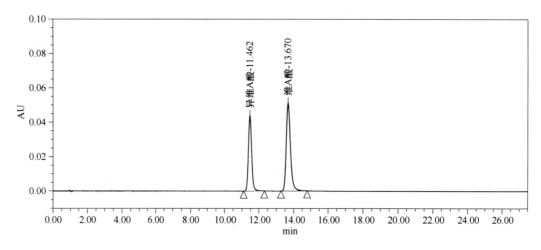

2. UPLC 谱图

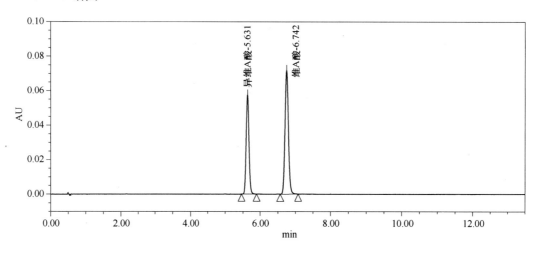

六、结果分析

方法	进样量 （μL）	流速 （mL/min）	维A酸峰与异维 A酸峰的分离度	维A酸 拖尾因子	维A酸 塔板数	运行时长 （min）	溶剂用量 （mL）
UHPLC	5.0	0.50	5.77	1.30	16628	27.5	13.8
UPLC	2.0	0.35	6.76	1.11	23269	13.5	4.8

七、杂质信息

异维 A 酸
$C_{20}H_{28}O_2$ 300.44

3,7-二甲基-9-(2,6,6-三甲基-1-环己烯基)2 顺-4 反-6 反-8 反-壬四烯酸

磷酸肌酸钠

Creatine Phosphate Sodium

$$\text{Na}_2\text{H}\left[\begin{array}{c}\text{O}^- \quad \text{H} \quad \text{CH}_3 \\ | \quad\quad | \quad\quad | \\ \text{O}-\text{P}-\text{N}-\overset{\displaystyle}{\text{C}}-\text{N}-\text{CH}_2-\text{COO}^- \\ || \quad\quad\quad || \\ \text{O} \quad\quad\quad \text{NH}\end{array}\right], 4\text{H}_2\text{O}$$

$C_4H_8N_3Na_2O_5P \cdot 4H_2O$ 327.15   [922–32–7]

N–[亚氨基(膦氨基)甲基]–*N*–甲基甘氨酸二钠盐四水合物

一、性状

本品为白色或类白色粉末或结晶性粉末；有引湿性。

本品在水中易溶，在乙醇中几乎不溶。

二、液相色谱方法

用十八烷基硅烷键合硅胶为填充剂(Thermo，Hypersil GOLD，C18，4.6mm×250mm，5μm 或效能相当的色谱柱)；以含 0.2%磷酸二氢钾和 0.1%四丁基氢氧化铵的溶液(用磷酸或氨试液调节 pH 值至 6.6)为流动相；检测波长为 210nm。调整色谱系统，出峰顺序依次为肌酸、肌酐和磷酸肌酸峰，记录色谱图至供试品溶液主峰保留时间的 2 倍，理论板数按磷酸肌酸峰计算不得低于 2000，肌酸峰与肌酐峰的分离度应大于 3.0。

三、溶液的配制

取本品、肌酸对照品和肌酐对照品各适量，置同一量瓶中，加流动相使溶解并稀释制成每 1mL 中约含 1mg 磷酸肌酸钠、7.5μg 肌酸和 7.5μg 肌酐的溶液。

四、色谱条件

方法	HPLC	UHPLC	UPLC
仪器	ACQUITY Arc Path 1	ACQUITY Arc Path 2	ACQUITY UPLC H-Class
仪器配置	QSM-R，FTN-R，2998 PDA，柱温箱	QSM-R，FTN-R，2998 PDA，柱温箱	QSM，FTN，TUV，柱温箱
色谱柱	XBridge Shield RP18 4.6mm×250mm，5μm	XBridge Shield RP18 3.0mm×150mm，2.5μm	ACQUITY UPLC BEH Shield RP18 2.1mm×100mm，1.7μm
流动相	含 0.2%磷酸二氢钾和 0.1%四丁基氢氧化铵的溶液(用磷酸或氨试液调节 pH 值至 6.6)		
波长	210nm		
柱温	35℃		

五、分析色谱图

1. HPLC 谱图

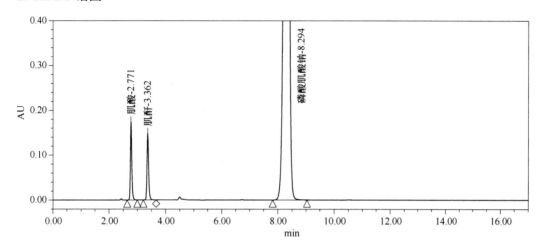

2. UHPLC 谱图

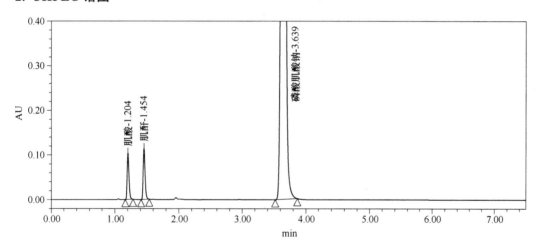

3. UPLC 谱图

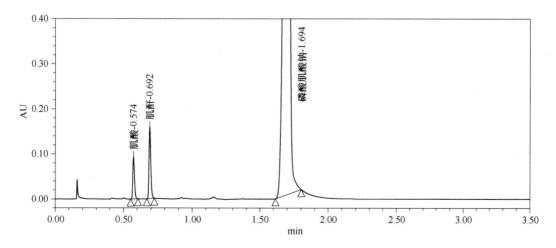

六、结果分析

方法	进样量 (μL)	流速 (mL/min)	肌酸与肌酐的分离度	磷酸肌酸钠拖尾因子	磷酸肌酸钠塔板数	运行时长 (min)	溶剂用量 (mL)
HPLC	20.0	1.0	6.33	0.97	14408	17.0	17.0
UHPLC	5.0	0.6	4.77	1.12	17495	7.5	4.5
UPLC	2.0	0.4	5.16	0.91	13672	3.5	1.4

七、杂质信息

肌酸
$C_4H_9N_3O_2$ 131.13
N–(氨基亚氨基甲基)–*N*–甲基甘氨酸

肌酐
$C_4H_7N_3O$ 113.12
2–氨基–1,5–二氢–1–甲基–4*H*–咪唑啉–4–酮

萘哌地尔

Naftopidil

C$_{24}$H$_{28}$N$_2$O$_3$　392.49　［57149-07-2］

(±)-1-[4-(2-甲氧基苯基)-1-哌嗪基]-3-(1-萘氧基)-2-丙醇

一、性状

本品为白色或类白色结晶性粉末；无臭或有轻微特殊香气。

本品在醋酐中极易溶解，在冰醋酸或三氯甲烷中易溶，在甲醇、乙醇或乙醚中微溶，在水中不溶。

二、液相色谱方法

用十八烷基硅烷键合硅胶为填充剂；以 0.02mol/L 磷酸氢二铵缓冲液(用冰醋酸调节 pH 值至 6.0)-甲醇-乙腈(35:40:25) 为流动相；检测波长为 283nm。理论板数按萘哌地尔峰计算不低于 3000，萘哌地尔峰与相邻杂质峰之间的分离度应符合要求。记录色谱图至主成分色谱峰保留时间的 3 倍。

三、溶液的配制

取本品与 α-萘酚各适量，加流动相 A 溶解制成每 1mL 中约含 0.5mg 萘哌地尔和 0.15μg α-萘酚的溶液。

四、色谱条件

方法	HPLC	UHPLC	UPLC
仪器	ACQUITY Arc Path 1	ACQUITY Arc Path 2	ACQUITY UPLC H-Class
仪器配置	QSM-R，FTN-R，2998 PDA，柱温箱	QSM-R，FTN-R，2998 PDA，柱温箱	QSM，FTN，TUV，柱温箱
色谱柱	XSelect CSH C18 4.6mm×250mm，5μm	XSelect CSH C18 3.0mm×150mm，2.5μm	ACQUITY UPLC CSH C18 2.1mm×100mm，1.7μm
流动相	0.02mol/L 磷酸氢二铵缓冲液(用冰醋酸调节 pH 值至 6.0)-甲醇-乙腈(35:40:25)为流动相		
波长	283nm		
柱温	35℃		

五、分析色谱图

1. HPLC 谱图

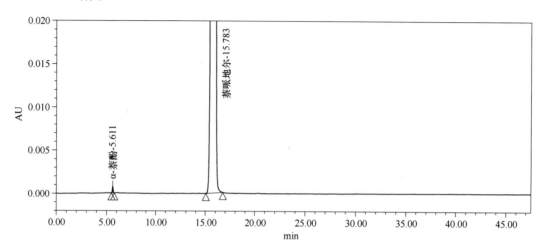

2. UHPLC 谱图

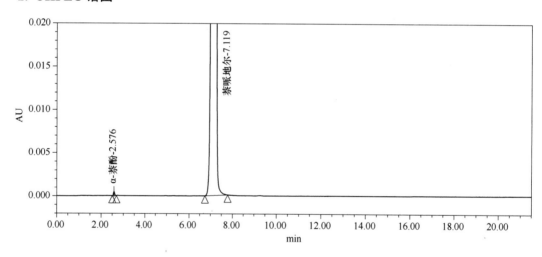

3. UPLC 谱图

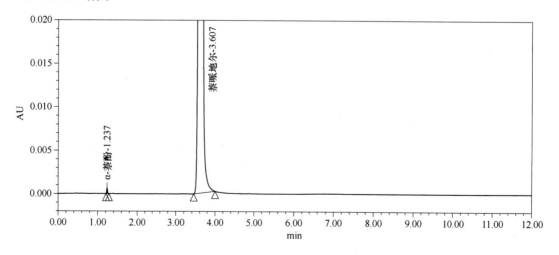

六、结果分析

方法	进样量 (μL)	流速 (mL/min)	萘哌地尔与α-萘酚的分离度	萘哌地尔拖尾因子	萘哌地尔塔板数	运行时长 (min)	溶剂用量 (mL)
HPLC	20.0	1.0	33.72	0.88	18743	47.5	47.5
UHPLC	5.0	0.6	29.55	0.99	17467	21.5	12.9
UPLC	2.0	0.4	32.77	1.01	18183	12.0	4.8

七、杂质信息

α-萘酚

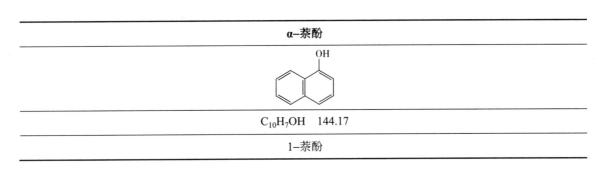

$C_{10}H_7OH$ 144.17

1-萘酚

盐酸西替利嗪

Cetirizine Hydrochloride

C$_{21}$H$_{25}$ClN$_2$O$_3$ · 2HCl　461.81　[83881−52−1]

(±)−2−[2−[4−[(4−氯苯基)苯甲基]−1−哌嗪基]乙氧基]乙酸二盐酸盐

一、性状

本品为白色或类白色结晶性粉末，无臭。

本品在水中易溶，在甲醇或乙醇中溶解，在三氯甲烷或丙酮中几乎不溶。

二、液相色谱方法

用十八烷基硅烷键合硅胶为填充剂，以乙腈−0.1%三乙胺的 0.05mol/L 磷酸二氢钠溶液(用磷酸调节 pH 值至 3.0) (35:65)为流动相,检测波长为 230nm,理论板数按西替利嗪峰计算不低于 4000。

三、溶液的配制

取本品适量，加水使溶解并稀释制成每 1mL 中含 0.2mg 的溶液，作为供试品溶液。

四、色谱条件

方法	HPLC	UHPLC	UPLC
仪器	ACQUITY Arc Path 1	ACQUITY Arc Path 2	ACQUITY UPLC H-Class
仪器配置	QSM-R，FTN-R，2998 PDA，柱温箱	QSM-R，FTN-R，2998 PDA，柱温箱	QSM，FTN，TUV，柱温箱
色谱柱	BEH Shield RP18 4.6mm×250mm，5μm	BEH Shield RP18 3.0mm×150mm，2.5μm	BEH Shield RP18 2.1mm×100mm，1.7μm
流动相	乙腈−0.1%三乙胺的 0.05 mol/L 磷酸二氢钠缓冲液(用磷酸调节 pH 值至 3.0) (35:65)		
波长	230nm		
柱温	35℃		

五、分析色谱图

1. HPLC 谱图

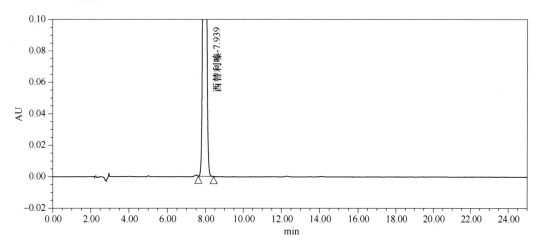

2. UHPLC 谱图

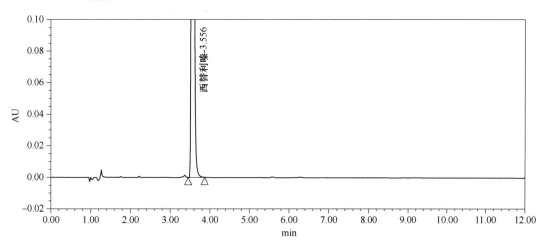

3. UPLC 谱图

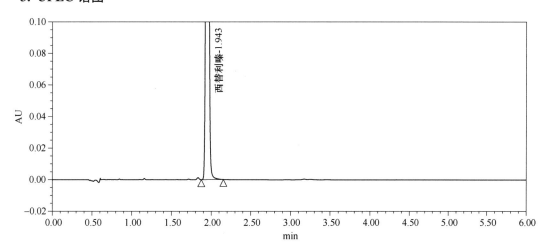

六、结果分析

方法	进样量 (μL)	流速 (mL/min)	西替利嗪拖尾因子	西替利嗪塔板数	运行时长 (min)	溶剂用量 (mL)
HPLC	20.0	1.0	0.88	18742	25.0	25.0
UHPLC	5.0	0.6	0.99	17424	12.0	7.2
UPLC	2.0	0.4	1.20	22024	6.0	2.4

阿德福韦酯

Adefovir Dipivoxil

$C_{20}H_{32}N_5O_8P$ 501.47   [142340-99-6]

[[2-(6-氨基-9*H*-嘌呤-9-基)乙氧基]甲基]膦酸二(特戊酰氧基甲基)酯

一、性状

本品为白色或类白色结晶性粉末。

本品在乙醇中易溶，在水中几乎不溶。

二、液相色谱方法

十八烷基硅烷键合硅胶为填充剂；流动相 A 为 0.025mol/L 磷酸二氢钾缓冲液，流动相 B 为乙腈，按下表进行梯度洗脱，检测波长为 260nm。阿德福韦峰和阿德福韦单酯峰之间的分离度应符合要求，阿德福韦单酯峰与阿德福韦酯峰之间的分离度应大于 9。

时间（min）	流动相 A（%）	流动相 B（%）
0	82	18
1	82	18
9	42	58
11	35	65
18	21	79
20	21	79
20.5	82	18

三、溶液的配制

取阿德福韦、阿德福韦单酯和阿德福韦酯对照品，加稀释液制成每 1mL 中分别约含阿德福韦、阿德福韦单酯和阿德福韦酯 0.5μg、0.5μg、0.2mg 的溶液，必要时在冰浴中超声使溶解，作为系统适用性溶液。

四、色谱条件

方法	HPLC	UHPLC	UPLC
仪器	ACQUITY Arc Path 1	ACQUITY Arc Path 2	ACQUITY UPLC H-Class
仪器配置	QSM-R，FTN-R，2998 PDA，柱温箱	QSM-R，FTN-R，2998 PDA，柱温箱	QSM，FTN，TUV，柱温箱
色谱柱	XBridge BEH C18 4.6mm×250mm，5μm	XBridge BEH C18 3.0mm×150mm，2.5μm	ACQUITY UPLC BEH C18 2.1mm×100mm，1.7 m
流动相	流动相 A 为 0.025mol/L 磷酸二氢钾缓冲液，流动相 B 为乙腈，梯度洗脱		

梯度洗脱程序	同药典要求	时间 (min)	流动相 A(%)	流动相 B(%)	时间 (min)	流动相 A(%)	流动相 B(%)
		0	82	18	0	82	18
		0.30	82	18	0.2	82	18
		3.70	42	58	1.9	42	58
		4.50	35	65	2.3	35	65
		7.50	21	79	3.7	21	79
		8.40	21	79	4.2	21	79
		8.60	82	18	4.3	82	18
		12	82	18	6	82	18

波长	260nm
柱温	35℃

五、分析色谱图

1. HPLC 谱图

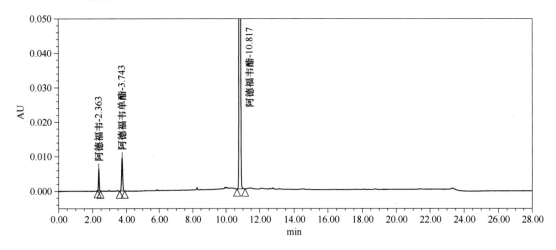

2. UHPLC 谱图

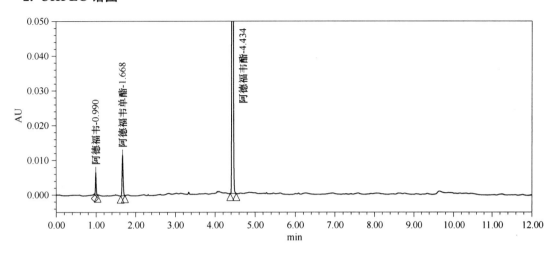

3. UPLC 谱图

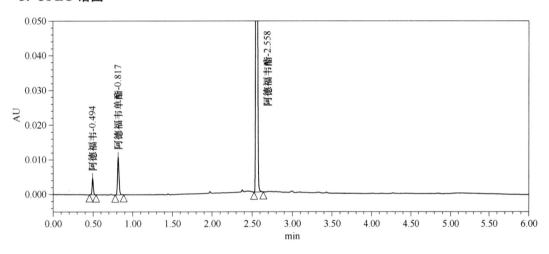

六、结果分析

方法	进样量 (μL)	流速 (mL/min)	阿德福韦酯与相 邻阿德福韦单酯 的分离度	阿德福韦酯 拖尾因子	阿德福韦酯 塔板数	运行时长 (min)	溶剂用量 (mL)
HPLC	10.0	1.0	64.02	1.00	182644	28.0	28.0
UHPLC	2.5	0.6	61.63	1.10	183120	12.0	7.2
UPLC	1.0	0.4	56.11	1.00	133471	6.0	2.4

七、杂质信息

阿德福韦

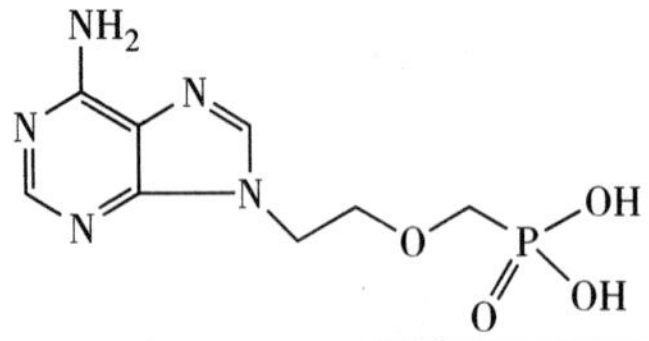

C$_8$H$_{12}$N$_5$O$_4$P   273.19

[[2-(6-氨基-9H-嘌呤-9-基)乙氧基]甲基]-磷酸

阿德福韦单酯

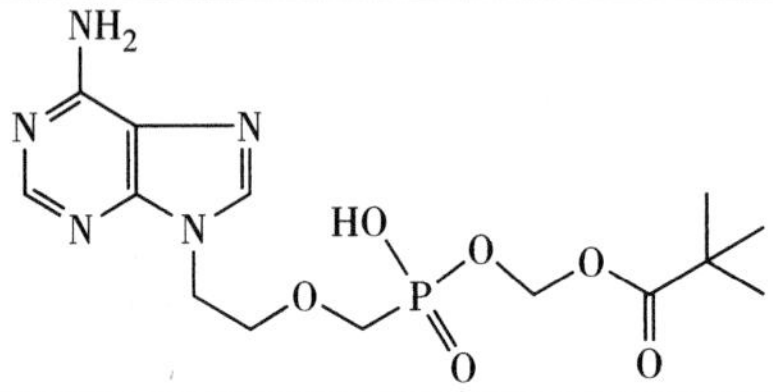

C$_{14}$H$_{22}$N$_5$O$_6$P   387.33

丙酸，2,2-二甲基-，[[[[2-(6-氨基-9H-嘌呤-9-基)乙氧基]甲基]羟基氧膦基]氧]甲酯

阿 昔 莫 司

Acipimox

$C_6H_6N_2O_3$　154.13　[51037-30-0]

5-甲基吡嗪-2-甲酸 4-氧化物

一、性状

本品为白色至微黄色粉末或结晶性粉末；无臭或有微臭。

本品在水中略溶，在乙醇、甲醇、丙酮或三氯甲烷中微溶，在 0.1mol/L 盐酸溶液中略溶。

二、液相色谱方法

十八烷基硅烷键合硅胶为填充剂；甲醇–0.01mol/L 四丁基氢氧化铵溶液(15:85)(用磷酸调节 pH 值至 6.0)为流动相，检测波长为 264nm。理论板数按阿昔莫司峰计算不低于 6000，阿昔莫司峰与杂质 I 峰的分离度应符合要求，记录色谱图至主成分峰保留时间的 2 倍。

三、溶液的配制

取本品与杂质 I 对照品各适量，加流动相溶解并稀释制成每 1mL 中分别约含 200μg 与 2μg 的混合溶液，作为系统适用性溶液。

四、色谱条件

方法	HPLC	UHPLC	UPLC
仪器	ACQUITY Arc Path 1	ACQUITY UPLC H-Class	ACQUITY UPLC H-Class
仪器配置	QSM-R，FTN-R，2998 PDA，柱温箱	QSM，FTN，TUV，柱温箱	QSM，FTN，TUV，柱温箱
色谱柱	XBridge BEH C18 4.6mm×250mm，5μm	XBridge BEH C18 3.0mm×150mm，2.5μm	ACQUITY UPLC BEH C18 2.1mm×100mm，1.7μm
流动相	甲醇–0.01 mol/L 四丁基氢氧化铵溶液(15:85)(用磷酸调节 pH 值至 6.0)		
波长	264nm		
柱温	35℃		

五、分析色谱图

1. HPLC 谱图

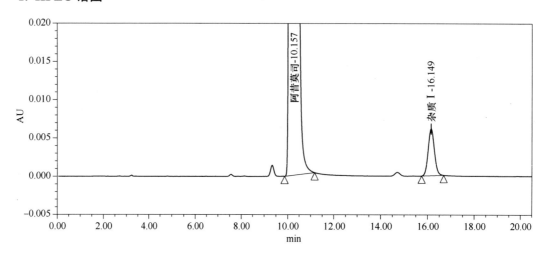

2. UHPLC 谱图

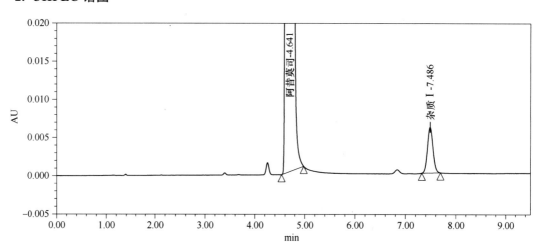

3. UPLC 谱图

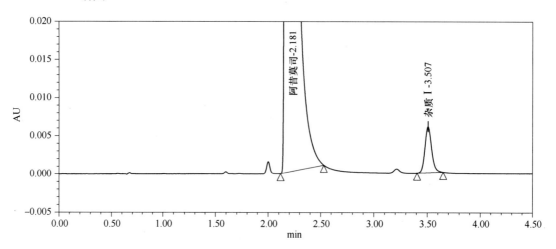

六、结果分析

方法	进样量 (µL)	流速 (mL/min)	阿昔莫司与杂质 I 的分离度	阿昔莫司 拖尾因子	阿昔莫司 塔板数	运行时长 (min)	溶剂用量 (mL)
HPLC	20.0	1.0	14.43	1.73	12484	20.5	20.5
UHPLC	5.0	0.6	16.30	1.84	13979	9.5	5.7
UPLC	2.0	0.4	13.68	1.73	10074	4.5	1.8

七、杂质信息

杂质 I
$C_6H_6N_2O_2$ 138.12
5-甲基吡嗪-2-甲酸

依地酸钙钠

Calcium Disodium Edetate

$C_{10}H_{12}CaN_2Na_2O_8 \cdot 6H_2O$ 482.38 ［62-33-9(无水物)］

乙二胺四醋酸钙二钠六水合物

一、性状

本品为白色结晶性或颗粒性粉末；无臭；易潮解。

本品在水中易溶，在乙醇或乙醚中不溶。

二、液相色谱方法

用辛基硅烷键合硅胶为填充剂；以 0.01mol/L 氢氧化四丁基铵溶液（用磷酸调节 pH 值至 7.5±0.1）-甲醇（90:10）为流动相；检测波长为 254nm；流速为每分钟 1.5mL。氨基三乙酸峰与硝酸铜峰之间的分离度应大于 3.0，理论板数按氨基三乙酸峰计算不低于 4000。

三、溶液的配制

取本品 1.00g，精密称定，置 100mL 量瓶中，加 1%硝酸铜溶液溶解并稀释至刻度，摇匀，作为供试品溶液；取氨基三乙酸对照品 100mg，精密称定，置 100mL 量瓶中，加浓氨溶液 0.5mL 溶解，用水稀释至刻度，摇匀，作为对照品贮备液；取供试品溶液 1mL，置 100mL 量瓶中，加对照品贮备溶液 1mL，用 1%硝酸铜溶液稀释至刻度，摇匀，作为系统适用性溶液。

四、色谱条件

方法	HPLC	UHPLC	UPLC
仪器	ACQUITY Arc Path 1	ACQUITY UPLC H-Class	ACQUITY UPLC H-Class
仪器配置	QSM-R，FTN-R，2998 PDA，柱温箱	QSM，FTN，TUV，柱温箱	QSM，FTN，TUV，柱温箱
色谱柱	XBridge BEH C8 4.6mm×250mm，5μm	XBridge BEH C8 3.0mm×150mm，2.5μm	ACQUITY UPLC BEH C8 2.1mm×100mm，1.7μm
流动相	0.01mol/L 氢氧化四丁基铵溶液（用磷酸调节 pH 值至 7.5±0.1）-甲醇（90:10）		
波长	254nm		
柱温	35℃		

五、分析色谱图

1. HPLC 谱图

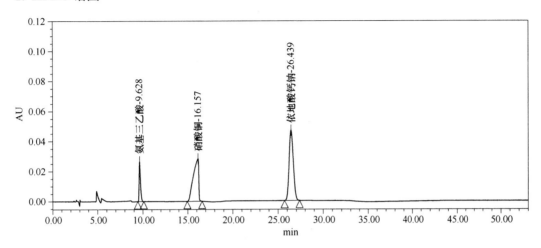

2. UHPLC 谱图

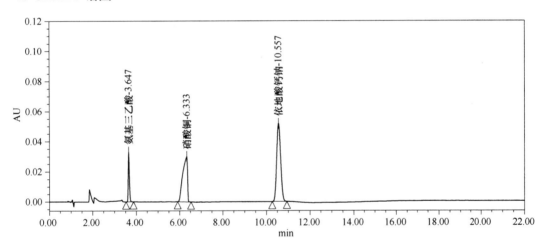

3. UPLC 谱图

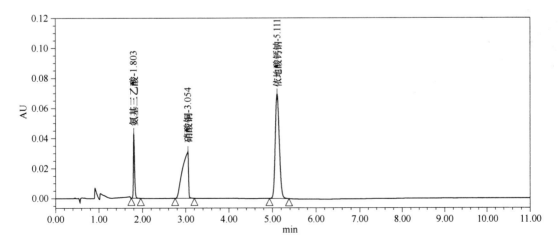

六、结果分析

方法	进样量 (μL)	流速 (mL/min)	氨基三乙酸与硝酸铜峰的分离度	氨基三乙酸拖尾因子	氨基三乙酸塔板数	运行时长 (min)	溶剂用量 (mL)
HPLC	50.0	1.0	8.77	1.73	19175	53.0	53.0
UHPLC	10.0	0.70	9.79	1.32	22940	22.0	15.4
UPLC	4.5	0.45	7.42	1.39	22038	11.0	5.0

七、杂质信息

氨基三乙酸
$C_6H_9NO_6$ 191.14
N,N-二(羧甲基)甘氨酸

盐酸安非他酮

Bupropion Hydrochloride

$C_{13}H_{18}ClNO \cdot HCl$　276.20　[31677-93-7]

(±)-2-叔丁基氨基-3'-氯苯丙酮盐酸盐

一、性状

本品为白色或类白色结晶性粉末。

本品在水、甲醇或乙醇中易溶，在乙酸乙酯中几乎不溶。

二、液相色谱方法

用辛基硅烷键合硅胶为填充剂；以 0.025mol/L 磷酸二氢钾溶液(用 1mol/L 氢氧化钠溶液调节 pH 值至 7.0)-甲醇-四氢呋喃(51:39:11)为流动相；检测波长为 250nm。杂质 I 峰与安非他酮峰之间的分离度应大于 7，记录色谱图至主成分峰保留时间的 3 倍。

三、溶液的配制

取 3-氯苯丙酮(杂质 I)对照品与盐酸安非他酮各适量，加 50%甲醇溶解并稀释制成每 1mL 中约含杂质 I 10μg 与盐酸安非他酮 1mg 的溶液，作为系统适用性溶液。

四、色谱条件

方法	HPLC	UHPLC	UPLC
仪器	ACQUITY Arc Path 1	ACQUITY UPLC H-Class	ACQUITY UPLC H-Class
仪器配置	QSM-R，FTN-R，2998 PDA，柱温箱	QSM，FTN，TUV，柱温箱	QSM，FTN，TUV，柱温箱
色谱柱	XBridge C8 4.6mm×250mm，5μm	XBridge BEH C8 3.0mm×150mm，2.5μm	ACQUITY UPLC BEH C8 2.1mm×100mm，1.7μm
流动相	0.025mol/L 磷酸二氢钾溶液(用 1 mol/L 氢氧化钠溶液调节 pH 值至 7.0)-甲醇-四氢呋喃(51:39:11)		
波长	250nm		
柱温	35℃		

五、分析色谱图

1. HPLC 谱图

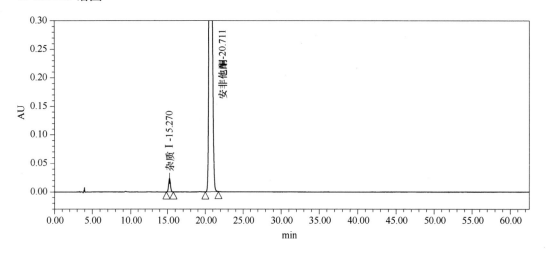

2. UHPLC 谱图

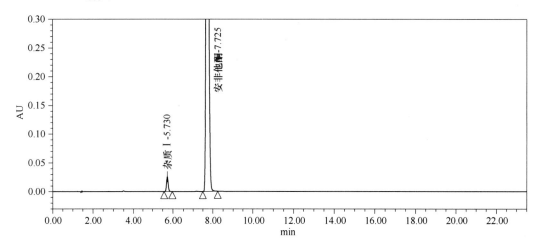

3. UPLC 谱图

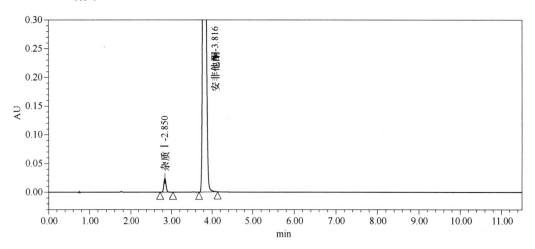

六、结果分析

方法	进样量 (μL)	流速 (mL/min)	盐酸安非他酮与杂质 I 峰的分离度	盐酸安非他酮峰拖尾因子	盐酸安非他酮峰塔板数	运行时长 (min)	溶剂用量 (mL)
HPLC	10.0	0.80	10.24	1.10	17331	62.5	50.0
UHPLC	2.5	0.55	11.11	1.12	21552	23.5	12.9
UPLC	1.0	0.35	8.79	1.11	14852	11.5	4.0

七、杂质信息

杂质 I	杂质 II
C$_9$H$_9$ClO 168.50	C$_9$H$_9$ClO$_2$ 184.62
3-氯苯丙酮	1-(3-氯苯基)-1-羟基-2-丙酮

甲 钴 胺

Mecobalamin

$C_{63}H_{91}CoN_{13}O_{14}P$　1344.40　[13422-55-4]

Coα-[α-(5,6-二甲基苯并咪唑基)]-Coβ-甲基钴酰胺

一、性状

本品为深红色结晶或结晶性粉末；有引湿性；见光易分解。

本品在水或乙醇中略溶，在乙腈、丙酮或乙醚中几乎不溶。

二、液相色谱方法

用十八烷基硅烷键合硅胶为填充剂(Luna C18 色谱柱，4.6mm×250mm，5μm 或效能相当的色谱柱)；以 0.03mol/L 磷酸二氢钾溶液(用 0.2mol/L 氢氧化钠溶液或磷酸调节 pH 值至 4.5)-乙腈 (84:16)为流动相；检测波长为 342nm。甲钴胺峰与相对保留时间约为 1.16 的杂质峰之间的分离度应大于 3.0。

三、溶液的配制

取甲钴胺对照品约 10mg，置 20mL 量瓶中，加水溶解并稀释至刻度，摇匀，在自然光下放置 5～10 分钟，作为系统适用性溶液。

四、色谱条件

方法	HPLC	UHPLC	UPLC
仪器	ACQUITY Arc Path 1	ACQUITY UPLC H-Class	ACQUITY UPLC H-Class
仪器配置	QSM-R，FTN-R，2998 PDA，柱温箱	QSM，FTN，TUV，柱温箱	QSM，FTN，TUV，柱温箱

色谱柱	XBridge Shield RP18 4.6mm×250mm，5μm	XBridge BEH Shield RP18 4.6mm×150mm，2.5μm	ACQUITY UPLC BEH Shield RP18 2.1mm×100mm，1.7μm
流动相	0.03mol/L 磷酸二氢钾溶液（用 0.2mol/L 氢氧化钠溶液或磷酸调节 pH 值至 4.5）–乙腈（84:16）		
波长	342nm		
柱温	35℃		

五、分析色谱图

1. HPLC 谱图

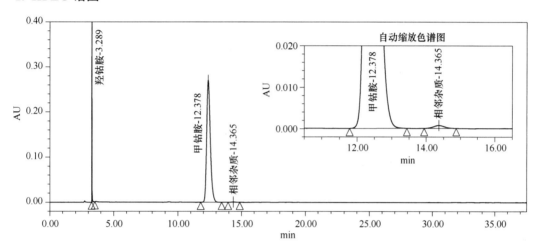

2. UHPLC 谱图

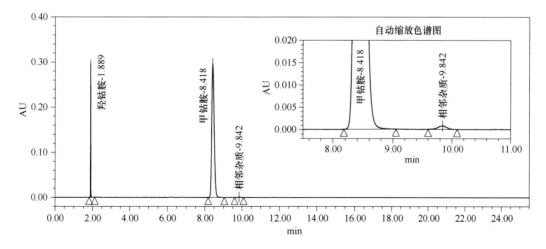

3. UPLC 谱图

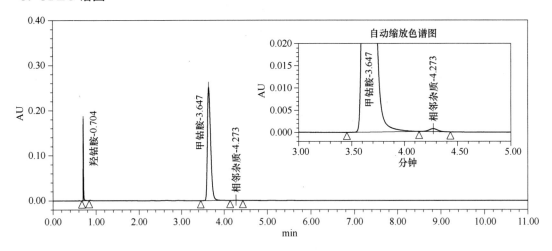

六、结果分析

方法	进样量（μL）	流速（mL/min）	甲钴胺与羟钴胺峰的分离度	甲钴胺与相邻杂质峰的分离度	甲钴胺拖尾因子	甲钴胺塔板数	运行时长（min）	溶剂用量（mL）
HPLC	20.0	1.0	34.11	3.66	1.31	9166	37.5	37.5
UHPLC	10.0	1.0	50.13	5.57	1.32	19126	25.0	25.0
UPLC	2.0	0.4	39.80	4.44	1.38	11425	11.0	4.4

七、杂质信息

羟钴胺

$C_{62}H_{89}CoN_{13}O_{15}P$　1346.37

羟钴胺

单硝酸异山梨酯
Isosorbide Mononitrate

$C_6H_9NO_6$　191.14　[16051–77–7]

1,4:3,6–二脱水–D–山梨醇–5–单硝酸酯

一、性状

本品为白色针状结晶或结晶性粉末；无臭。

本品在甲醇或丙酮中易溶，在三氯甲烷或水中溶解，在己烷中几乎不溶。

本品受热或受到撞击易发生爆炸。

二、液相色谱方法

用十八烷基硅烷键合硅胶为填充剂；以甲醇–水(25:75)为流动相；检测波长为210nm。记录色谱图至硝酸异山梨酯峰保留时间的1.1倍，理论板数按单硝酸异山梨酯峰计算不低于3000，单硝酸异山梨酯峰与2–单硝酸异山梨酯峰的分离度应大于2.0。

三、溶液的配制

取单硝酸异山梨酯对照品与2–单硝酸异山梨酯对照品适量,加流动相溶解并稀释制成每1mL中各约含5μg的溶液，作为系统适用性溶液。

四、色谱条件

方法	HPLC	UHPLC	UPLC
仪器	ACQUITY Arc Path 1	ACQUITY UPLC H-Class	ACQUITY UPLC H-Class
仪器配置	QSM-R，FTN-R，2998 PDA，柱温箱	QSM，FTN，TUV，柱温箱	QSM，FTN，TUV，柱温箱
色谱柱	XSelect CSH C18 4.6mm×250mm，5μm	XSelect CSH C18 3.0mm×150mm，2.5μm	ACQUITY UPLC CSH C18 2.1mm×100mm，1.7μm
流动相	甲醇–水(25:75)		
波长	210nm		
柱温	35℃		

五、分析色谱图

1. HPLC 谱图

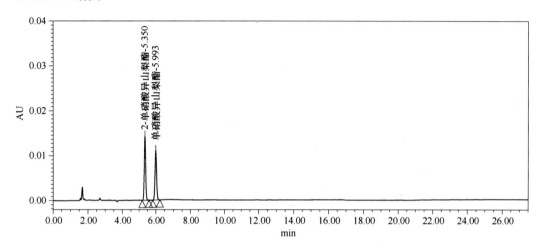

2. UHPLC 谱图

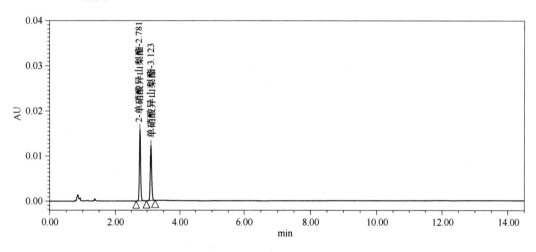

3. UPLC 谱图

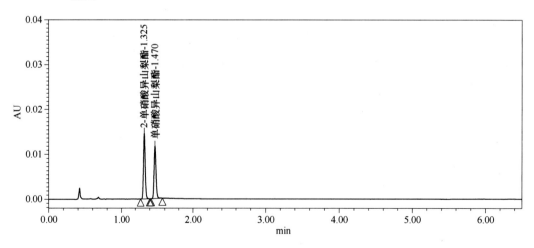

六、结果分析

方法	进样量 (μL)	流速 (mL/min)	单硝酸异山梨酯与2-单硝酸异山梨酯峰的分离度	单硝酸异山梨酯拖尾因子	单硝酸异山梨酯塔板数	运行时长 (min)	溶剂用量 (mL)
HPLC	20.0	1.0	3.97	1.07	19573	27.5	27.5
UHPLC	5.0	0.50	4.53	1.08	24317	14.5	7.3
UPLC	2.0	0.35	3.23	1.15	15801	6.5	2.3

七、杂质信息

2-单硝酸异山梨酯

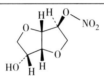

$C_6H_9NO_6$ 191.14

1,4:3,6-二脱水-D-山梨醇-2-单硝酸酯

地 奥 司 明

Diosmin

C$_{28}$H$_{32}$O$_{15}$　608.54　[520-27-4]

7-[[6-O-(6-脱氧-α-L-吡喃甘露糖基)-β-D-吡喃葡萄糖基]氧基]-5-羟基-2-(3-羟基-4-甲氧基苯基)-4H-1-苯并吡喃-4-酮

一、性状

本品为灰黄色至黄色粉末或结晶性粉末；无臭。

本品在二甲基亚砜中溶解，在水、甲醇或乙醇中不溶；在 0.1mol/L 氢氧化钠中极微溶解，在 0.1mol/L 盐酸溶液中几乎不溶。

二、液相色谱方法

用十八烷基硅烷键合硅胶为填充剂(Phenomenex C18，4.6mm×100mm，3μm 或效能相当色谱柱)；以水-甲醇-冰醋酸-乙腈(66:28:6:2)为流动相，检测波长为275nm。记录色谱图至主峰保留时间的 5 倍，橙皮苷峰与地奥司明峰的分离度应大于 4.6。

三、溶液的配制

取地奥司明约 10mg，置 10mL 量瓶中，加二甲基亚砜溶解并稀释至刻度，摇匀，作为溶液(1)；另取橙皮苷约 10mg，置 10mL 量瓶中，加二甲基亚砜溶解并稀释至刻度，摇匀，量取 1mL 与溶液(1)3mL 置同一 100mL 量瓶中，用二甲基亚砜稀释至刻度，摇匀，作为系统适用性溶液。

四、色谱条件

方法	UHPLC	UPLC
仪器	ACQUITY Arc Path 2	ACQUITY UPLC H-Class
仪器配置	QSM-R，FTN-R，2998 PDA，柱温箱	QSM，FTN，TUV，柱温箱
色谱柱	XBridge BEH Shield RP18 4.6mm×150mm，2.5μm	ACQUITY UPLC BEH Shield RP18 2.1mm×100mm，1.7μm
流动相	水-甲醇-冰醋酸-乙腈(66:28:6:2)	
波长	275nm	
柱温	35℃	

五、分析色谱图

1. UHPLC 谱图

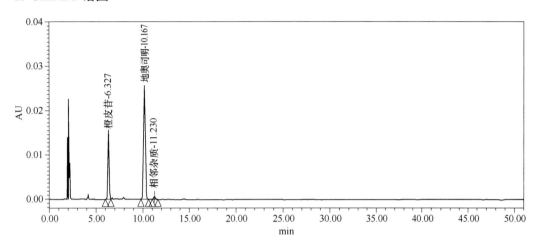

2. UPLC 谱图

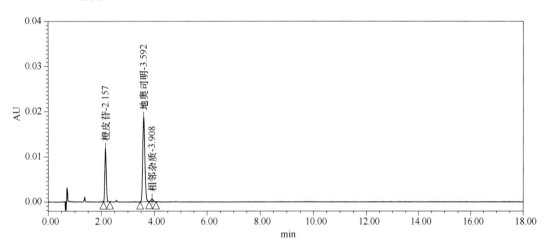

六、结果分析

方法	进样量 （μL）	流速 （mL/min）	地奥司明与 橙皮苷峰的 分离度	地奥司明与 相邻杂质峰 的分离度	地奥司明 拖尾因子	地奥司明 塔板数	运行时长 （min）	溶剂用量 （mL）
UHPLC	7.0	0.80	12.84	2.96	1.11	13875	51.0	40.8
UPLC	1.0	0.35	11.59	2.08	1.15	9565	18.0	6.3

七、杂质信息

橙皮苷
$C_{28}H_{34}O_{15}$ 610.56
二氢黄酮苷

磷酸川芎嗪

Ligustrazine Phosphate

$$H_3C - N - CH_3$$
$$H_3C - N - CH_3 \quad , H_3PO_4, H_2O$$

C$_8$H$_{12}$N$_2$ · H$_3$PO$_4$ · H$_2$O   252.20
2,3,5,6–四甲基吡嗪磷酸盐一水合物

一、性状

本品为白色或类白色结晶或结晶性粉末；微臭。
本品在水或乙醇中溶解，在三氯甲烷中不溶。

二、液相色谱方法

用十八烷基硅烷键合硅胶为填充剂；以甲醇–水(45:55)为流动相；检测波长为295nm。记录色谱图至主成分峰保留时间的 3 倍，理论板数按川芎嗪峰计算不低于 2000，川芎嗪峰与杂质Ⅰ峰的分离度应大于 4.0。

三、溶液的配制

分别称取磷酸川芎嗪对照品 2mg 与邻苯二甲酸二甲酯(杂质Ⅰ)对照品 12mg，置同一 100mL 量瓶中，加甲醇 2mL 溶解，用水稀释至刻度，摇匀，作为系统适用性溶液。

四、色谱条件

方法	HPLC	UHPLC	UPLC
仪器	ACQUITY Arc Path 1	ACQUITY UPLC H-Class	ACQUITY UPLC H-Class
仪器配置	QSM-R，FTN-R，2998PDA，柱温箱	QSM，FTN，TUV，柱温箱	QSM，FTN，TUV，柱温箱
色谱柱	XSelect HSS T3 4.6mm×250mm，5μm	XSelect HSS T3 3.0mm×150mm，2.5μm	ACQUITY UPLC HSS T3 2.1mm×100mm，1.8μm
流动相	甲醇–水(45:55)		
波长	295nm		
柱温	35℃		

五、分析色谱图

1. HPLC 谱图

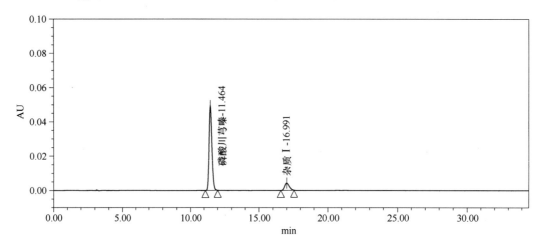

2. UHPLC 谱图

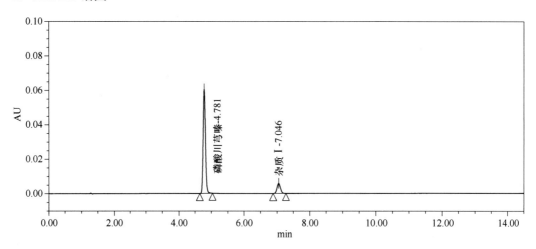

3. UPLC 谱图

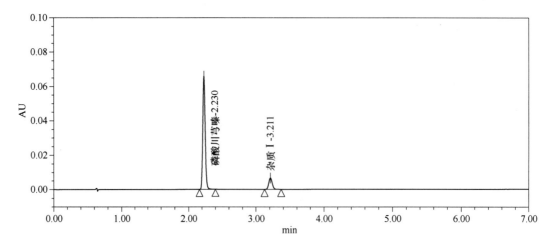

六、结果分析

方法	进样量 （μL）	流速 （mL/min）	磷酸川芎嗪与杂质 I 峰的分离度	磷酸川芎嗪拖尾因子	磷酸川芎嗪塔板数	运行时长 （min）	溶剂用量 （mL）
HPLC	20.0	0.80	11.17	1.23	14683	34.5	27.6
UHPLC	5.0	0.50	14.29	1.14	21645	14.5	7.3
UPLC	2.0	0.35	12.34	1.15	17847	7.0	2.5

七、杂质信息

杂质 I
$C_{10}H_{10}O_4$　194.18
邻苯二甲酸二甲酯

恩 曲 他 滨

Emtricitabine

C$_8$H$_{10}$FN$_3$O$_3$S   247.24   [143491-57-0]

(2*R*,5*S*)-5-氟-1-[2-羟甲基-1,3-氧硫杂环戊烷-5-基]胞嘧啶

一、性状

本品为白色或类白色粉末或结晶性粉末；微臭。

本品在水或甲醇中易溶，在无水乙醇中略溶，在乙酸乙酯或二氯甲烷中不溶。

二、液相色谱方法

用十八烷基硅烷键合硅胶为填充剂；取 1.54g/L 的醋酸铵溶液，用冰醋酸调节 pH 为 4.0，作为流动相 A，乙腈为流动相 B。按下表进行梯度洗脱，柱温为 40℃，检测波长为 280nm。恩曲他滨峰与相对保留时间约为 1.3 的杂质峰（杂质Ⅳ）的分离度应大于 5.0。

时间（min）	流动相 A（%）	流动相 B（%）
0	98	2
10	80	20
20	40	60
35	20	80
40	20	80
41	98	2
50	98	2

三、溶液的配制

取本品适量，精密称定，加流动相 A 溶解并稀释制成每 1mL 中约含 0.75mg 的溶液，作为供试品溶液。精密量取适量，用流动相 A 定量稀释制成每 1mL 中含 0.75μg 的溶液，作为对照溶液。取杂质Ⅴ对照品适量，精密称定，用乙腈溶解并定量稀释成每 1mL 中含 0.75mg 的溶液（溶液 1）。取杂质Ⅰ对照品、杂质Ⅱ对照品、杂质Ⅲ对照品、杂质Ⅳ对照品各适量，精密称定，加流动相 A 定量稀释制成每 1mL 各约含 0.75mg 的溶液（溶液 2）。精密量取上述溶液 1、溶液 2 及对照溶液各适量，用流动相 A 定量稀释成每 1mL 中含恩曲他滨与各杂质对照品为 0.75μg 的混合溶液，作为对照品溶液。

四、色谱条件

方法	HPLC	UHPLC	UPLC
仪器	ACQUITY Arc Path 1	ACQUITY Arc Path 2	ACQUITY UPLC H-Class
仪器配置	QSM-R，FTN-R，2998 PDA，柱温箱	QSM-R，FTN-R，2998 PDA，柱温箱	QSM，FTN，TUV，柱温箱
色谱柱	XSelect HSS T3 4.6mm×250mm，5μm	XSelect HSS T3 3.0mm×150mm，2.5μm	ACQUITY UPLC HSS T3 2.1mm×100mm，1.8μm
流动相	1.54g/L 醋酸铵溶液（用冰醋酸调节 pH 值为 4.0）为流动相 A，乙腈为流动相 B，梯度洗脱		

梯度洗脱程序	同药典要求	时间(min)	流动相A(%)	流动相B(%)	时间(min)	流动相A(%)	流动相B(%)
		0	98	2	0	98	2
		3.2	80	20	1.7	80	20
		6.4	40	60	3.3	40	60
		11.2	20	80	5.8	20	80
		12.8	20	80	6.7	20	80
		13.1	98	2	6.8	98	2
		16	98	2	8.4	98	2

波长	280nm
柱温	35℃

五、分析色谱图

1. HPLC 谱图

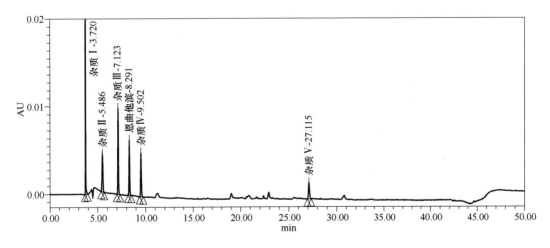

2. UHPLC 谱图

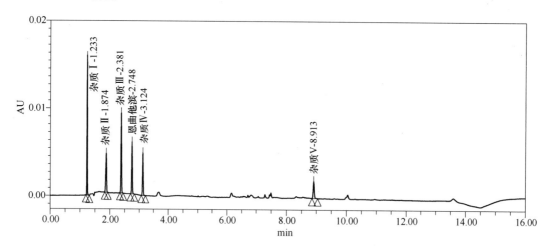

3. UPLC 谱图

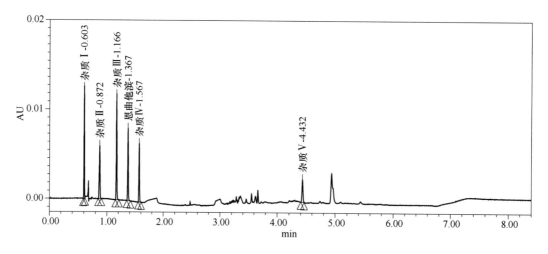

六、结果分析

方法	进样量 （μL）	流速 （mL/min）	恩曲他滨与杂质 Ⅳ峰的分离度	恩曲他滨 拖尾因子	恩曲他滨 塔板数	运行时长 （min）	溶剂用量 （mL）
HPLC	20.0	1.0	8.97	1.17	68529	50.0	50.0
UHPLC	5.0	0.8	8.63	1.13	69757	16.0	12.8
UPLC	2.0	0.5	9.75	1.18	79637	8.4	4.2

七、杂质信息

杂质 I	杂质 II (恩曲他滨氧化杂质)	杂质 III (拉米夫定)
$C_4H_4FN_3O$ 129.09	$C_8H_{10}FN_3O_4S$ 263.25	$C_{18}H_{11}N_3O_3S$ 229.26
5-氟胞嘧啶	(2R,3R,5S)-5 氟-1-[2-羟甲基-3-氧代-1,3-氧硫杂环戊烷-5-基]胞嘧啶	(-)-1-[(2R,5S)-2-(羟甲基)-1,3-氧硫杂环戊烷-5-基]胞嘧啶

杂质 IV	杂质 V
$C_8H_9FN_2O_4S$ 248.23	$C_{18}H_{26}FN_3O_4S$ 399.48
(2R,5S)-5-氟-1-[2-羟甲基-1,3-氧硫杂环戊烷-5-基]尿嘧啶	5-[(2R,5S)-5-[5-氟-4-氨基-2-氧代嘧啶-1(2H)-基]-1,3-氧硫杂环戊烷-2-羧酸薄荷醇酯

备注：杂质 V 在流动相 A 中不溶，实验配制样品时所用溶剂进行了改动，具体见溶液的配制。

吗替麦考酚酯

Mycophenolate Mofetil

$C_{23}H_{31}NO_7$ 433.49   [128794-94-5]

(E)-6-(4-羟基-6-甲氧基-7-甲基-3-氧代-1,3-二氢异苯并呋喃-5-基)-4-甲基-4-己烯酸 2-(吗啉-4-基)乙酯

一、性状

本品为白色或类白色结晶性粉末；无臭。

本品在二氯甲烷中极易溶解，在乙腈、乙酸乙酯和 0.1mol/L 盐酸溶液中溶解，在甲醇中略溶，在乙醇中微溶，在水中不溶。

二、液相色谱方法

用辛烷基硅烷键合硅胶为填充剂(4.6mm×250mm，5μm 或效能相当的色谱柱)，以磷酸盐缓冲液(取三乙胺 2mL，加水 650mL，混匀，用稀磷酸调节 pH 值至 5.3)-乙腈(65:35)为流动相；柱温为 45℃；检测波长为 250nm。杂质 A 峰和杂质 H 峰间的分离度应大于 4.0。记录色谱图至主成分峰保留时间的 5 倍。

三、溶液的配制

取杂质 A 对照品和杂质 H 对照品各适量，加乙腈溶解并稀释制成每 1mL 中各约含 10μg 的混合溶液，作为系统适用性溶液。

四、色谱条件

方法	HPLC	UHPLC	UPLC
仪器	ACQUITY Arc Path 1	ACQUITY Arc Path 2	ACQUITY UPLC H-Class
仪器配置	QSM-R，FTN-R，2998 PDA，柱温箱	QSM-R，FTN-R，2998 PDA，柱温箱	QSM，FTN，TUV，柱温箱
色谱柱	XBridge C8 4.6mm×250mm，5μm	XBridge BEH C8 3.0mm×150mm，2.5μm	ACQUITY UPLC BEH C8 2.1mm×100mm，1.7μm
流动相	磷酸盐缓冲液(取三乙胺 2mL，加水 650mL，混匀，用稀磷酸调节 pH 值至 5.3)-乙腈(65:35)		
波长	250nm		
柱温	45℃		

五、分析色谱图

1. HPLC 谱图

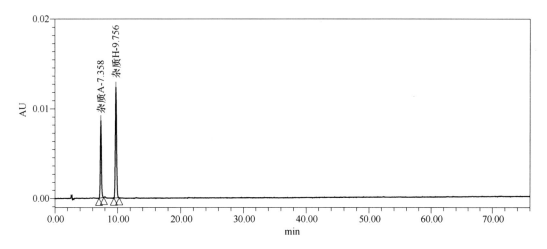

2. UHPLC 谱图

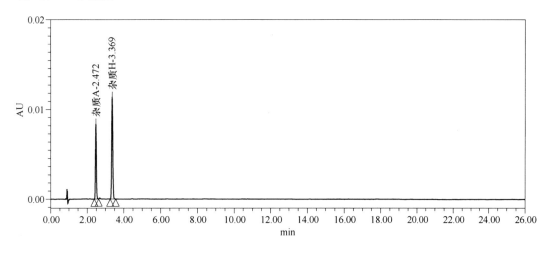

3. UPLC 谱图

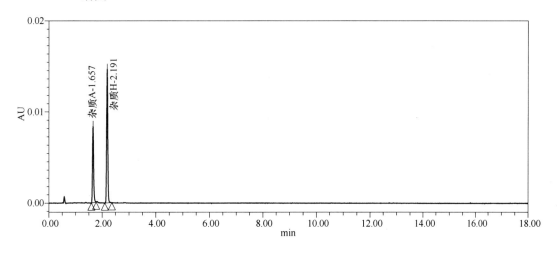

六、结果分析

方法	进样量 （μL）	流速 （mL/min）	杂质 A 与杂质 H 峰的分离度	运行时长 （min）	溶剂用量 （mL）
HPLC	10.0	1.0	6.91	76.0	76.0
UHPLC	2.5	0.8	8.40	26.0	20.8
UPLC	1.0	0.4	6.66	18.0	7.2

七、杂质信息

杂质 A	杂质 H
	和对映异构体
$C_{22}H_{29}NO_7$ 419.47	$C_{17}H_{20}O_6$ 320.34
(4E)–6–(4,6–二羟基–7–甲基–3–氧代–1,3–二氢异苯并呋喃–5–基)–4–甲基–4–己烯酸 2–(吗啉–4–基)乙酯	7–羟基–5–甲氧–4–甲基–6–[2–[(2RS)–2–甲基–5–氧代四氢呋喃–2–基]乙基]异苯并呋喃–1(3H)–酮

谷 氨 酰 胺

Glutamine

C$_5$H$_{10}$N$_2$O$_3$ 146.14 [56-85-9]

L-2-氨基戊酰胺酸

一、性状

本品为白色结晶或结晶性粉末；无臭。

本品在水中溶解，在乙醇或乙醚中几乎不溶。

二、液相色谱方法

用十八烷基硅烷键合硅胶为填充剂；以辛烷磺酸钠溶液(取辛烷磺酸钠 0.865g，加水 1000mL 溶解，加磷酸 0.5mL，混匀)-乙腈(95:5)为流动相；检测波长为 210nm。调整色谱系统，焦谷氨酸峰、谷氨酰胺峰与谷氨酸峰依次出峰，且各峰之间的分离度均应符合要求。记录色谱图至谷氨酰胺峰保留时间的 2 倍。

三、溶液的配制

精密称取谷氨酰胺对照品、谷氨酸对照品与焦谷氨酸对照品各适量，置同一量瓶中，加水溶解并定量稀释制成每 1mL 中各含约 12.5μg 的混合溶液，作为对照品溶液。

四、色谱条件

方法	HPLC	UHPLC	UPLC
仪器	ACQUITY Arc Path 1	ACQUITY UPLC H-Class	ACQUITY UPLC H-Class
仪器配置	QSM-R，FTN-R，2998 PDA，柱温箱	QSM，FTN，TUV，柱温箱	QSM，FTN，TUV，柱温箱
色谱柱	XSelect HSS T3 4.6mm×250mm，5μm	XSelect HSS T3 3.0mm×150mm，2.5μm	ACQUITY UPLC HSS T3 2.1mm×100mm，1.8μm
流动相	辛烷磺酸钠溶液(取辛烷磺酸钠 0.865g，加水 1000mL 溶解，加磷酸 0.5mL，混匀)-乙腈(95:5)		
波长	210nm		
柱温	35℃		

五、分析色谱图

1. HPLC 谱图

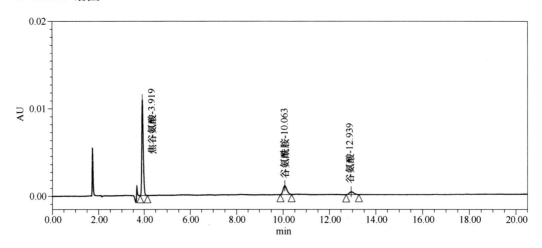

2. UHPLC 谱图

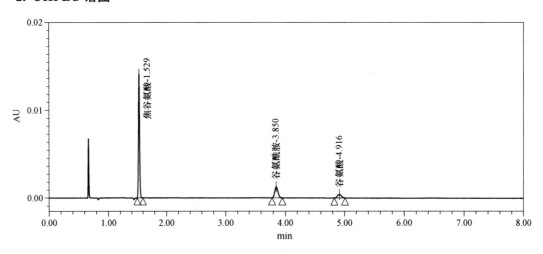

3. UPLC 谱图

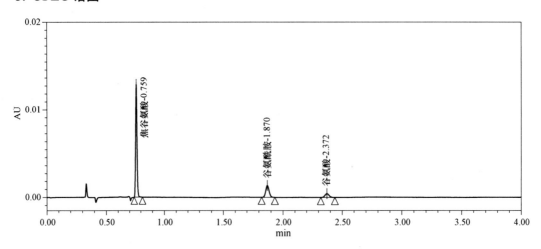

六、结果分析

方法	进样量 (μL)	流速 (mL/min)	谷氨酰胺与焦谷氨酸峰的分离度	谷氨酰胺与谷氨酸峰的分离度	谷氨酰胺拖尾因子	谷氨酰胺塔板数	运行时长 (min)	溶剂用量 (mL)
HPLC	10.0	1.0	29.48	8.57	1.29	17841	20.5	20.5
UHPLC	2.5	0.65	34.54	9.66	1.09	25039	8.0	5.2
UPLC	1.0	0.45	30.55	8.76	1.09	21972	4.0	1.8

七、杂质信息

谷氨酸	焦谷氨酸
$C_5H_9NO_4$ 147.13	$C_5H_7NO_3$ 129.11

奥 卡 西 平

Oxcarbazepine

C$_{15}$H$_{12}$N$_2$O$_2$　252.27　［28721-07-5］

10,11-二氢-10-氧代-5H-二苯并[b,f]氮杂䓬-5-甲酰胺

一、性状

本品为白色至微黄色的结晶性粉末；几乎无臭。

本品在三氯甲烷中略溶，在甲醇、丙酮或二氯甲烷中微溶，在水或乙醇中几乎不溶；在 0.1mol/L 盐酸溶液或 0.1mol/L 氢氧化钠溶液中几乎不溶。

二、液相色谱方法

用十八烷基硅烷键合硅胶为填充剂；以乙腈-0.05mol/L 磷酸二氢钾溶液（用磷酸调节 pH 值至 3.0）（40:60）为流动相；检测波长为 256nm。记录色谱图至主成分峰保留时间的 4 倍，理论板数按奥卡西平峰计算不低于 2000。

三、溶液的配制

取本品适量，精密称定，加流动相溶解并定量稀释成每 1mL 中约含 0.2mg 的溶液。另取杂质对照品适量，精密称定，加流动相溶解并定量稀释成每 1mL 中约含 0.2mg 的对照品贮备液，精密量取 1mL，至 20mL 量瓶中，用上述溶液稀释至刻度，摇匀，作为系统适用性溶液。

四、色谱条件

方法	HPLC	UHPLC	UPLC
仪器	ACQUITY Arc Path 1	ACQUITY Arc Path 2	ACQUITY UPLC H-Class
仪器配置	QSM-R，FTN-R，2998 PDA，柱温箱	QSM-R，FTN-R，2998 PDA，柱温箱	QSM，FTN，TUV，柱温箱
色谱柱	XSelect HSS C18 4.6mm×250mm，5μm	XSelect HSS C18 3.0mm×150mm，2.5μm	ACQUITY UPLC HSS C18 2.1mm×100mm，1.8μm
流动相	乙腈-0.05mol/L 磷酸二氢钾溶液（用磷酸调节 pH 值至 3.0）（40:60）		
波长	230nm		
柱温	35℃		

五、分析色谱图

1. HPLC 谱图

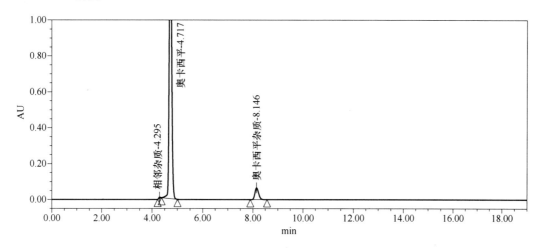

2. UHPLC 谱图

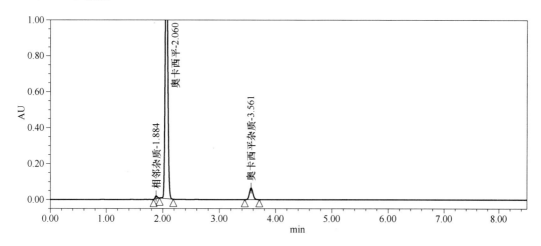

3. UPLC 谱图

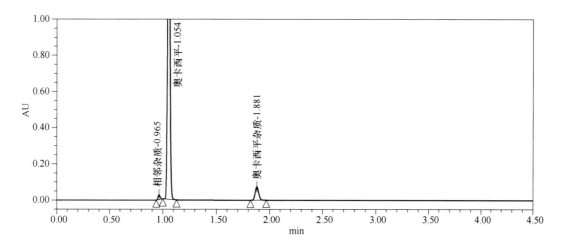

六、结果分析

方法	进样量 (μL)	流速 (mL/min)	奥卡西平与 相邻杂质峰 的分离度	奥卡西平与奥 卡西平杂质峰 的分离度	奥卡西平 拖尾因子	奥卡西平 塔板数	运行时长 (min)	溶剂用量 (mL)
HPLC	20.0	1.0	2.78	15.93	1.23	13532	17.0	17.0
UHPLC	5.0	0.6	2.35	15.52	1.18	10961	8.5	5.1
UPLC	2.0	0.4	2.36	16.48	1.16	11739	4.5	1.8

七、杂质信息

奥卡西平杂质

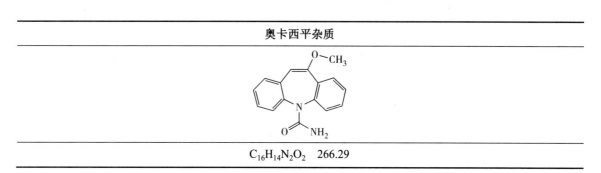

$C_{16}H_{14}N_2O_2$　266.29

实验情况说明：《中国药典》2020 年版有关物质项下系统适用性试验未涉及奥卡西平杂质。本实验按照标准规定的对照溶液浓度(0.5%)，将奥卡西平杂质添加到系统适用性溶液中。

氯 雷 他 定

Loratadine

C$_{22}$H$_{23}$ClN$_2$O$_2$ 382.89 [79794-75-5]

4-(8-氯-5,6-二氢-11H-苯并[5,6]环庚并[1,2-b]吡啶-11-亚基)-1-哌啶羧酸乙酯

一、性状

本品为白色或类白色结晶性粉末；无臭。

本品在甲醇、乙醇或丙酮中易溶，在 0.1mol/L 盐酸溶液中略溶，在水中几乎不溶。

二、液相色谱方法

用十八烷基硅烷键合硅胶为填充剂，以磷酸盐缓冲液(取磷酸氢二钾 2.28g，加水 800mL 使溶解，用磷酸调节 pH 值至 6.0，再加水至 1000mL)-甲醇(20:80)为流动相，检测波长为 247nm，记录色谱图至主成分峰保留时间的 2.5 倍，理论板数按氯雷他定峰计算不低于 2000。

三、溶液的配制

取本品，用流动相制成每 1mL 中含 0.2mg 的溶液，作为供试品溶液。另取杂质 A 对照品和杂质 B 对照品各适量，用流动相制成每 1mL 中各约含 0.2mg 的对照品贮备液；精密量取 1mL，置 100mL 量瓶中，用供试品溶液稀释至刻度，摇匀，作为系统适用性溶液。

四、色谱条件

方法	HPLC	UHPLC	UPLC
仪器	ACQUITY Arc Path 1	ACQUITY Arc Path 2	ACQUITY UPLC H-Class
仪器配置	QSM-R，FTN-R，2998 PDA，柱温箱	QSM-R，FTN-R，2998 PDA，柱温箱	QSM，FTN，TUV，柱温箱
色谱柱	XSelect HSS C18 4.6mm×250mm，5μm	XSelect HSS C18 3.0mm×150mm，2.5μm	ACQUITY UPLC HSS C18 2.1mm×100mm，1.8μm
流动相	磷酸盐缓冲液(取磷酸氢二钾 2.28g，加水 800mL 使溶解，用磷酸调节 pH 值至 6.0，再加水至 1000mL)-甲醇(20:80)		
波长	247nm		
柱温	35℃		

五、分析色谱图

1. HPLC 谱图

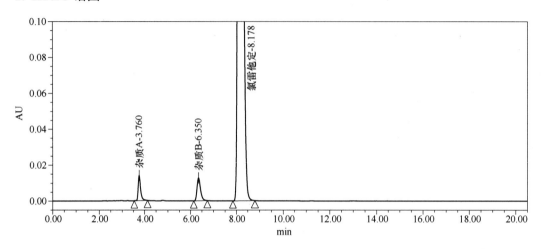

2. UHPLC 谱图

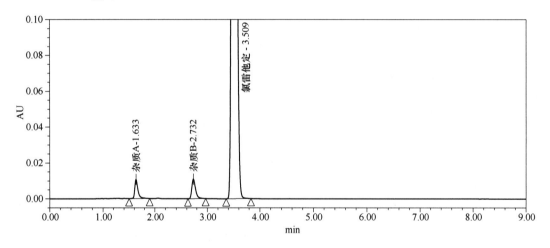

3. UPLC 谱图

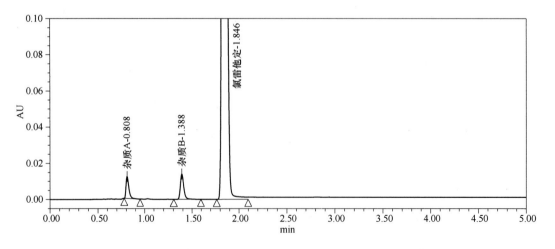

六、结果分析

方法	进样量 （μL）	流速 （mL/min）	氯雷他定与杂质 B 峰的分离度	氯雷他定 拖尾因子	氯雷他定塔 板数	运行时长 （min）	溶剂用量 （mL）
HPLC	20.0	1.0	6.17	1.18	10209	20.5	20.5
UHPLC	5.0	0.6	5.74	1.13	9781	9.0	5.4
UPLC	2.0	0.4	6.76	1.10	10322	5.0	2.0

七、杂质信息

氯雷他定杂质 A	氯雷他定杂质 B
$C_{19}H_{19}ClN_2$　310.82	$C_{20}H_{21}ClN_2$　324.85

实验情况说明：《中国药典》2015 年版有关物质项下系统适用性试验未涉及杂质 A 和杂质 B。本实验按照标准规定的对照溶液浓度（1.0%），将杂质 A 和杂质 B 添加到供试品溶液，作为系统适用性溶液。

兰 索 拉 唑

Lansoprazole

C₁₆H₁₄F₃N₃O₂S　369.37　[103577−45−3]

$C_{16}H_{14}F_3N_3O_2S$　369.37　[103577−45−3]

2−[[[3−甲基−4−(2,2,2−三氟乙氧基)−2−吡啶基]甲基]亚硫酰基]−1H−苯并咪唑

一、性状

本品为白色或类白色结晶性粉末；无臭，遇光及空气易变质。

本品在 N,N−二甲基甲酰胺易溶，在甲醇中溶解，在乙醇中略溶，在水中几乎不溶。

二、液相色谱方法

用十八烷基硅烷键合硅胶为填充剂(4.6mm×250mm，5μm 或效能相当的色谱柱)；以甲醇−水−三乙胺−磷酸(600:400:5:1.5)[用磷酸溶液(1→10)调节 pH 值至 7.3]为流动相，检测波长为 284nm。调节流动相比例，使兰索拉唑峰的保留时间约为 16 分钟，兰索拉唑与两个主要降解产物峰(相对主峰的保留时间分别约为 0.6、0.8)之间的分离度均应大于 3.0，记录色谱图至主成分峰保留时间的 3.5 倍。

四、溶液的配制

取兰索拉唑约 10mg 与间氯过氧苯甲酸约 10mg，置同一 20mL 量瓶中，加甲醇−水(60:40)溶液溶解并稀释至刻度，放置 10 分钟，作为系统适用性溶液。

五、色谱条件

方法	HPLC	UHPLC	UPLC
仪器	ACQUITY Arc Path 1	ACQUITY UPLC H-Class	ACQUITY UPLC H-Class
仪器配置	QSM-R，FTN-R，2998 PDA，柱温箱	QSM，FTN，TUV，柱温箱	QSM，FTN，TUV，柱温箱
色谱柱	XSelect HSS T3 4.6mm×250mm，5μm	XSelect HSS T3 3.0mm×150mm，2.5μm	ACQUITY UPLC HSS T3 2.1mm×100mm，1.8μm
流动相	甲醇−水−三乙胺−磷酸(600:400:5:1.5)[用磷酸溶液(1→10)调节 pH 值至7.3]		
波长	284nm		
柱温	35℃		

五、分析色谱图

1. HPLC 谱图

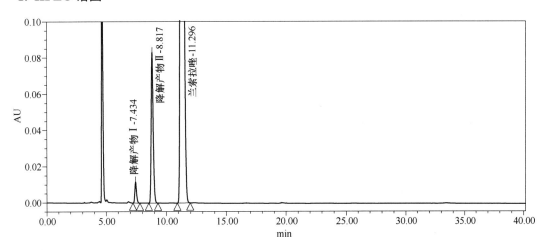

2. UHPLC 谱图

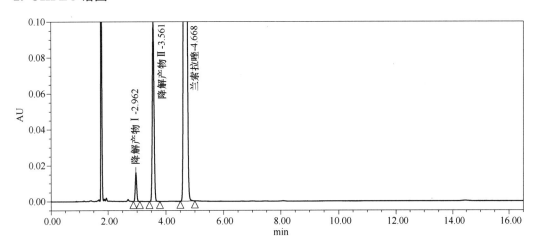

3. UPLC 谱图

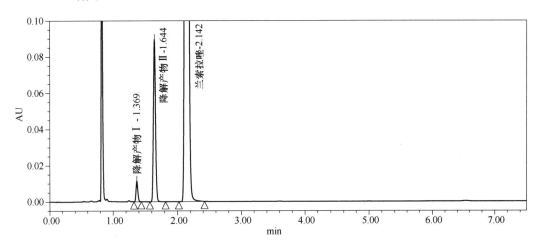

六、结果分析

方法	进样量 (μL)	流速 (mL/min)	兰索拉唑与降解产物Ⅱ峰的分离度	降解产物Ⅰ与降解产物Ⅱ峰的分离度	兰索拉唑拖尾因子	兰索拉唑塔板数	运行时长 (min)	溶剂用量 (mL)
HPLC	10.0	0.80	7.34	5.01	1.24	13808	40.0	32.0
UHPLC	2.5	0.55	8.90	5.97	1.08	17520	16.5	9.1
UPLC	1.0	0.40	7.36	4.90	1.12	12691	7.5	3.0

环 扁 桃 酯

Cyclandelate

C₁₇H₂₄O₃ 276.37 [456—59—7]

$C_{17}H_{24}O_3$ 276.37 [456—59—7]

3,3,5-三甲基环己醇-α-苯基-α-羟基乙酸酯

一、性状

本品为白色或类白色的无定形粉末；有特臭，味苦。

本品在乙醇或丙酮中极易溶解，在水中几乎不溶。

二、液相色谱方法

用十八烷基硅烷键合硅胶为填充剂；以乙腈-水(4:1)为流动相；检测波长为228nm。记录色谱图。理论板数按环扁桃酯峰计算不低于3000，环扁桃酯峰与邻苯二甲酸二环己酯峰的分离度应大于7.0。

三、溶液的配制

取环扁桃酯对照品与邻苯二甲酸二环己酯对照品各适量，加乙腈适量使溶解，用流动相稀释制成每1mL中分别约含1mg的溶液，取上述两种溶液适量，用流动相稀释制成每1mL中分别含0.2mg的混合溶液。

四、色谱条件

方法	HPLC	UHPLC	UPLC
仪器	ACQUITY Arc Path 1	ACQUITY Arc Path 2	ACQUITY UPLC H–Class
仪器配置	QSM，FTN，PDA，柱温箱	QSM，FTN，PDA，柱温箱	QSM，FTN，PDA，柱温箱
色谱柱	XBridge C18 4.6mm×250mm，5μm	XBridge BEH C18 4.6mm×150mm，2.5μm	ACQUITY UPLC BEH C18 2.1mm×100mm，1.7μm
流动相	乙腈-水(4:1)		
检测波长	228nm		
柱温	30℃		

五、分析色谱图

1. HPLC 谱图

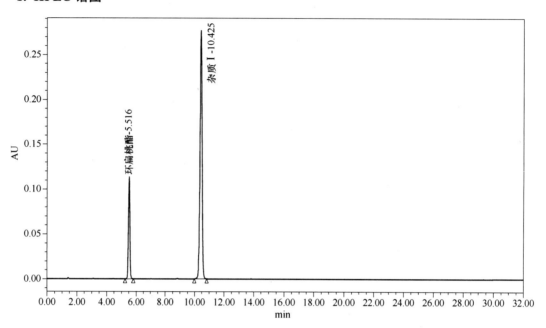

2. UHPLC 谱图

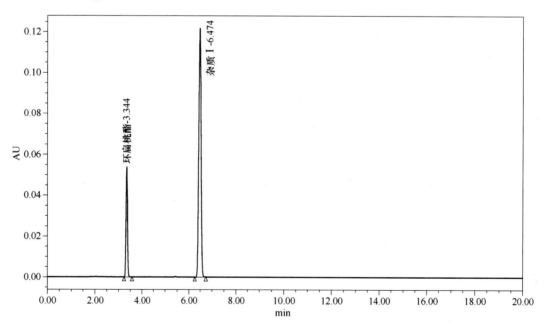

3. UPLC 谱图

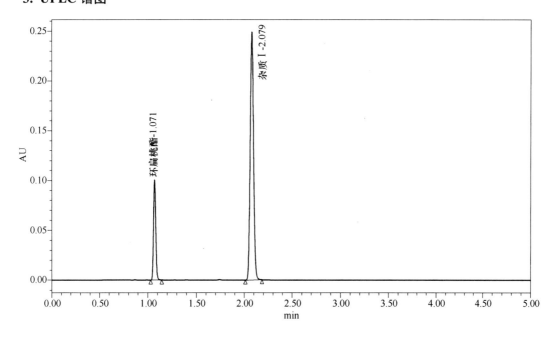

六、结果分析

方法	进样量 （μL）	流速 （mL/min）	环扁桃酯与杂质 I 的分离度	环扁桃酯 拖尾因子	环扁桃酯 塔板数	运行时长 （min）	溶剂用量 （mL）
HPLC	10	1	21.73	1.07	15451	32	32
UHPLC	5	1	20.26	1.06	12713	20	20
UPLC	1	0.45	18.50	1.11	10591	5	2.25

七、杂质信息

杂质 I
C$_{20}$H$_{26}$O$_4$ 330.42
邻苯二甲酸二环己酯

· 193 ·

苄达赖氨酸

Bendazac Lysine

C$_6$H$_{14}$N$_2$O$_2$ · C$_{16}$H$_{14}$N$_2$O$_3$ 428.49   [81919-14-4]

L-赖氨酸(1-苄基-1H-吲哚唑-3-氧基)乙酸盐

一、性状

本品为白色或类白色的结晶性粉末；无臭。

本品在水中溶解，在乙醇中几乎不溶。

二、液相色谱方法

用十八烷基硅烷键合硅胶为填充剂；以乙腈-0.1mol/L 醋酸溶液(47:53)为流动相；检测波长为227nm。理论板数按苄达赖氨酸峰计算不低于 3000，苄达赖氨酸峰与各杂质峰的分离度应符合要求。记录色谱图至主成分峰保留时间的 5 倍。

三、溶液的配制

取苄达赖氨酸对照品与杂质 I 对照品各适量，加水溶解并稀释制成每 1mL 中约含 1mg 的溶液，作为供试品溶液。

四、色谱条件

方法	HPLC	UHPLC	UPLC
仪器	ACQUITY Arc Path 1	ACQUITY Arc Path 2	ACQUITY UPLC H–Class
仪器配置	QSM，FTN，PDA，柱温箱	QSM，FTN，PDA，柱温箱	QSM，FTN，PDA，柱温箱
色谱柱	XBridge C18 4.6mm×250mm，5μm	XBridge BEH C18 4.6mm×150mm，2.5μm	ACQUITY UPLC BEH C18 2.1mm×100mm，1.7μm
流动相	乙腈-0.1mol/L 醋酸溶液(47:53)		
检测波长	227nm		
柱温	30℃		

五、分析色谱图

1. HPLC 谱图

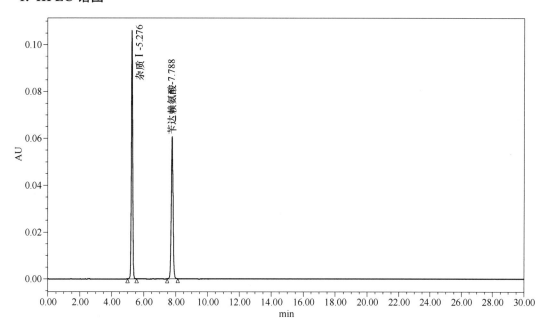

2. UHPLC 谱图

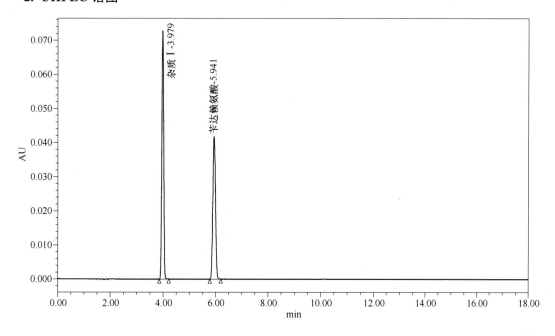

3. UPLC 谱图

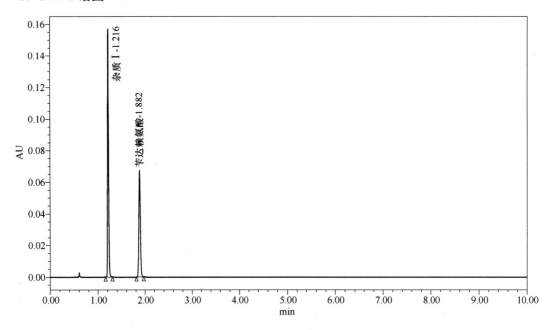

六、结果分析

方法	进样量（μL）	流速（mL/min）	苄达赖氨酸与杂质 I 的分离度	苄达赖氨酸拖尾因子	苄达赖氨酸塔板数	运行时长（min）	溶剂用量（mL）
HPLC	20	1	13.69	1.06	21062	30	30
UHPLC	10	0.8	12.00	1.10	15004	18	14.4
UPLC	1	0.40	13.26	1.05	15864	10	4

七、杂质信息

杂质 I
$C_{14}H_{12}N_2O$ 224.26
3-羟基-1-苄基吲唑

过氧苯甲酰

Benzoyl Peroxide

C$_{14}$H$_{10}$O$_4$ 242.23   [94–36–0]
过氧苯甲酰

一、性状

本品为白色结晶性粉末；有特殊臭。

本品在丙酮中易溶，在甲醇或乙醇中略溶，在水中极微溶解。

二、液相色谱方法

用十八烷基硅烷键合硅胶为填充剂；以乙腈–水–冰醋酸(500:500:1)为流动相；检测波长为235nm。记录色谱图至主成分峰保留时间的 2 倍，苯甲醛峰与苯甲酸峰的分离度应大于 6.0。

三、溶液的配制

取过氧苯甲酰对照品、苯甲酸对照品、苯甲醛对照品与苯甲酸乙酯对照品各适量，精密称定，加流动相溶解并定量稀释制成每 1mL 中分别含 2μg、30μg、5μg 与 5μg 的溶液。

四、色谱条件

方法	HPLC	UHPLC	UPLC
仪器	ACQUITY Arc Path 1	ACQUITY Arc Path 2	ACQUITY UPLC H–Class
仪器配置	QSM，FTN，TUV，柱温箱	QSM，FTN，PDA，柱温箱	QSM，FTN，TUV，柱温箱
色谱柱	XSelect HSS T3 4.6mm×250mm，5μm	XSelect HSS T3 4.6mm×150mm，2.5μm	ACQUITY UPLC HSS T3 2.1mm×100mm，1.8μm
流动相	乙腈–水–冰醋酸(500:500:1)		
检测波长	235nm		
柱温	30℃		

五、分析色谱图

1. HPLC 谱图

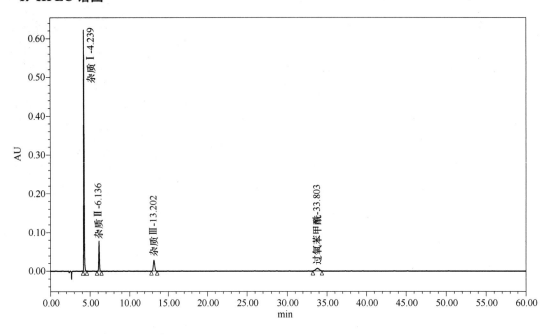

2. UHPLC 谱图

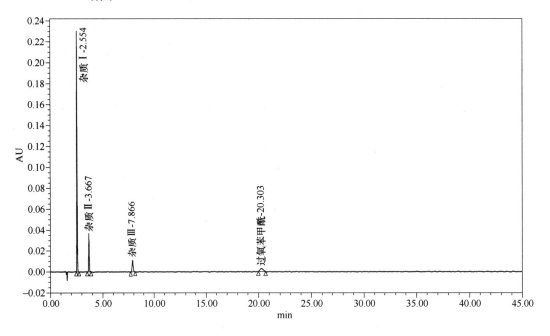

3. UPLC 谱图

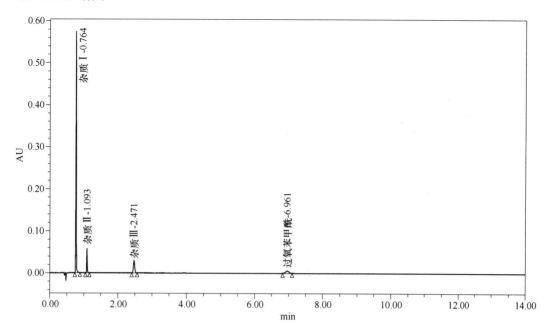

六、结果分析

方法	进样量 （μL）	流速 （mL/min）	过氧苯甲酰 与杂质Ⅲ 的分离度	过氧苯甲酰 拖尾因子	过氧苯甲酰 塔板数	运行时长 （min）	溶剂用量 （mL）
HPLC	20	1	34.06	0.95	24593	60	60
UHPLC	5	1	32.24	1.06	17324	45	45
UPLC	2	0.5	33.53	1.04	20178	14	7

七、杂质信息

杂质 Ⅰ	杂质 Ⅱ
$C_7H_6O_2$ 122.12	C_7H_6O 106.12
苯甲酸	苯甲醛

杂质 Ⅲ
$C_9H_{10}O_2$ 150.17
苯甲酸乙酯

羟 苯 甲 酯

Methylparaben

$$C_8H_8O_3 \quad 152.15 \quad [99-76-3]$$

4-羟基苯甲酸甲酯

一、性状

本品为白色或类白色结晶或结晶性粉末。

本品在甲醇、乙醇或乙醚中易溶,在热水中溶解,在水中微溶。

二、液相色谱方法

用十八烷基硅烷键合硅胶为填充剂;以甲醇-1%冰醋酸(60:40)为流动相,检测波长为254nm。记录色谱图,羟苯甲酯峰与羟苯乙酯峰之间的分离度应符合要求。

三、供试品溶液的配制

称取羟苯甲酯对照品与羟苯乙酯对照品各适量,加流动相溶解并稀释制成每1mL中各含10μg的溶液。

四、色谱条件

方法	HPLC	UHPLC	UPLC
仪器	ACQUITY Arc Path 1	ACQUITY Arc Path 2	ACQUITY UPLC H-Class
仪器配置	QSM,FTN,PDA,柱温箱	QSM,FTN,PDA,柱温箱	QSM,FTN,PDA,柱温箱
色谱柱	XSelect HSS T3 4.6mm×250mm,5μm	XSelect HSS T3 4.6mm×150mm,2.5μm	ACQUITY UPLC HSS T3 2.1mm×100mm,1.8μm
流动相	甲醇-1%冰醋酸(60:40)		
检测波长	254nm		
柱温	30℃		

五、分析色谱图

1. HPLC 谱图

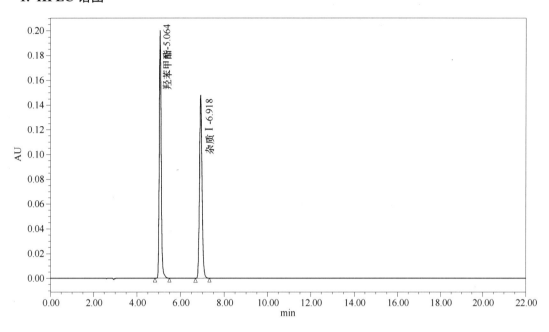

2. UHPLC 谱图

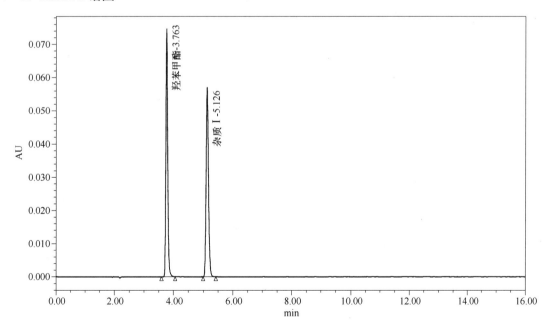

3. UPLC 谱图

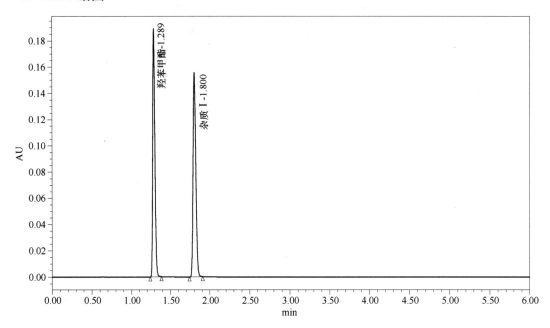

六、结果分析

方法	进样量 (μL)	流速 (mL/min)	羟苯甲酯与杂质 I 的分离度	羟苯甲酯 拖尾因子	羟苯甲酯 塔板数	运行时长 (min)	溶剂用量 (mL)
HPLC	20	1	9.93	1.21	17221	22	22
UHPLC	5	0.8	10.52	1.26	20795	16	12.8
UPLC	2	0.35	8.79	1.18	12697	6	2.1

七、杂质信息

杂质 I

$C_9H_{10}O_3$ 166.18

4–羟基苯甲酸乙酯

羟苯甲酯钠

Sodium Methyl Parahydroxybenzoate

$$C_8H_7NaO_3 \quad 174.12 \quad [5026-62-0]$$

对羟基苯甲酸甲酯钠

一、性状

本品为白色或类白色结晶性粉末。

本品在水中易溶，在乙醇中微溶，在二氯甲烷中几乎不溶。

二、液相色谱方法

用十八烷基硅烷键合硅胶为填充剂；以甲醇–1%冰醋酸(60:40)为流动相，检测波长为254nm。记录色谱图，对羟基苯甲酸峰和羟苯甲酯钠峰的分离度应符合要求。

三、溶液的配制

取羟苯甲酯钠对照品与对羟基苯甲酸对照品，加流动相配制成每1mL中分别含0.1mg的混合溶液。

四、色谱条件

方法	HPLC	UHPLC	UPLC
仪器	ACQUITY Arc Path 1	ACQUITY Arc Path 2	ACQUITY UPLC H–Class
仪器配置	QSM，FTN，2998 PDA，柱温箱	QSM，FTN，2998 PDA，柱温箱	QSM，FTN，PDA，柱温箱
色谱柱	XSelect HSS T3 4.6mm×250mm，5μm	XSelect HSS T3 4.6mm×150mm，2.5μm	ACQUITY UPLC HSS T3 2.1mm×100mm，1.8μm
流动相	甲醇–1%冰醋酸(60:40)		
检测波长	254nm		
柱温	30℃		

五、分析色谱图

1. HPLC 谱图

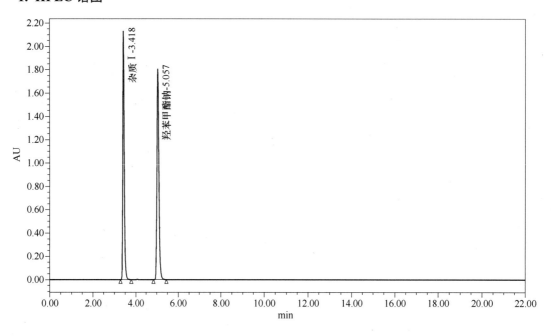

2. UHPLC 谱图

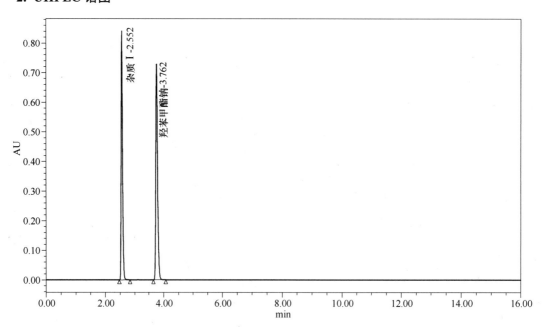

3. UPLC 谱图

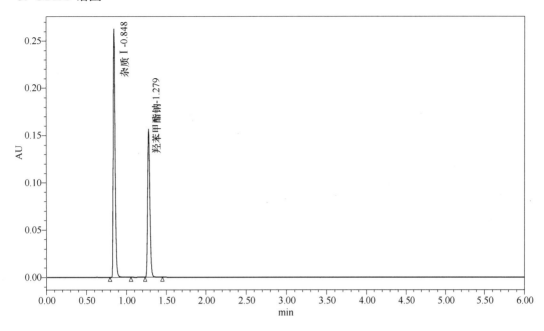

六、结果分析

方法	进样量 （μL）	流速 （mL/min）	羟苯甲酯钠 与杂质 I 的分离度	羟苯甲酯钠 拖尾因子	羟苯甲酯钠 塔板数	运行时长 （min）	溶剂用量 （mL）
HPLC	20	1	11.62	1.24	16176	22	22
UHPLC	5	0.8	12.36	1.30	19678	16	12.8
UPLC	2	0.35	9.08	1.26	10103	6	2.1

七、杂质信息

杂质 I
$C_7H_6O_3$ 138.13
对羟基苯甲酸

羟 苯 丙 酯

Propylparaben

$$C_{10}H_{12}O_3 \quad 180.20 \quad [94\text{-}13\text{-}3]$$

4-羟基苯甲酸丙酯

一、性状

本品为白色或类白色结晶或结晶性粉末。

本品在甲醇、乙醇或乙醚中易溶，在热水中微溶，在水中几乎不溶。

二、液相色谱方法

用十八烷基硅烷键合硅胶为填充剂；以甲醇-1%冰醋酸(60:40)为流动相，检测波长为254nm。记录色谱图，羟苯甲酯峰与羟苯乙酯峰之间的分离度应符合要求。

三、溶液的配制

称取羟苯丙酯对照品、羟苯甲酯对照品与羟苯乙酯对照品各适量，加流动相溶解并稀释制成每1mL中各含10μg的溶液。

四、色谱条件

方法	HPLC	UHPLC	UPLC
仪器	ACQUITY Arc Path 1	ACQUITY Arc Path 2	ACQUITY UPLC H-Class
仪器配置	QSM，FTN，2998PDA，柱温箱	QSM，FTN，2998PDA，柱温箱	QSM，FTN，PDA，柱温箱
色谱柱	XSelect HSS T3 4.6mm×250mm，5μm	XSelect HSS T3 4.6mm×150mm，2.5μm	ACQUITY UPLC HSS T3 2.1mm×100mm，1.8μm
流动相	甲醇-1%冰醋酸(60:40)		
检测波长	254nm		
柱温	30℃		

五、分析色谱图

1. HPLC 谱图

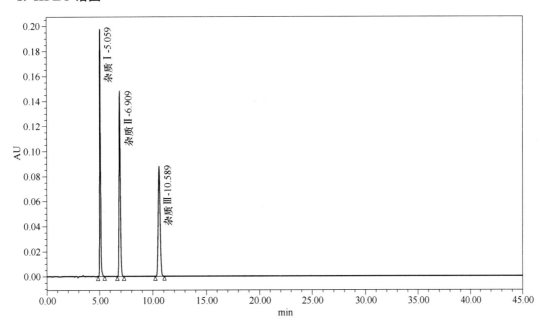

2. UHPLC 谱图

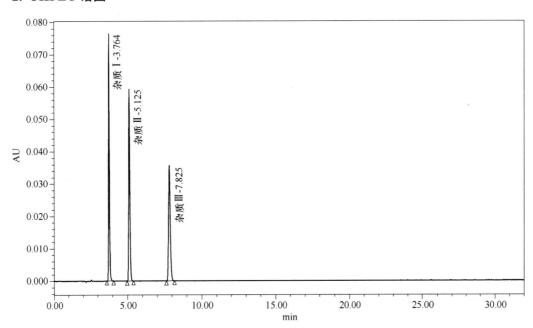

3. UPLC 谱图

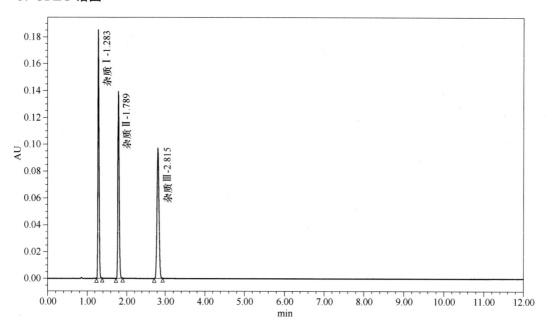

六、结果分析

方法	进样量 （μL）	流速 （mL/min）	羟苯丙酯与杂质Ⅱ 的分离度	羟苯丙酯 拖尾因子	羟苯丙酯 塔板数	运行时长 （min）	溶剂用量 （mL）
HPLC	20	1	13.4	1.13	17080	45	45
UHPLC	5	0.8	15.03	1.22	22364	32	25.6
UPLC	2	0.35	12.92	1.13	14867	12	4.2

七、杂质信息

杂质Ⅰ	杂质Ⅱ
$C_8H_8O_3$ 152.15	$C_9H_{10}O_3$ 166.18
4–羟基苯甲酸甲酯	4–羟基苯甲酸乙酯

棓 丙 酯

Propyl Gallate

C$_{10}$H$_{12}$O$_5$　212.20　［121-79-9］

3,4,5-三羟基苯甲酸丙酯

一、性状

本品为白色或类白色的结晶性粉末；无臭。

本品在乙醇、乙醚中易溶，在热水中溶解，在水中微溶。

二、液相色谱方法

用十八烷基硅烷键合硅胶为填充剂；以甲醇-水(45:55)(用磷酸调节 pH 值至 3.0)为流动相；检测波长为 272nm。记录色谱图，棓丙酯峰与没食子酸峰的分离度应大于 10。

三、溶液的配制

取棓丙酯对照品与没食子酸对照品各适量，加流动相溶解并稀释制成每 1mL 中约含棓丙酯 0.25mg 与没食子酸 1.25μg 的混合溶液，作为系统适用性溶液。

四、色谱条件

方法	HPLC	UHPLC	UPLC
仪器	ACQUITY Arc Path 1	ACQUITY Arc Path 2	ACQUITY UPLC H-Class
仪器配置	QSM，FTN，TUV，柱温箱	QSM，FTN，TUV，柱温箱	QSM，FTN，PDA，柱温箱
色谱柱	XBridge C18 4.6mm×250mm，5μm	XBridge BEH C18 4.6mm×150mm，2.5μm	ACQUITY UPLC BEH C18 2.1mm×100mm，1.7μm
流动相	甲醇-水(45:55)		
检测波长	272nm		
柱温	30℃		

五、分析色谱图

1. HPLC 谱图

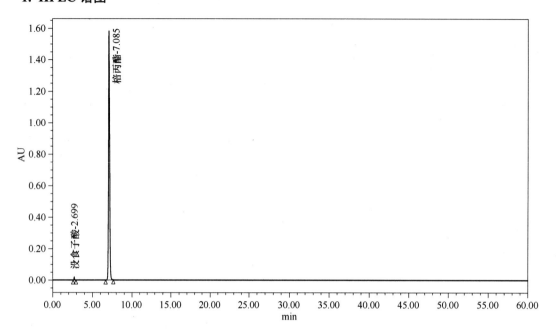

2. UHPLC 谱图

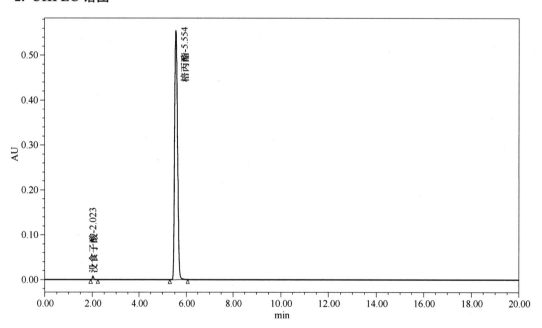

3. UPLC 谱图

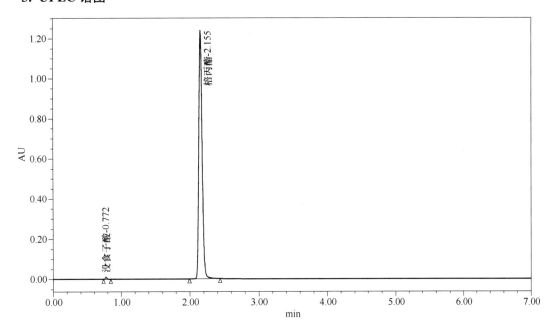

六、结果分析

方法	进样量 (μL)	流速 (mL/min)	棓丙酯与没食子酸的分离度	棓丙酯拖尾因子	棓丙酯塔板数	运行时长 (min)	溶剂用量 (mL)
HPLC	20	1	23.52	1.16	13123	25	25
UHPLC	5	0.8	21.59	1.16	9388	20	16
UPLC	2	0.3	19.93	1.13	9329	7	2.1

七、杂质信息

没食子酸
$C_7H_6O_5$ 170.12
3,4,5-三羟基苯甲酸

茶 碱

Theophylline

n=0, $C_7H_8N_4O_2$ 180.17 [58-55-9]

1,3-二甲基-3,7-二氢-1*H*-嘌呤-2,6-二酮

一、性状

本品为白色结晶性粉末；无臭。

本品在乙醇或三氯甲烷中微溶，在水中极微溶解，在乙醚中几乎不溶；在氢氧化钾溶液或氨溶液中易溶。

二、液相色谱方法

用十八烷基硅烷键合硅胶为填充剂；以醋酸盐缓冲液(取醋酸钠 1.36g，加水 100mL 使溶解，加冰醋酸 5mL，再加水稀释至 1000mL，摇匀)-乙腈(93:7)为流动相；检测波长为 271nm。记录色谱图至主成分峰保留时间的 3 倍，理论板数按茶碱峰计算不低于 5000，可可碱峰与茶碱峰的分离度应大于 2.0。

三、溶液的配制

取茶碱对照品与可可碱对照品各适量，加流动相溶解并稀释制成每1mL 中各含 10μg 的溶液，作为系统适用性溶液。

四、色谱条件

方法	HPLC	UHPLC	UPLC
仪器	ACQUITY Arc Path 1	ACQUITY Arc Path 2	ACQUITY UPLC H–Class
仪器配置	QSM，FTN，2998PDA，柱温箱	QSM，FTN，2998PDA，柱温箱	QSM，FTN，PDA，柱温箱
色谱柱	XSelect HSS T3 4.6mm×250mm，5μm	XSelect HSS T3 4.6mm×150mm，2.5μm	ACQUITY UPLC HSS T3 2.1mm×100mm，1.8μm
流动相	醋酸盐缓冲液-乙腈(93:7)		
检测波长	271nm		
柱温	30℃		

五、分析色谱图

1. HPLC 谱图

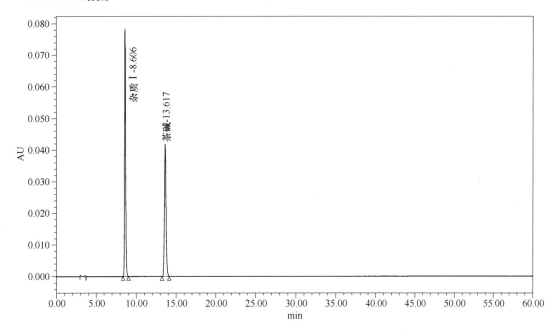

2. UHPLC 谱图

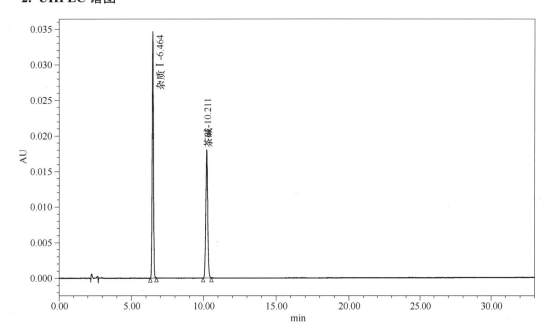

3. UPLC 谱图

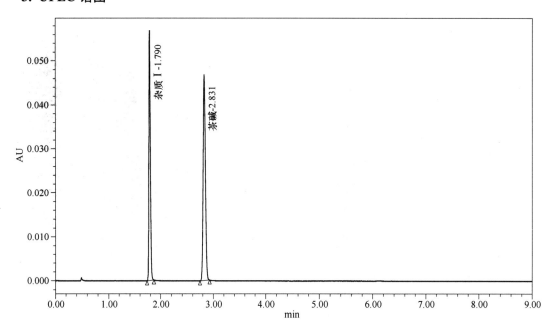

六、结果分析

方法	进样量 （μL）	流速 （mL/min）	茶碱与杂质 I 的分离度	茶碱 拖尾因子	茶碱 塔板数	运行时长 （min）	溶剂用量 （mL）
HPLC	20	1	15.45	1.17	19849	45	45
UHPLC	5	0.8	17.73	1.11	25592	33	26.4
UPLC	2	0.45	15.62	1.07	20879	9	4.05

七、杂质信息

杂质 I（可可碱）

$C_7H_8N_4O_2$　180.17

3,7-二氢-3,7-二甲基-1H-嘌呤-2,6-二酮

盐酸米多君

Midodrine Hydrochloride

C$_{12}$H$_{18}$N$_2$O$_4$·HCl　290.74　[3092-17-9]

(±)-2-氨基-N-(β-羟基-2,5-二甲氧基苯乙基)乙酰胺盐酸盐

一、性状

本品为白色结晶或结晶性粉末；无臭或几乎无臭，味苦。

本品在水中溶解，在甲醇中略溶，在丙酮或乙醚中几乎不溶，在乙酸乙酯中不溶。

二、液相色谱方法

用十八烷基硅烷键合硅胶为填充剂(4.6mm×250mm，5μm 或效能相当的色谱柱)；以乙腈-0.1mol/L 磷酸二氢钾溶液(用磷酸调节 pH 值至 4.00±0.05)(12:88)为流动相；检测波长为224nm。记录色谱图至主成分峰保留时间的 5 倍，理论板数按米多君峰计算不低于 3000，米多君峰与杂质Ⅰ峰的分离度应大于 2.0。

三、溶液的配制

取盐酸米多君对照品与杂质Ⅰ对照品各适量，加流动相溶解并稀释制成每 1mL 中各约含 2μg 的混合溶液，作为系统适用性溶液。

四、色谱条件

方法	HPLC	UHPLC	UPLC
仪器	ACQUITY Arc Path 1	ACQUITY Arc Path 2	ACQUITY UPLC H-Class
仪器配置	QSM，FTN，2998 PDA，柱温箱	QSM，FTN，2998 PDA，柱温箱	QSM，FTN，PDA，柱温箱
色谱柱	XSelect HSS T3 4.6mm×250mm，5μm	XSelect HSS T3 4.6mm×150mm，2.5μm	ACQUITY UPLC HSS T3 2.1mm×100mm，1.8μm
流动相	乙腈-0.1mol/L 磷酸二氢钾溶液(12:88)		
检测波长	224nm		
柱温	30℃		

五、分析色谱图

1. HPLC 谱图

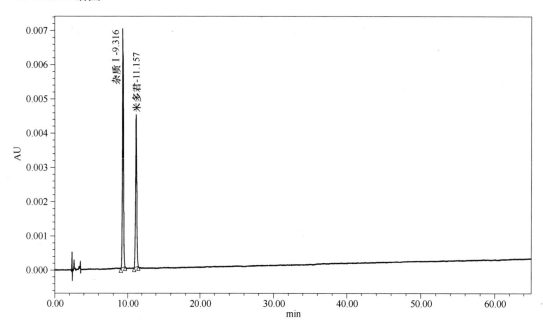

2. UHPLC 谱图

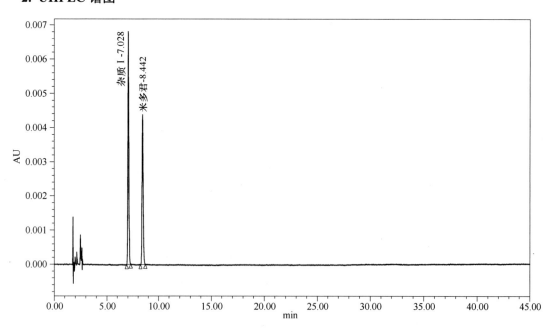

3. UPLC 谱图

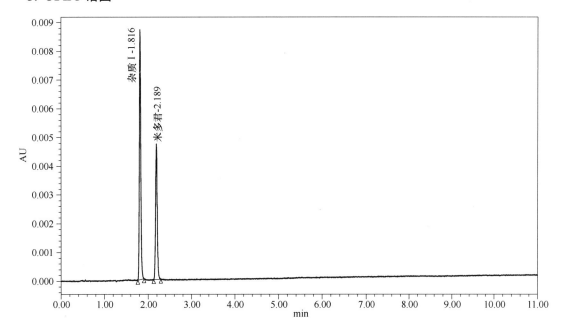

六、结果分析

方法	进样量 （μL）	流速 （mL/min）	米多君与杂质 I 的分离度	米多君 拖尾因子	米多君 塔板数	运行时长 （min）	溶剂用量 （mL）
HPLC	20	1	5.92	1.14	17669	65	65
UHPLC	10	0.8	7.08	1.12	24316	45	36
UPLC	2	0.45	5.70	1.11	14676	11	4.95

七、杂质信息

杂质 I
$C_{10}H_{15}NO_3$　197.23
1-(2,5-二甲氧基苯基)-2-氨基乙醇

盐酸伐昔洛韦

Valacyclovir Hydrochloride

C$_{13}$H$_{20}$N$_6$O$_4$ • HCl   360.80   [124832-27-5]

L-缬氨酸-2-[(6-氧代-2-氨基-1,6-二氢-9H-嘌呤-9-基)甲氧基]乙酯盐酸盐

一、性状

本品为白色或类白色结晶性粉末；无臭；有引湿性。

本品在水中易溶，在甲醇中微溶，在乙醇中极微溶解，在二氯甲烷中不溶。

二、液相色谱方法

用十八烷基硅烷键合硅胶为填充剂；以 0.01mol/L 磷酸二氢钾溶液(用磷酸调节 pH 值至 3.0)-甲醇(85:15)为流动相；检测波长为 251nm；柱温为 35℃。伐昔洛韦峰与阿昔洛韦峰的分离度应符合要求。

三、溶液的配制

取盐酸伐昔洛韦对照品适量，精密称定，加 0.01mol/L 磷酸二氢钾溶液(用磷酸调节 pH 值至 3.0)溶解并稀释制成每 1mL 中约含 0.5mg 的溶液，作为供试品溶液；精密量取 1mL，置 200mL 量瓶中，用上述 0.01mol/L 磷酸二氢钾溶液(pH 3.0)稀释至刻度，摇匀，作为对照溶液。取阿昔洛韦对照品约 15mg，精密称定，置 50mL 量瓶中，加 0.1mol/L 氢氧化钠溶液 2mL 溶解，再用水稀释至刻度，摇匀，作为阿昔洛韦对照品贮备液。取阿昔洛韦对照品贮备液 1mL 与盐酸伐昔洛韦对照品溶液 5mL，混匀，作为系统适用性溶液。

四、色谱条件

方法	HPLC	UHPLC	UPLC
仪器	ACQUITY Arc Path 1	ACQUITY Arc Path 2	ACQUITY UPLC H-Class
仪器配置	QSM，FTN，2998 PDA，柱温箱	QSM，FTN，2998 PDA，柱温箱	QSM，FTN，PDA，柱温箱
色谱柱	XSelect HSS T3 4.6mm×250mm，5μm	XSelect HSS T3 4.6mm×150mm，2.5μm	ACQUITY UPLC HSS T3 2.1mm×100mm，1.8μm
流动相	0.01mol/L 磷酸二氢钾溶液-甲醇(85:15)		
检测波长	251nm		
柱温	35℃		

五、分析色谱图

1. HPLC 谱图

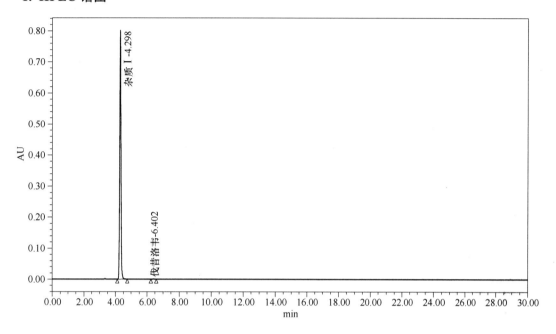

2. UHPLC 谱图

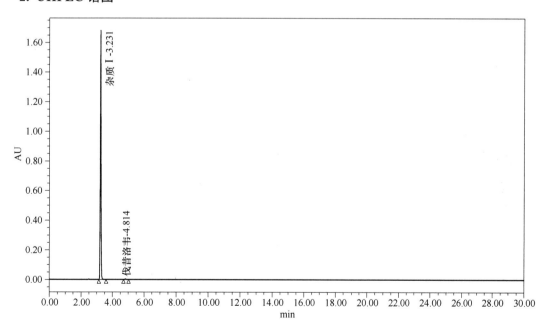

3. UPLC 谱图

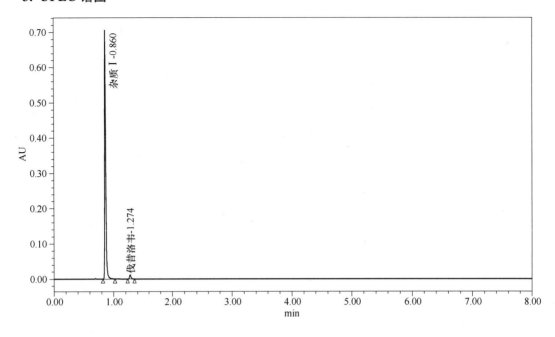

六、结果分析

方法	进样量 （μL）	流速 （mL/min）	伐昔洛韦与 阿昔洛韦 的分离度	伐昔洛韦 拖尾因子	伐昔洛韦 塔板数	运行时长 （min）	溶剂用量 （mL）
HPLC	20	1.0	12.05	1.05	15396	30	30
UHPLC	5	0.8	14.18	1.28	21318	30	24
UPLC	2	0.45	10.22	1.25	11754	8	3.6

七、杂质信息

杂质 I (阿昔洛韦)

$C_8H_{11}N_5O_3$　225.21

9-(2-羟乙氧甲基)鸟嘌呤

依 达 拉 奉

Edaravone

C$_{10}$H$_{10}$N$_2$O　174.20　[89-25-8]

3-甲基-1-苯基-2-吡唑啉-5-酮

一、性状

本品为白色或类白色结晶性粉末；无臭。

本品在甲醇中易溶或溶解，在乙醇中溶解，在水中极微溶解或几乎不溶。

二、液相色谱方法

用十八烷基硅烷键合硅胶为填充剂；以甲醇-0.05mol/L 磷酸二氢铵溶液(用 20%磷酸溶液调节 pH 值至 3.5)(50:50)为流动相；检测波长为 245nm。记录色谱图至主成分峰保留时间的 7 倍，依达拉奉峰与杂质 I 峰间的分离度应大于 8.0。

三、溶液的配制

取依达拉奉对照品适量，加流动相溶解并稀释制成每 1mL 中约含 1mg 的溶液，作为供试品溶液；取杂质 I 对照品适量，加甲醇溶解并稀释制成每 1mL 中约含 2μg 的溶液，取 1mL，加入供试品溶液 1mL，混匀，作为系统适用性溶液。

四、色谱条件

方法	HPLC	UHPLC	UPLC
仪器	ACQUITY Arc Path 1	ACQUITY Arc Path 2	ACQUITY UPLC H-Class
仪器配置	QSM，FTN，2998 PDA，柱温箱	QSM，FTN，2489 TUV，柱温箱	QSM，FTN，PDA，柱温箱
色谱柱	XSelect CSH C18 4.6mm×250mm，5μm	XSelect CSH C18 4.6mm×150mm，2.5μm	ACQUITY UPLC CSH C18 2.1mm×100mm，1.7μm
流动相	甲醇-0.05mol/L 磷酸二氢铵溶液(50:50)		
检测波长	245nm		
柱温	30℃		

五、分析色谱图

1. HPLC 谱图

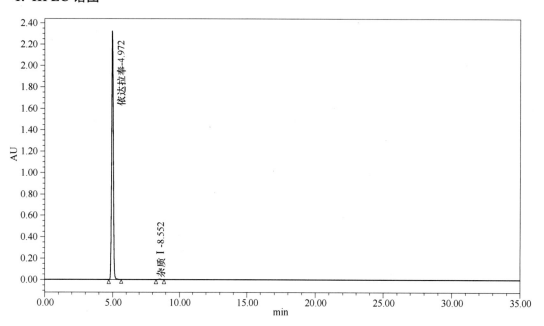

2. UHPLC 谱图

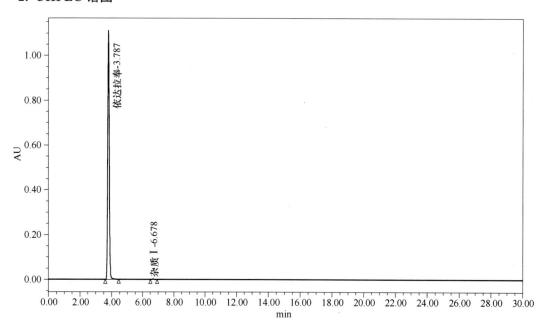

3. UPLC 谱图

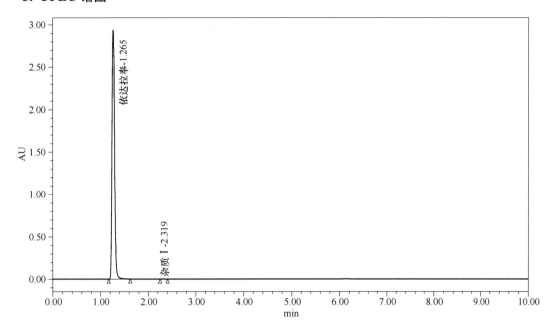

六、结果分析

方法	进样量 (μL)	流速 (mL/min)	依达拉奉与杂质 I 的分离度	依达拉奉 拖尾因子	依达拉奉 塔板数	运行时长 (min)	溶剂用量 (mL)
HPLC	10	1	12.85	1.12	8354	35	35
UHPLC	3	0.8	13.88	1.13	7152	30	24
UPLC	2	0.35	10.67	1.21	2988	10	3.5

七、杂质信息

杂质 I
 CH₃ CH₃ 结构式
C$_{20}$H$_{18}$N$_4$O$_2$　346.38
4,4'-双-(3-甲基-1-苯基-5-吡唑啉酮)

格 列 本 脲

Glibenclamide

C$_{23}$H$_{28}$ClN$_3$O$_5$S 494.01 [10238-21-8]

N-[2-[4-[[[(环己氨基)羰基]氨基]磺酰基]苯基]乙基]-2-甲氧基-5-氯苯甲酰胺

一、性状

本品为白色结晶性粉末；几乎无臭。

本品在三氯甲烷中略溶，在甲醇或乙醇中微溶，在水或乙醚中不溶。

二、液相色谱方法

用十八烷基硅烷键合硅胶为填充剂；以磷酸二氢铵溶液(取磷酸二氢铵 1.725g，加水 300mL 溶解，用磷酸调节 pH 值至 3.5±0.05)-甲醇(3:5)为流动相；检测波长为 300nm。记录色谱图，各组分出峰顺序依次为杂质Ⅰ、杂质Ⅱ、格列本脲。理论板数按格列本脲峰计算不低于 5000，杂质Ⅰ峰与杂质Ⅱ峰的分离度应符合要求。

三、溶液的配制

取格列本脲对照品约 25mg，精密称定，置 50mL 量瓶中，加甲醇 25mL，超声使溶解，用流动相稀释至刻度，摇匀，作为供试品溶液；另取 4-[2-(5-氯-2-甲氧基苯甲酰氨基)乙基]苯磺酰胺(杂质Ⅰ)对照品与[4-[2-(5-氯-2-甲氧基苯甲酰氨基)乙基]苯磺酰基]氨基甲酸乙酯(杂质Ⅱ)对照品各 15mg，精密称定，置同一 50mL 量瓶中，加甲醇 10mL，超声使溶解，用流动相稀释至刻度，摇匀，作为混合杂质对照品贮备液；分别精密量取供试品溶液与混合杂质对照品贮备液各 1mL，置同一 100mL 量瓶中，用流动相稀释至刻度，摇匀，作为对照溶液。

四、色谱条件

方法	HPLC	UHPLC	UPLC
仪器	ACQUITY Arc Path 1	ACQUITY Arc Path 2	ACQUITY UPLC H-Class
仪器配置	QSM，FTN，2998 PDA，柱温箱	QSM，FTN，2487 TUV，柱温箱	QSM，FTN，PDA，柱温箱

色谱柱	XSelect CSH C18 4.6mm×250mm，5μm	XSelect CSH C18 4.6mm×150mm，2.5μm	ACQUITY UPLC CSH C18 2.1mm×100mm，1.7μm
流动相	磷酸二氢铵溶液–甲醇(3:5)		
检测波长	300nm		
柱温	30℃		

五、分析色谱图

1. HPLC 谱图

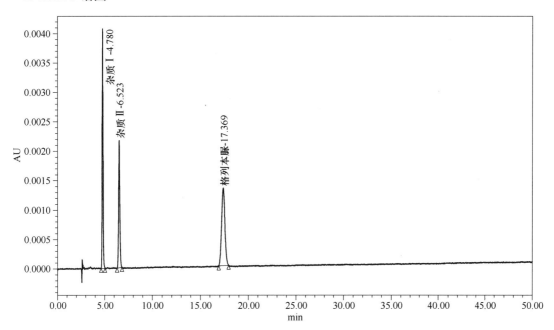

2. UHPLC 谱图

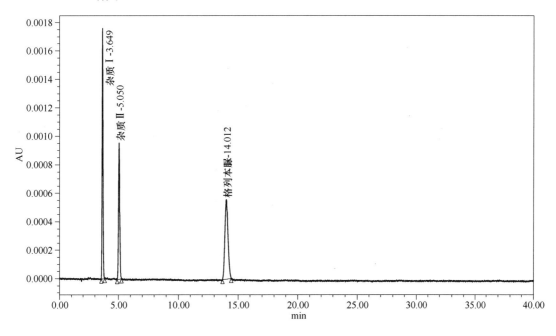

3. UPLC 谱图

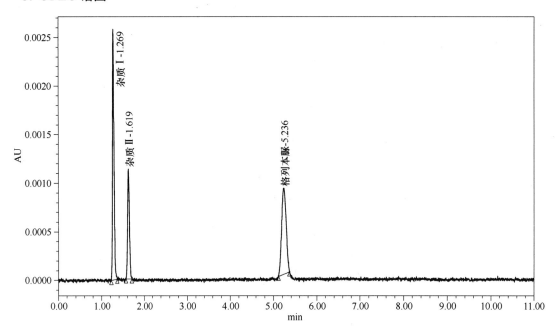

六、结果分析

方法	进样量（μL）	流速（mL/min）	格列本脲与杂质Ⅱ的分离度	格列本脲拖尾因子	格列本脲塔板数	运行时长（min）	溶剂用量（mL）
HPLC	20	1	24.24	1.06	11871	50	50
UHPLC	5	0.8	26.03	1.15	12612	40	32
UPLC	2	0.35	27.05	1.03	11753	11	3.85

七、杂质信息

杂质Ⅰ

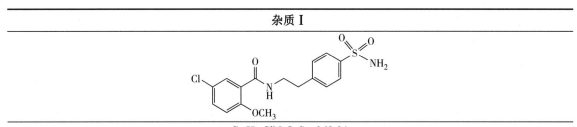

C₁₆H₁₇ClN₂O₄S   368.84

4−2−（5−氯−2−甲氧基苯甲酰氨基）−乙基−苯磺酰胺

杂质Ⅱ

C₁₉H₂₁ClN₂O₆S   440.90

N−［4−［2−（5−氯−2−甲氧基苯甲酰氨基）−乙基］−苯磺酰基］氨基甲酸乙酯

盐酸胺碘酮

Amiodaron Hydrochloride

C$_{25}$H$_{29}$I$_2$NO$_3$·HCl   681.78   [19774–82–4]

(2–丁基–3–苯并呋喃基)[4–[2–(二乙氨基)乙氧基]–3,5–二碘苯基]甲酮盐酸盐

一、性状

本品为白色至微黄色结晶性粉末；无臭。

本品在三氯甲烷中易溶，在乙醇中溶解，在丙酮中微溶，在水中几乎不溶。

二、液相色谱方法

用十八烷基硅烷键合硅胶为填充剂；以缓冲溶液(取冰醋酸 3.0mL，加水 800mL，用氨试液调节 pH 值至 4.9，再加水稀释至 1000mL)–甲醇–乙腈(30:30:40)为流动相；检测波长为 240nm，记录色谱图至主成分峰保留时间的 2.5 倍，理论板数按胺碘酮峰计算不低于 7000。

三、溶液的配制

取盐酸胺碘酮对照品和杂质Ⅱ((2–丁基苯并呋喃–3–基)(4–羟基–3,5–二碘苯基)–甲酮)对照品约 25mg，置 50mL 量瓶中，加乙腈–水(1:1)溶解并稀释至刻度，摇匀，滤过，取续滤液作为供试品溶液；精密量取 1mL，置 100mL 量瓶中，用乙腈–水(1:1)稀释至刻度，摇匀，作为对照溶液。

四、色谱条件

方法	HPLC	UHPLC	UPLC
仪器	ACQUITY Arc Path 1	ACQUITY Arc Path 2	ACQUITY UPLC H–Class
仪器配置	QSM，FTN，2998 PDA，柱温箱	QSM，FTN，2998 PDA，柱温箱	QSM，FTN，PDA，柱温箱
色谱柱	XBridge C18 4.6mm×250mm，5μm	XBridge BEH C18 4.6mm×150mm，2.5μm	ACQUITY UPLC BEH C18 2.1mm×100mm，1.7μm
流动相	缓冲溶液–甲醇–乙腈(30:30:40)		
检测波长	240nm		
柱温	30℃		

五、分析色谱图

1. HPLC 谱图

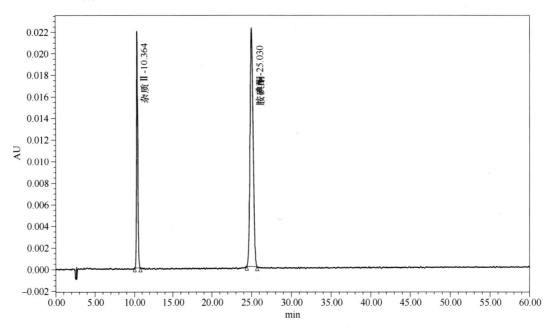

2. UHPLC 谱图

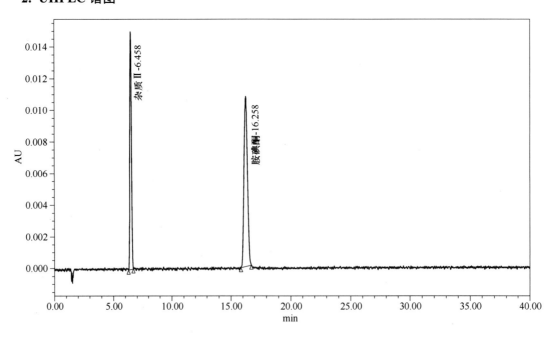

3. UPLC 谱图

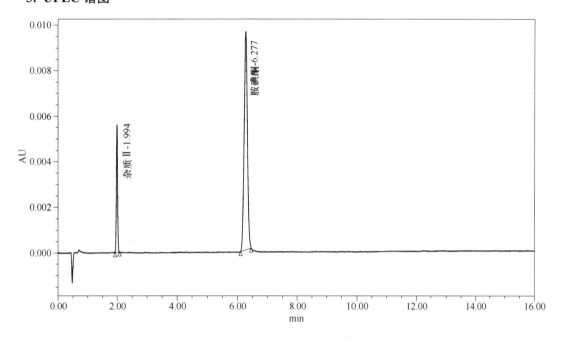

六、结果分析

方法	进样量 （μL）	流速 （mL/min）	胺碘酮与杂质Ⅱ 的分离度	胺碘酮 拖尾因子	胺碘酮 塔板数	运行时长 （min）	溶剂用量 （mL）
HPLC	10	1	27.40	1.07	18686	60	60
UHPLC	5	1	24.25	1.08	13421	40	40
UPLC	2	0.45	30.30	1.03	15048	16	7.2

七、杂质信息

杂质Ⅱ

$C_{19}H_{16}O_3I_2$ 546.15

（2–丁基苯并呋喃–3–基）（4–羟基–3,5–二碘苯基）–甲酮

硫 唑 嘌 呤

Azathioprine

C₉H₇N₇O₂S 277.27 ［446-86-6］

$C_9H_7N_7O_2S$ 277.27   ［446-86-6］

6-［5-(1-甲基-4-硝基-1*H*-咪唑基)硫代]-1*H*-嘌呤

一、性状

本品为淡黄色粉末或结晶性粉末；无臭，味微苦。

本品在乙醇中极微溶解，在水中几乎不溶；在氨试液中易溶。

二、液相色谱方法

用十八烷基硅烷键合硅胶为填充剂，以甲醇-0.05%醋酸钠溶液(18:82)为流动相，检测波长为300nm，记录色谱图至供试品溶液主成分峰保留时间的 2 倍，理论板数按硫唑嘌呤峰计算不低于 3000，杂质 I 峰与硫唑嘌呤峰的分离度应符合要求。

三、溶液的配制

取硫唑嘌呤对照品约 25mg，精密称定，加二甲基亚砜 3mL 使溶解，用流动相定量稀释制成每 1mL 中约含 250μg 的溶液；精密量取 1mL，置 100mL 量瓶中，用流动相稀释至刻度，摇匀，作为对照溶液；精密称取 6-巯基嘌呤对照品，加二甲基亚砜适量使溶解，用流动相定量稀释制成每 1mL 中约含 1.25μg 的溶液，作为对照品溶液(1)；另精密称取 5-氯-1-甲基-4-硝基咪唑(杂质 I)对照品，加乙醇适量使溶解，用流动相定量稀释制成每 1mL 中约含 1.25μg 的溶液，作为对照品溶液(2)。

四、色谱条件

方法	HPLC	UHPLC	UPLC
仪器	ACQUITY Arc Path 1	ACQUITY Arc Path 2	ACQUITY UPLC H-Class
仪器配置	QSM，FTN，2998 PDA，柱温箱	QSM，FTN，2998 PDA，柱温箱	QSM，FTN，PDA，柱温箱
色谱柱	XSelect HSS T3 4.6mm×250mm，5μm	XSelect HSS T3 4.6mm×150mm，2.5μm	ACQUITY UPLC HSS T3 2.1mm×100mm，1.8μm

流动相	甲醇–0.05%醋酸钠溶液(18:82)
波长	300nm
柱温	30℃

五、分析色谱图

1. HPLC 谱图

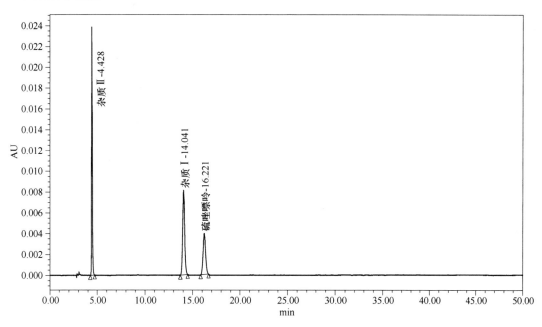

2. UHPLC 谱图

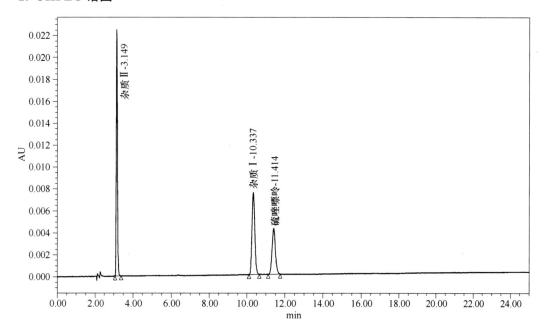

3. UPLC 谱图

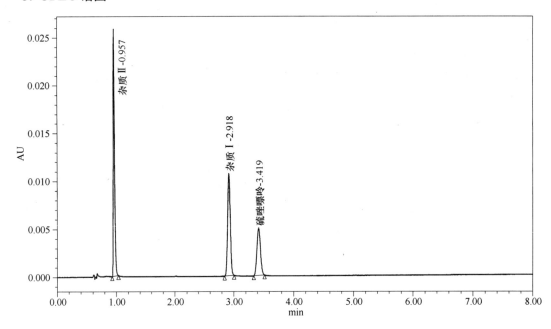

六、结果分析

方法	进样量 （μL）	流速 （mL/min）	硫唑嘌呤与杂质 I 的分离度	硫唑嘌呤 拖尾因子	硫唑嘌呤 塔板数	运行时长 （min）	溶剂用量 （mL）
HPLC	20	1	4.72	1.09	16142	35	35
UHPLC	10	0.8	3.57	1.09	21001	25	20
UPLC	2	0.4	5.14	1.09	15518	8	3.2

七、杂质信息

杂质 I
$C_4H_4ClN_3O_2$ 161.55
5-氯-1-甲基-4-硝基咪唑

杂质 II
$C_5H_4N_4S$ 152.18
6-巯基嘌呤

萘 普 生

Naproxen

$$C_{14}H_{14}O_3 \quad 230.26 \quad [22204\text{–}53\text{–}1]$$

(+)–(S)–α–甲基–6–甲氧基–2–萘乙酸

一、性状

本品为白色或类白色结晶性粉末；无臭或几乎无臭。

本品在甲醇、乙醇或三氯甲烷中溶解，在乙醚中略溶，在水中几乎不溶。

二、液相色谱方法

用十八烷基硅烷键合硅胶为填充剂；以甲醇–0.01mol/L 磷酸二氢钾溶液(75:25，用磷酸调节 pH 值至 3.0)为流动相；检测波长为 240nm。记录色谱图至主成分峰保留时间的 2.5 倍，理论板数按萘普生峰计算不低于 5000，萘普生峰与各相邻杂质峰的分离度均应符合要求。

三、溶液的配制

取萘普生对照品适量，精密称定，加流动相适量，充分振摇使溶解并定量稀释制成每 1mL 中约含 0.5mg 的溶液，作为供试品溶液；另取 6–甲氧基–2–萘乙酮(杂质Ⅰ)对照品适量，精密称定，加流动相溶解并定量稀释制成每 1mL 中约含 50μg 的溶液，作为对照品溶液；分别精密量取供试品溶液 1mL 与对照品溶液 2mL，置同一 200mL 量瓶中，用流动相稀释至刻度，摇匀，作为对照溶液。

四、色谱条件

方法	HPLC	UHPLC	UPLC
仪器	ACQUITY Arc Path 1	ACQUITY Arc Path 2	ACQUITY UPLC H–Class
仪器配置	QSM，FTN，2998 PDA，柱温箱	QSM，FTN，2998 PDA，柱温箱	QSM，FTN，PDA，柱温箱
色谱柱	XSelect HSS C18 4.6mm×250mm，5μm	XSelect HSS C18 4.6mm×150mm，2.5μm	ACQUITY UPLC HSS C18 2.1mm×100mm，1.8μm
流动相	甲醇–0.01mol/L 磷酸二氢钾溶液(75:25)		
检测波长	240nm		
柱温	30℃		

五、分析色谱图

1. HPLC 谱图

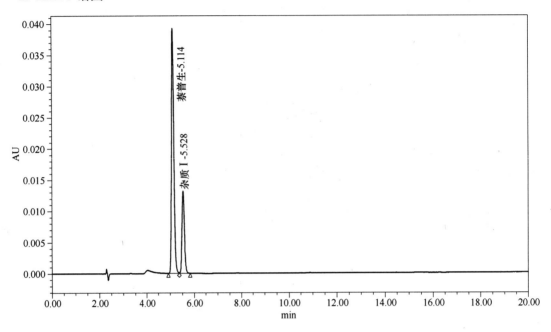

2. UHPLC 谱图

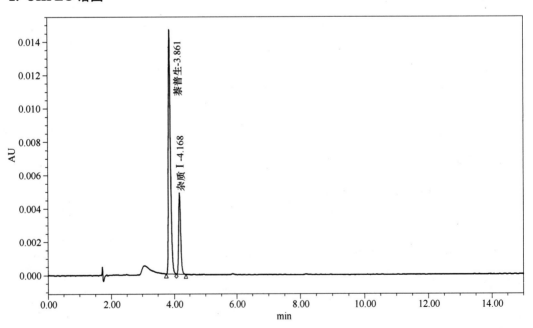

3. UPLC 谱图

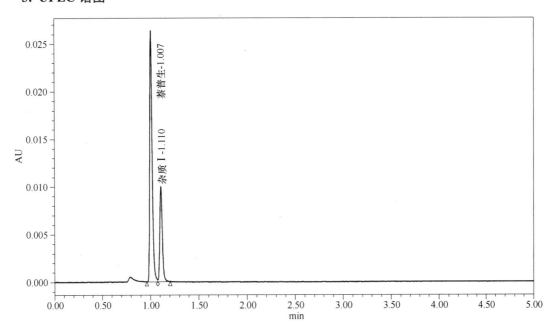

六、结果分析

方法	进样量 （μL）	流速 （mL/min）	萘普生与杂质 I 的分离度	萘普生 拖尾因子	萘普生 塔板数	运行时长 （min）	溶剂用量 （mL）
HPLC	20	1	2.27	1.14	13030	20	20
UHPLC	5	0.8	2.56	1.23	17785	15	12
UPLC	2	0.45	2.20	1.29	7832	5	2.25

七、杂质信息

杂质 I

$C_{13}H_{12}O_2$　200.23

6-甲氧基-2-萘乙酮

富马酸酮替芬

Ketotifen Fumarate

C$_{19}$H$_{19}$NOS·C$_4$H$_4$O$_4$　425.50　[34580-14-8]

4,9-二氢-4-(1-甲基-4-亚哌啶基)-10H-苯并[4,5]环庚[1,2b]噻吩-10酮反丁烯二酸盐

一、性状

本品为类白色结晶性粉末；无臭。

本品在甲醇中溶解，在水或乙醇中微溶，在丙酮或三氯甲烷中极微溶解。

二、液相色谱方法

用十八烷基硅烷键合硅胶为填充剂，以水-三乙胺(500:0.175)为流动相 A，以甲醇-三乙胺(500:0.175)为流动相 B，按下表进行梯度洗脱，检测波长为297nm。记录色谱图，酮替芬峰与杂质 I 峰的分离度应大于2.5。

时间(min)	流动相 A(%)	流动相 B(%)
0	40	60
12	40	60
20	10	90
25	10	90
26	40	60
31	40	60

三、溶液的配制

取富马酸酮替芬对照品,加甲醇-水(50:50)溶液溶解并稀释制成每1mL中约含0.3mg的溶液,作为供试品溶液；另取 10-甲氧基-4-(1-甲基-4-哌啶基)-4H-苯并[4,5]环庚[1,2-b]噻吩-4-醇(杂质 I)对照品适量,加甲醇溶解并稀释制成每 1mL 中约含 0.3mg 的溶液,作为对照品溶液；分别精密量取供试品溶液与对照品溶液 1mL,置同一 10mL 量瓶中,用上述溶剂稀释至刻度,作为系统适用性溶液。

四、色谱条件

方法	HPLC	UHPLC	UPLC
仪器	ACQUITY Arc Path 1	ACQUITY Arc Path 2	ACQUITY UPLC H–Class
仪器配置	QSM，FTN，PDA，柱温箱	QSM，FTN，PDA，柱温箱	QSM，FTN，TUV，柱温箱
色谱柱	XBridge C18 4.6mm×250mm，5μm	XBridge BEH C18 4.6mm×150mm，2.5μm	ACQUITY UPLC BEH C18 2.1mm×100mm，1.7μm
梯度表	以水–乙胺(500:0.175)为流动相 A，以甲醇–三乙胺(500:0.175)为流动相 B，按下表进行梯度洗脱	以水–乙胺(500:0.175)为流动相 A，以甲醇–三乙胺(500:0.175)为流动相 B，按下表进行梯度洗脱	以水–乙胺(500:0.175)为流动相 A，以甲醇–三乙胺(500:0.175)为流动相 B，按下表进行梯度洗脱

梯度表	时间(min)	流动相A(%)	流动相B(%)	时间(min)	流动相A(%)	流动相B(%)	时间(min)	流动相A(%)	流动相B(%)
	0	40	60	0	40	60	0	40	60
	12	40	60	9	40	60	3.33	40	60
	20	10	90	15	10	90	5.56	10	90
	25	10	90	18.75	10	90	6.95	10	90
	26	40	60	19.5	40	60	7.22	40	60
	31	40	60	23.25	40	60	8.61	40	60

检测波长	297nm
柱温	30℃

五、分析色谱图

1. HPLC 谱图

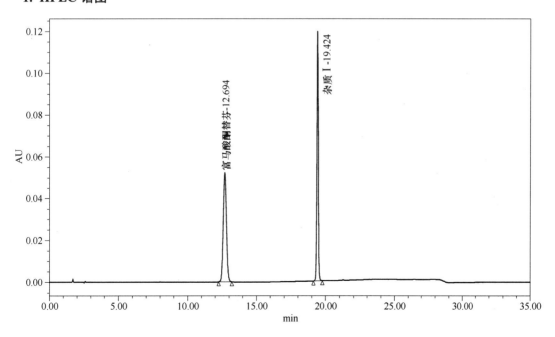

2. UHPLC 谱图

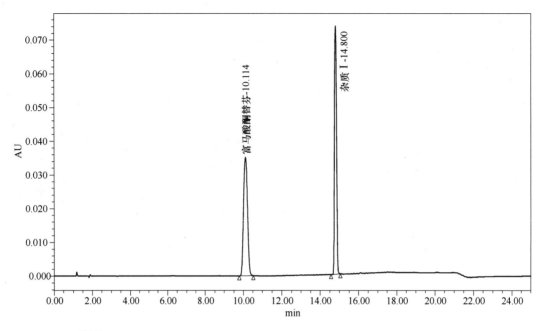

3. UPLC 谱图

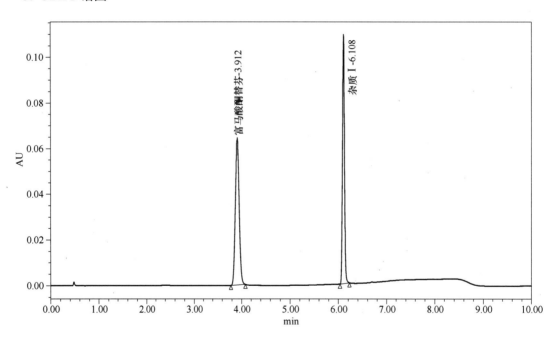

六、结果分析

方法	进样量 （μL）	流速 （mL/min）	富马酸酮替芬 与杂质Ⅰ 的分离度	富马酸酮替芬 拖尾因子	富马酸酮替芬 塔板数	运行时长 （min）	溶剂用量 （mL）
HPLC	20	1	21.65	1.06	14727	35	35
UHPLC	10	0.8	16.47	1.07	10878	25	20
UPLC	2	0.3	18.93	1.03	10910	10	3

七、杂质信息

$C_{20}H_{23}NO_2S$ 341.47

10–甲氧基–4–(1–甲基–4–哌啶基)–4*H*–苯并[4,5]环庚[1,2–b]噻吩–4–醇

氟 比 洛 芬

Flurbiprofen

$C_{15}H_{13}FO_2$　244.27　[5104–49–4]

(±)-2-(2-氟-4-联苯基)-丙酸

一、性状

本品为白色或类白色结晶性粉末。

本品在甲醇、乙醇、丙酮或乙醚中易溶，在乙腈中溶解，在水中几乎不溶。

二、液相色谱方法

用十八烷基硅烷键合硅胶为填充剂；以乙腈–水–冰醋酸(35:60:5)为流动相；检测波长为254nm。记录色谱图至主成分峰保留时间的 3 倍。

三、溶液的配制

取氟比洛芬对照品与杂质 I 对照品，加溶剂溶解并稀释制成每 1mL 中分别含氟比洛芬 2mg 与杂质 I 10μg 的混合溶液，作为供试品溶液。

四、色谱条件

方法	HPLC	UHPLC	UPLC
仪器	ACQUITY Arc Path 1	ACQUITY Arc Path 2	ACQUITY UPLC H–Class
仪器配置	QSM，FTN，2998 PDA，柱温箱	QSM，FTN，2998 PDA，柱温箱	QSM，FTN，TUV，柱温箱
色谱柱	XBridge C18 4.6mm×250mm，5μm	XBridge BEH C18 4.6mm×150mm，2.5μm	ACQUITY UPLC BEH C18 2.1mm×100mm，1.7μm
流动相	乙腈–水–冰醋酸(35:60:5)		
检测波长	254nm		
柱温	30℃		

五、分析色谱图

1. HPLC 谱图

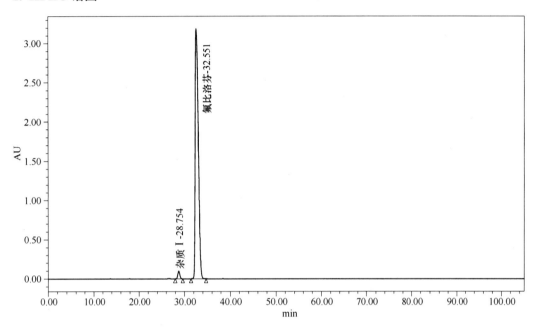

2. UHPLC 谱图

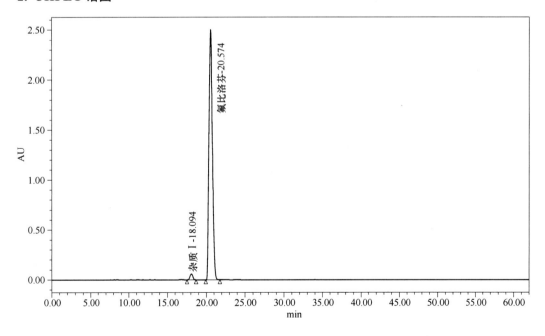

3. UPLC 谱图

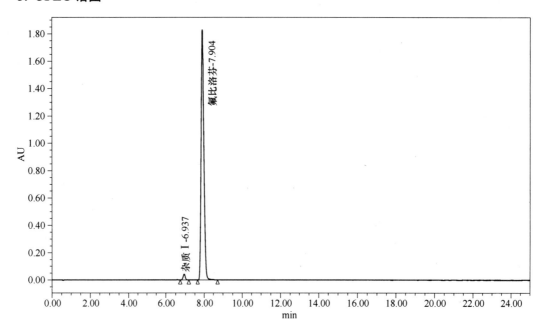

六、结果分析

方法	进样量 (μL)	流速 (mL/min)	氟比洛芬与杂质 I 的分离度	氟比洛芬 拖尾因子	氟比洛芬 塔板数	运行时长 (min)	溶剂用量 (mL)
HPLC	20	1	3.75	1.81	11554	105	105
UHPLC	10	1	3.20	1.18	8345	62	62
UPLC	2	0.4	3.83	1.26	12554	25	10

七、杂质信息

杂质 I
$C_{15}H_{14}O_2$ 226.27
2−(4−联苯基)丙酸

米 诺 地 尔

Minoxidil

C$_9$H$_{15}$N$_5$O 209.25 [38304–91–5]

6–(1–哌啶基)–2,4–嘧啶二胺,3–氧化物

一、性状

本品为白色或类白色结晶性粉末。

本品在乙醇中略溶，在三氯甲烷或水中微溶，在丙酮中极微溶解；在冰醋酸中溶解。

二、液相色谱方法

用十八烷基硅烷键合硅胶为填充剂；以甲醇–水–冰醋酸(70:30:1)（每 1000mL 中含磺基丁二酸钠二辛酯 3.0g，并用高氯酸调节 pH 值至 3.0)为流动相；检测波长为 240nm。记录色谱图至主成分峰保留时间的 2 倍，理论板数按米诺地尔峰计算不低于 2000，米诺地尔峰与醋酸甲羟孕酮峰的分离度应大于 2.0。（《中国药典》2015 年版方法）

三、溶夜的配制

取米诺地尔与醋酸甲羟孕酮对照品各适量,加流动相溶解并稀释制成每1mL中各约含0.25mg的混合溶液。

四、色谱条件

方法	HPLC	UHPLC	UPLC
仪器	ACQUITY Arc Path 1	ACQUITY Arc Path 2	ACQUITY UPLC H–Class
仪器配置	QSM，FTN，2998 PDA，柱温箱	QSM，FTN，2998 PDA，柱温箱	QSM，FTN，TUV，柱温箱
色谱柱	XBridge C18 4.6mm×250mm，5μm	XBridge BEH C18 4.6mm×150mm，2.5μm	ACQUITY UPLC BEH C18 2.1mm×100mm，1.7μm
流动相	甲醇–水–冰醋酸(70:30:1)（每 1000mL 中含磺基丁二酸钠二辛酯 3.0g，并用高氯酸调节 pH 值至 3.0)		
检测波长	240nm		
柱温	30℃		

五、分析色谱图

1. HPLC 谱图

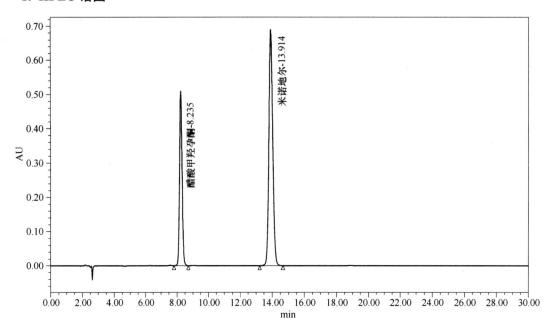

2. UHPLC 谱图

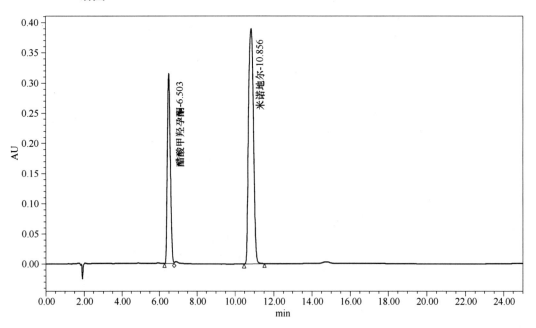

3. UPLC 谱图

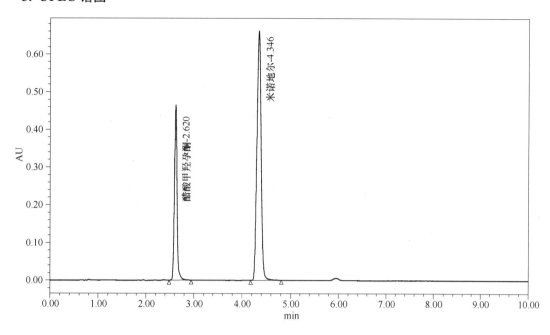

六、结果分析

方法	进样量 （μL）	流速 （mL/min）	米诺地尔与 醋酸甲羟孕酮 的分离度	米诺地尔 拖尾因子	米诺地尔 塔板数	运行时长 （min）	溶剂用量 （mL）
HPLC	10	1	15.26	1.12	16359	30	30
UHPLC	5	0.8	11.54	1.02	9298	25	20
UPLC	1	0.3	13.16	1.09	12002	10	3

七、杂质信息

醋酸甲羟孕酮

$C_{24}H_{34}O_4$ 386.52

醋酸甲羟孕酮

巴 氯 芬

Baclofen

C$_{10}$H$_{12}$ClNO$_2$ 213.66 ［1134－47－0］

β－(氨基甲基)－4－氯－氢化肉桂酸

一、性状

本品为白色或类白色结晶性粉末；无臭。

本品在水中微溶，在甲醇中极微溶解，在三氯甲烷中不溶；在稀酸或稀碱中略溶。

二、液相色谱方法

用十八烷基硅烷键合硅胶为填充剂(4.6mm×250mm，5μm 或效能相当的色谱柱)，以 0.3mol/L 冰醋酸溶液－甲醇－0.36mol/L 戊烷磺酸钠溶液(550:440:20)为流动相，检测波长为 265nm，记录色谱图至主成分峰保留时间的 4 倍，巴氯芬峰与杂质Ⅰ峰间的分离度应符合要求。

三、溶液的配制

取巴氯芬对照品精密称定，加稀释液(取甲醇 75mL 与冰醋酸 10mL，用水稀释至 250mL)溶解并定量稀释制成每 1mL 中约含 4mg 的溶液，作为供试品溶液；用稀释液定量稀释制成每 1mL 中约含 8μg 的溶液，作为对照溶液。另取杂质Ⅰ对照品，精密称定，加甲醇溶解并定量稀释制成每 1mL 中约含 40μg 的溶液，作为对照品溶液。

四、色谱条件

方法	HPLC	UHPLC	UPLC
仪器	ACQUITY Arc Path 1	ACQUITY Arc Path 2	ACQUITY UPLC H–Class
仪器配置	QSM，FTN，2489 TUV，柱温箱	QSM，FTN，2489 TUV，柱温箱	QSM，FTN，TUV，柱温箱
色谱柱	XBridge C18 4.6mm×250mm，5μm	XBridge BEH C18 4.6mm×150mm，2.5μm	ACQUITY UPLC BEH C18 2.1mm×100mm，1.7μm
流动相	0.3mol/L 冰醋酸溶液－甲醇－0.36mol/L 戊烷磺酸钠溶液(550:440:20)		
检测波长	265nm		
柱温	30℃		

五、分析色谱图

1. HPLC 谱图

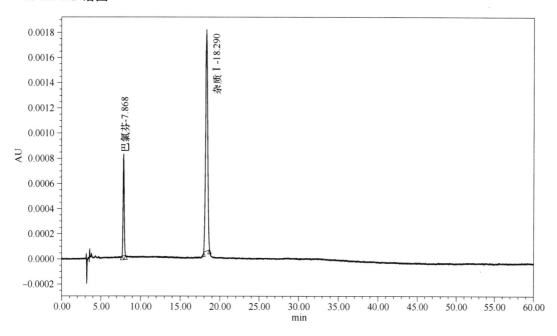

2. UHPLC 谱图

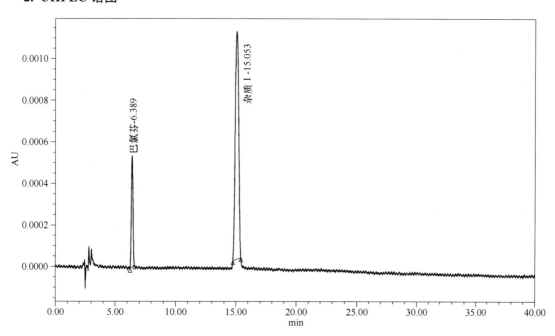

3. UPLC 谱图

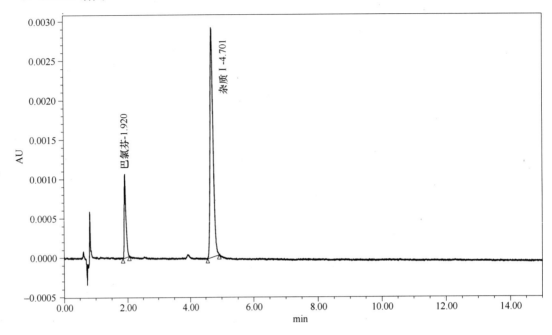

六、结果分析

方法	进样量 （μL）	流速 （mL/min）	巴氯芬与杂质 I 的分离度	巴氯芬 拖尾因子	巴氯芬 塔板数	运行时长 （min）	溶剂用量 （mL）
HPLC	10	0.8	27.32	1.14	17037	60	48
UHPLC	5	0.6	22.49	1.24	10466	40	24
UPLC	2	0.3	20.85	1.51	7149	15	4.5

七、杂质信息

杂质 I

$C_{10}H_{10}ClNO$ 195.65

4-（4-氯苯基）-2-吡咯烷酮

苯甲酸利扎曲普坦

Rizatriptan Benzoate

$C_{15}H_{19}N_5 \cdot C_7H_6O_2$ 391.47   ［145202-66-0］

3-[2-(二甲氨基)乙基]-5-(1H-1,2,4-三氮唑-1-基甲基)吲哚苯甲酸盐

一、性状

本品为白色或类白色结晶或结晶性粉末；无臭。

本品在水或甲醇中溶解，在乙醇中略溶，在乙酸乙酯中极微溶解。

二、液相色谱方法

用十八烷基硅烷键合硅胶为填充剂，以庚烷磺酸钠溶液(取庚烷磺酸钠 1.04g，加水 1000mL 使溶解，加磷酸 3mL，冰醋酸 3mL，用三乙胺调节 pH 值至 3.0)-乙腈(80:20)为流动相，检测波长为 280nm；记录色谱图至主成分峰保留时间的 4 倍，出峰顺序依次为利扎曲普坦与苯甲酸，理论板数按利扎曲普坦峰计算不低于 2500。

三、溶液的配制

取苯甲酸利扎曲普坦对照品，加流动相溶解并稀释制成每 1mL 中约含 1.2mg 的溶液，作为供试品溶液。

四、色谱条件

方法	HPLC	UHPLC	UPLC
仪器	ACQUITY Arc Path 1	ACQUITY Arc Path 2	ACQUITY UPLC H-Class
仪器配置	QSM，FTN，2998 PDA，柱温箱	QSM，FTN，2998 PDA，柱温箱	QSM，FTN，TUV，柱温箱
色谱柱	XBridge C18 4.6mm×250mm，5μm	XBridge BEH C18 4.6mm×150mm，2.5μm	ACQUITY UPLC BEH C18 2.1mm×100mm，1.7μm
流动相	庚烷磺酸钠溶液-乙腈(80:20)		
波长	280nm		
柱温	30℃		

五、分析色谱图

1. HPLC 谱图

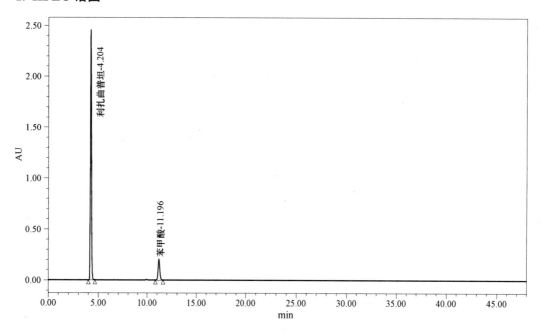

2. UHPLC 谱图

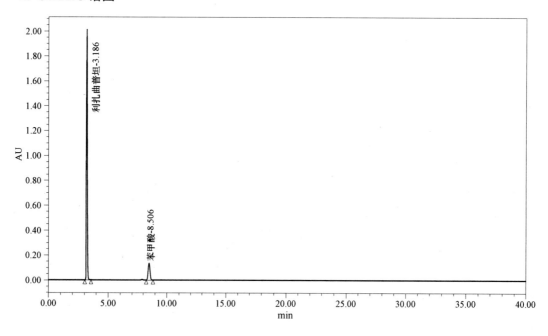

3. UPLC 谱图

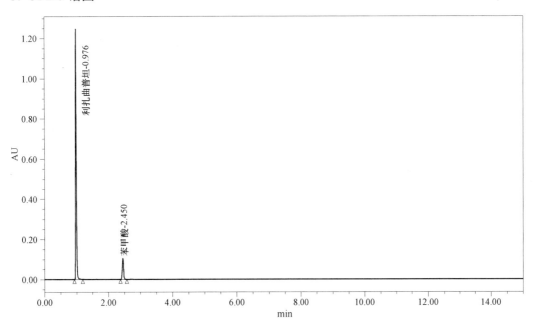

六、结果分析

方法	进样量 （μL）	流速 （mL/min）	利扎曲普坦与 苯甲酸的分离度	利扎曲普坦 拖尾因子	利扎曲普坦塔 板数	运行时长 （min）	溶剂用量 （mL）
HPLC	20	1	27.68	1.79	7487	48	48
UHPLC	10	0.8	24.26	1.33	6905	40	32
UPLC	1	0.4	23.75	1.45	7327	15	6

盐酸甲氯芬酯

Meclofenoxate Hydrochloride

C₁₂H₁₆ClNO₃·HCl 294.18 ［3685-84-5］

2-(二甲基氨基)乙基对氯苯氧基乙酸酯盐酸盐

一、性状

本品为白色结晶性粉末；略有特异臭。

本品在水中极易溶解，在三氯甲烷中溶解，在乙醚中几乎不溶。

二、液相色谱方法

用十八烷基硅烷键合硅胶为填充剂，以 0.05mol/L 辛烷磺酸钠(用磷酸调节 pH 值至 2.5)-乙腈(65:35)为流动相，检测波长为 225nm。记录色谱图至主成分峰保留时间的 2 倍，甲氯芬酯峰与水解产物峰(相对保留时间约 0.6)的分离度应大于 6.0。

三、溶液的配制

取盐酸甲氯芬酯对照品约 10mg，置 10mL 量瓶中，加水 4mL 溶解，置水浴加热 5 分钟，用乙腈稀释至刻度，摇匀。

四、色谱条件

方法	HPLC	UHPLC	UPLC
仪器	ACQUITY Arc Path 1	ACQUITY Arc Path 2	ACQUITY UPLC H-Class
仪器配置	QSM，FTN，2998 PDA，柱温箱	QSM，FTN，2998 PDA，柱温箱	QSM，FTN，TUV，柱温箱
色谱柱	XBridge C18 4.6mm×250mm，5μm	XBridge BEH C18 4.6mm×150mm，2.5μm	ACQUITY UPLC BEH C18 2.1mm×100mm，1.7μm
流动相	0.05mol/L 辛烷磺酸钠(用磷酸调节 pH 值至 2.5)-乙腈(65:35)		
检测波长	225nm		
柱温	30℃		

五、分析色谱图

1. HPLC 谱图

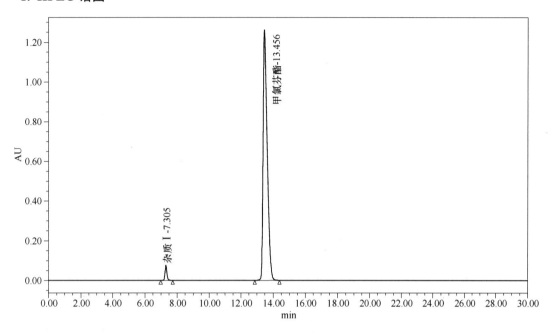

2. UHPLC 谱图

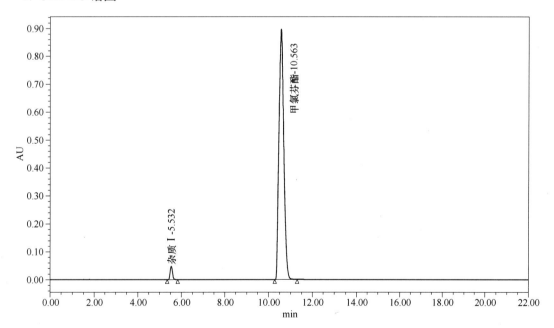

3. UPLC 谱图

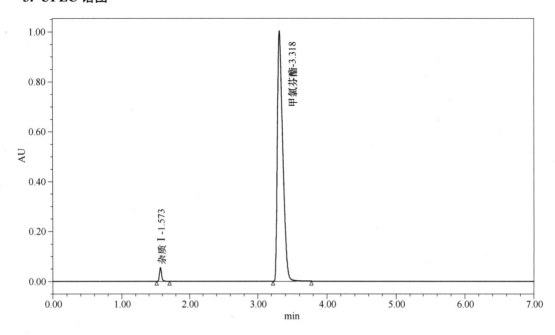

六、结果分析

方法	进样量 (μL)	流速 (mL/min)	甲氯芬酯与杂质 I 的分离度	甲氯芬酯 拖尾因子	甲氯芬酯 塔板数	运行时长 (min)	溶剂用量 (mL)
HPLC	10	1	17.20	1.79	12561	30	30
UHPLC	5	0.8	15.84	1.25	9256	22	17.6
UPLC	1	0.4	16.83	1.46	8353	7	2.8

七、杂质信息

杂质 I
$C_8H_7ClO_3$ 186.59
4-氯苯氧基乙酸

碘 佛 醇
Ioversol

C$_{18}$H$_{24}$I$_3$N$_3$O$_9$ 807.11   [87771–40–2]

N,N′–双(2,3–二羟基丙基)–5–[N–(2–羟乙基)羟乙酰氨基]–2,4,6–三碘–1,3–苯二甲酰胺

一、性状

本品为白色粉末；有引湿性。

本品在水中易溶，在乙醇中微溶，在三氯甲烷中几乎不溶。

二、液相色谱方法

用辛基硅烷键合硅胶为填充剂，以乙腈–水(4:96)为流动相，检测波长为 254nm。取系统适用性溶液 20μL 注入液相色谱仪，碘佛醇峰、杂质Ⅰ峰与杂质Ⅱ峰之间的分离度均应符合要求。记录供试品溶液色谱图至主成分峰保留时间的 3.5 倍，碘佛醇三个主峰的相对保留时间分别约为 0.87、0.92 与 1.0。

三、溶液的配制

取碘佛醇对照品，精密称定，加水溶解并定量稀释制成每 1mL 中含 1mg 的溶液，作为供试品溶液；精密量取适量，用水定量稀释制成每 1mL 中含 10μg 的溶液，作为对照溶液；另精密称取杂质Ⅰ对照品与杂质Ⅱ对照品各适量，加水溶解并定量稀释制成每 1mL 含杂质Ⅰ 1μg 与杂质Ⅱ 5μg 的溶液，作为对照品溶液；分别量取等体积的对照品溶液与对照溶液，混匀，作为系统适用性溶液。

四、色谱条件

方法	HPLC	UHPLC	UPLC
仪器	ACQUITY Arc Path 1	ACQUITY Arc Path 2	ACQUITY UPLC H–Class
仪器配置	QSM，FTN，2998 PDA，柱温箱	QSM，FTN，2998 PDA，柱温箱	QSM，FTN，TUV，柱温箱
色谱柱	XBridge C8 4.6mm×250mm，5μm	XBridge BEH C8 4.6mm×150mm，2.5μm	ACQUITY UPLC BEH C8 2.1mm×100mm，1.7μm

流动相	乙腈–水(4:96)
检测波长	254nm
柱温	30℃

五、分析色谱图

1. HPLC 谱图

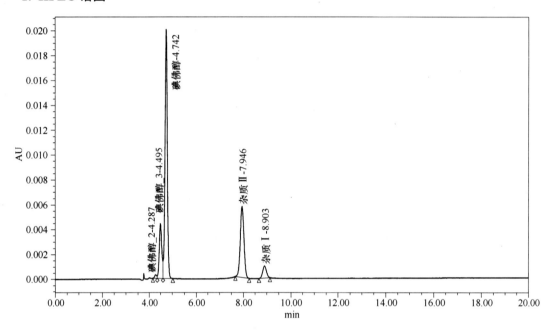

2. UHPLC 谱图

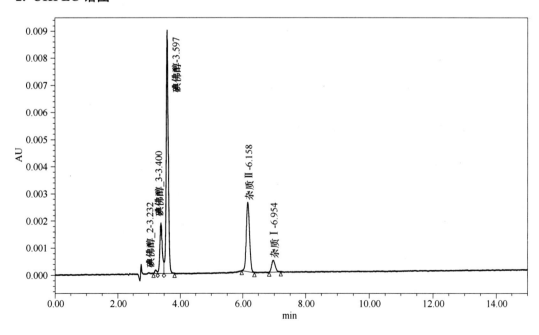

3. UPLC 谱图

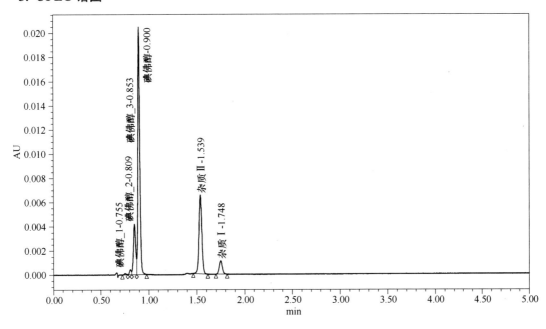

六、结果分析

方法	进样量 （μL）	流速 （mL/min）	碘佛醇 拖尾因子	碘佛醇 塔板数	分离度	运行时长 （min）	溶剂用量 （mL）
HPLC	20	1	1.12	11800	13.77	20	20
UHPLC	5	0.8	1.02	14548	16.23	15	12
UPLC	2	0.5	1.16	9909	13.74	5	2.5

七、杂质信息

杂质 I
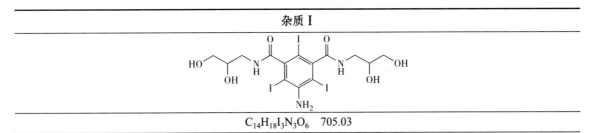
$C_{14}H_{18}I_3N_3O_6$ 705.03
N,N'–双（2,3–二羟基丙基）–5–氨基–2,4,6–三碘–1,3–苯二甲酰胺

杂质 II
$C_{18}H_{24}I_3N_3O_9$ 807.12
N,N'–双（2,3–二羟基丙基）–5–[2–（2–羟基乙氨基）–2–氧代乙氧基]–2,4,6–三碘–1,3–苯二甲酰胺

荧 光 素 钠

Fluorescein Sodium

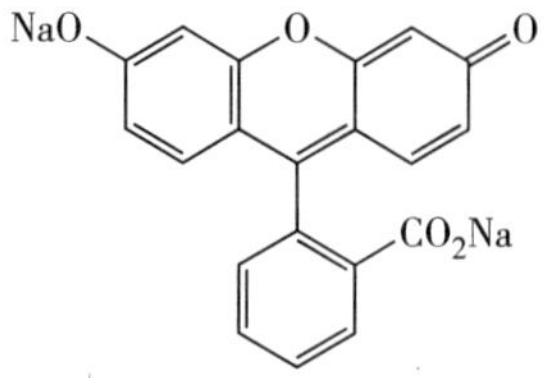

C$_{20}$H$_{10}$Na$_2$O$_5$ 376.28 ［518-47-8］
9-（邻羧基苯基）-6-羟基-3H-呫吨-3-酮二钠盐

一、性状

本品为橙红色粉末或略带金属光泽的块状物，研细后为橙红色粉末；无臭；极具引湿性。
本品在水中易溶，在乙醇中略溶。

二、液相色谱方法

用辛基硅烷键合硅胶为填充剂(4.6mm×250mm，5μm)，柱温为 30℃，以磷酸盐溶液(取磷酸二氢钾 1.22g，加水溶解并稀释至 1000mL，用磷酸调节 pH 值至 2.0)为流动相 A，乙腈为流动相 B，检测波长为 220nm，按下表进行梯度洗脱。记录色谱图。对照品溶液色谱图中，杂质 I 峰与杂质 II 峰之间的分离度应大于 5.0。

时间(min)	流动相 A(%)	流动相 B(%)
0	85	15
25	20	80
34	20	80
35	85	15
45	85	15

三、溶液的配制

取荧光素钠对照品适量，精密称定，加溶剂[乙腈-水(15:85)]溶解并定量稀释制成每 1mL 中含 0.5mg 的溶液，作为供试品溶液；精密量取 1mL 供试品溶液，置 200mL 量瓶中，用上述溶剂稀释至刻度，摇匀，作为对照溶液；另取间苯二酚(杂质 I)对照品与邻苯二甲酸(杂质 II)对照品适量，精密称定，加上述溶剂溶解并定量稀释制成每 1mL 中各约含 2.5μg 的混合溶液，作为对照品溶液。

四、色谱条件

方法	HPLC	UHPLC	UPLC
仪器	ACQUITY Arc Path 1	ACQUITY Arc Path 2	ACQUITY UPLC H–Class
仪器配置	QSM，FTN，2998 PDA，柱温箱	QSM，FTN，2998 PDA，柱温箱	QSM，FTN，TUV，柱温箱
色谱柱	XBridge C8 4.6mm×250mm，5μm	XBridge BEH C8 4.6mm×150mm，2.5μm	ACQUITY UPLC BEH C8 2.1mm×100mm，1.7μm

流动相及梯度表	流动相 A，B，按药典要求配制，梯度表如下：			流动相 A，B，按药典要求配制，梯度表如下：			流动相 A，B，按药典要求配制，梯度表如下：				
	时间 (min)	流动相 A(%)	流动相 B(%)	时间 (min)	流动相 A(%)	流动相 B(%)	时间 (min)	流动相 A(%)	流动相 B(%)		
	0	85	15	0	85	15	0	85	15		
	25	20	80	18.75	20	80	4.17	20	80		
	34	20	80	25.5	20	80	5.67	20	80		
	35	85	15	26.25	85	15	5.84	85	15		
	45	85	15	34	85	15	7.5	85	15		

检测波长	220nm
柱温	30℃

五、分析色谱图

1. HPLC 谱图

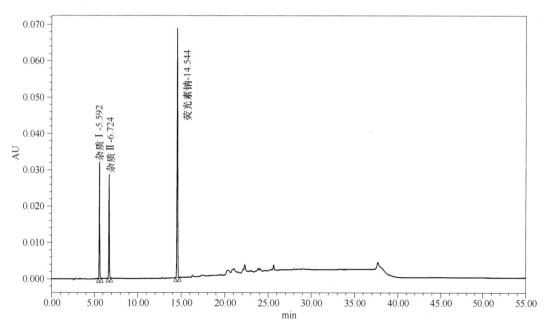

2. UHPLC 谱图

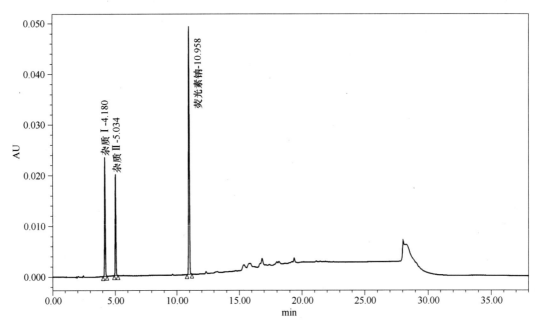

3. UPLC 谱图

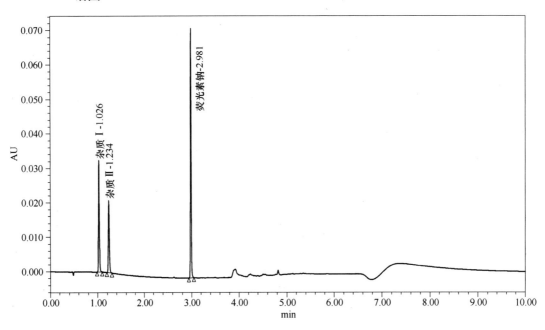

六、结果分析

方法	进样量 （μL）	流速 （mL/min）	荧光素钠与杂质Ⅱ 的分离度	荧光素钠 拖尾因子	荧光素钠 塔板数	运行时长 （min）	溶剂用量 （mL）
HPLC	20	1.0	58.62	1.05	165511	45.0	45.00
UHPLC	10	0.8	51.90	1.11	126036	34.0	27.20
UPLC	2	0.5	50.09	1.05	145016	7.5	3.75

七、杂质信息

杂质 I
$C_6H_6O_2$ 110.11
间苯二酚

杂质 II
$C_8H_6O_4$ 166.13
邻苯二甲酸

磷酸奥司他韦

Oseltamivir Phosphate

C$_{16}$H$_{28}$N$_2$O$_4$·H$_3$PO$_4$ 410.40   [204255-11-8]

(3R,4R,5S)-4-乙酰氨基-5-氨基-3-(1-乙基丙氧基)-1-环己烯-1-羧酸乙酯磷酸盐

一、性状

本品为白色或类白色结晶性粉末。

本品在水或甲醇中易溶，在 N，N-二甲基甲酰胺中微溶，在乙醚中几乎不溶。

二、液相色谱方法

用辛基硅烷键合硅胶为填充剂；以 0.05mol/L 磷酸二氢钾溶液(用 1mol/L 氢氧化钾溶液调节 pH 值至 5.6)-甲醇-乙腈(700:245:135)为流动相；流速为每分钟 1.0mL；检测波长为 207nm；柱温 50℃。杂质Ⅰ、杂质Ⅱ和杂质Ⅲ各峰之间的分离度应符合要求。

三、溶液的配制

取磷酸奥司他韦对照品约 50mg，精密称定，置 50mL 量瓶中，加溶剂[0.003mol/L 磷酸溶液-甲醇-乙腈(620:245:135)]溶解并稀释至刻度，摇匀，作为供试品溶液；精密量取供试品溶液适量，用流动相定量稀释制成每 1mL 中约含 1μg 的溶液，作为对照溶液；另取杂质Ⅰ对照品、杂质Ⅱ对照品及杂质Ⅲ对照品各适量，分别精密称定，加溶剂溶解并定量稀释制成每 1mL 中约含杂质Ⅰ1.0μg、杂质Ⅱ1.0μg 及杂质Ⅲ2.0μg 的溶液，作为对照品溶液。

四、色谱条件

方法	HPLC	UHPLC	UPLC
仪器	ACQUITY Arc Path 1	ACQUITY Arc Path 2	ACQUITY UPLC H-Class
仪器配置	QSM，FTN，2998 PDA，柱温箱	QSM，FTN，2998 PDA，柱温箱	QSM，FTN，TUV，柱温箱
色谱柱	XBridge C8 4.6mm×250mm，5μm	XBridge BEH C8 4.6mm×150mm，2.5μm	ACQUITY UPLC BEH C8 2.1mm×100mm，1.7μm
流动相	0.05mol/L 磷酸二氢钾溶液-甲醇-乙腈(700:245:135)		
检测波长	207nm		
柱温	50℃		

五、分析色谱图

1. HPLC 谱图

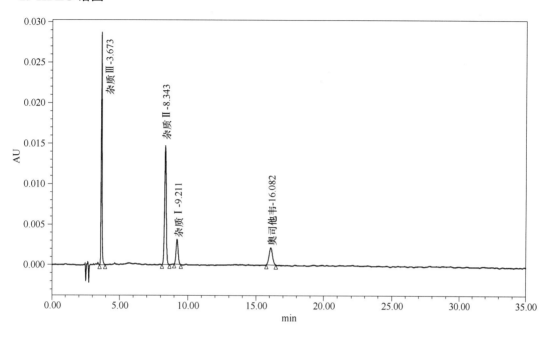

2. UHPLC 谱图

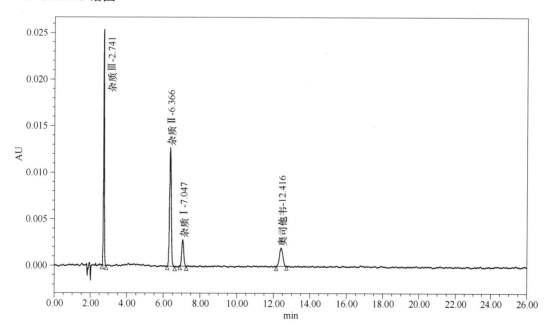

3. UPLC 谱图

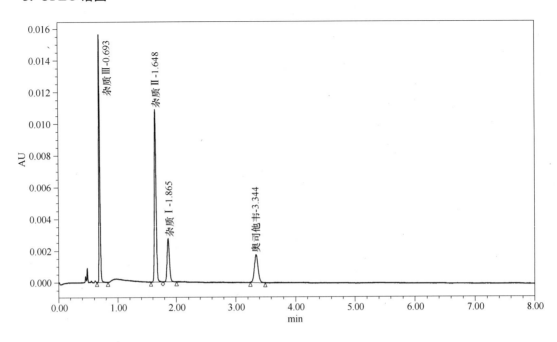

六、结果分析

方法	进样量 （μL）	流速 （mL/min）	奥司他韦与杂质 I 的分离度	奥司他韦 拖尾因子	奥司他韦 塔板数	运行时长 （min）	溶剂用量 （mL）
HPLC	15	1.0	17.92	1.08	18490	35	35.0
UHPLC	8	0.8	18.86	0.97	19618	26	20.8
UPLC	2	0.5	15.46	1.10	12688	8	4.0

七、杂质信息

杂质 I

$C_{15}H_{26}N_2O_4 \cdot H_3PO_4$ 396.38

(3R,4R,5S)-4-乙酰氨基-5-氨基-3-(1-乙基丙氧基)-1-环己烯-1-羧酸甲酯磷酸盐

杂质 II

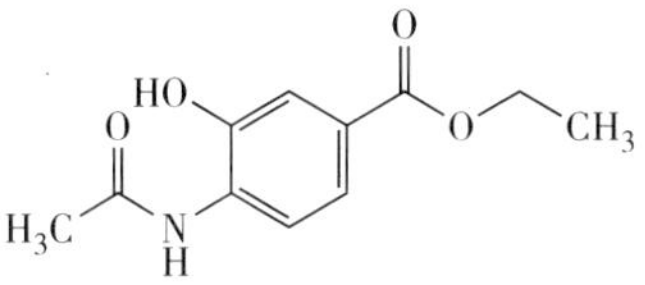

C₁₁H₁₃NO₄ 223.08

3-羟基-4-乙酰氨基苯甲酸乙酯

杂质 III

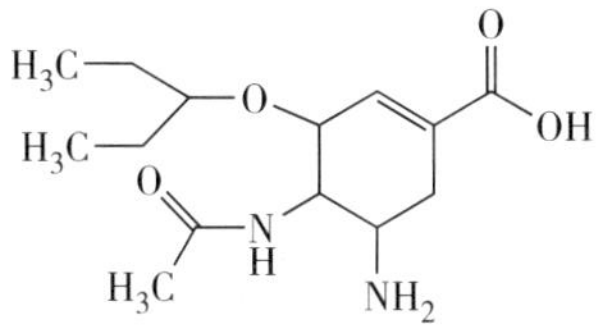

C₁₄H₂₄N₂O₄ 284.36

(3R,4R,5S)-4-乙酰氨基-5-氨基-3-(1-乙基丙氧基)-1-环己烯-1-羧酸

叶　酸

Folic Acid

C$_{19}$H$_{19}$N$_7$O$_6$　441.40　[59-30-3]

N-[4-[(2-氨基-4-氧代-1,4-二氢-6-蝶啶)甲氨基]苯甲酰基]-L-谷氨酸

一、性状

本品为黄色至橙黄色结晶性粉末；无臭。

本品在水、乙醇、丙酮、三氯甲烷或乙醚中不溶；在氢氧化钠试液或10%碳酸钠溶液中易溶。

二、液相色谱方法

用十八烷基硅烷键合硅胶为填充剂；以磷酸盐缓冲液(pH5.0)(取磷酸二氢钾 2.0g，加水约650mL溶解，加0.5mol/L四丁基氢氧化铵的甲醇溶液 15mL、1mol/L磷酸溶液7mL与甲醇270mL，放冷，用1mol/L 磷酸溶液或氨试液调节pH值至5.0，用水稀释至1000mL)为流动相，检测波长为280nm；流速为每分钟1.2mL。

三、溶液的配制

取叶酸对照品约100mg，置100mL量瓶中，加氨试液约1mL使溶解，用流动相稀释至刻度，摇匀，作为供试品溶液。精密量取供试品溶液1mL，置100mL量瓶中，用流动相稀释至刻度，摇匀，作为对照溶液。取蝶酸对照品10mg，置100mL量瓶中，加0.1mol/L 碳酸钠溶液5mL与供试品溶液10mL，加流动相溶解并稀释至刻度，摇匀，作为系统适用性溶液。

四、色谱条件

方法	HPLC	UHPLC	UPLC
仪器	ACQUITY Arc Path 1	ACQUITY Arc Path 2	ACQUITY UPLC H-Class
仪器配置	QSM，FTN，2998 PDA，柱温箱	QSM，FTN，2998 PDA，柱温箱	QSM，FTN，TUV，柱温箱
色谱柱	XBridge C18 4.6mm×250mm，5μm	XBridge BEH C18 4.6mm×150mm，2.5μm	ACQUITY UPLC BEH C18 2.1mm×100mm，1.7μm
流动相	磷酸盐缓冲液(pH 5.0)，同药典要求		
检测波长	280nm		
柱温	35℃		

五、分析色谱图

1. HPLC 谱图

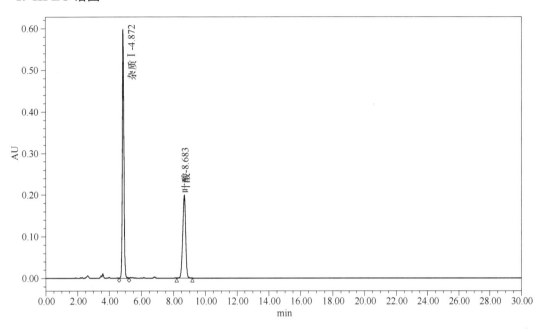

2. UHPLC 谱图

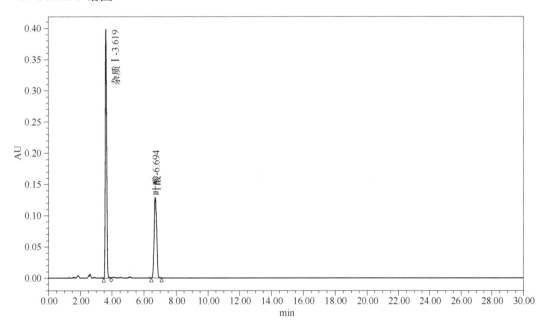

3. UPLC 谱图

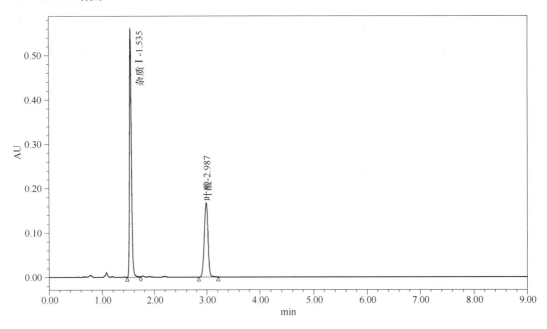

六、结果分析

方法	进样量 (μL)	流速 (mL/min)	叶酸与杂质 I 的分离度	叶酸 拖尾因子	叶酸 塔板数	运行时长 (min)	溶剂用量 (mL)
HPLC	10	1.2	14.81	0.90	11245	30	36.00
UHPLC	5	1.0	13.41	1.12	7738	21	21.00
UPLC	1	0.35	15.04	0.96	8749	9	3.15

七、杂质信息

杂质 I

$C_{14}H_{12}N_6O_3$　312.28

4-[[(2-氨基-4-氧代-3,4-二氢蝶啶-6-基) 甲基] 氨基] 苯甲酸

对乙酰氨基酚

Paracetamol

C$_8$H$_9$NO$_2$ 151.16   [103-90-2]

4'-羟基乙酰苯胺

一、性状

本品为白色结晶或结晶性粉末；无臭。

本品在热水或乙醇中易溶，在丙酮中溶解，在水中略溶。

二、液相色谱方法

用辛基硅烷键合硅胶为填充剂；以磷酸盐缓冲液(取磷酸氢二钠8.95g，磷酸二氢钠3.9g，加水溶解至1000mL，加10%四丁基氢氧化铵溶液12mL)–甲醇(90:10)为流动相；检测波长为245nm；柱温为40℃。记录色谱图至主峰保留时间的4倍，理论板数按对乙酰氨基酚峰计算不低于2000，对氨基酚峰与对乙酰氨基酚峰的分离度应符合要求。

对氯苯乙酰胺　临用新制。用辛基硅烷键合硅胶为填充剂；以磷酸盐缓冲液(取磷酸氢二钠8.95g，磷酸二氢钠3.9g，加水溶解至1000mL，加10%四丁基氢氧化铵12mL)–甲醇(60:40)为流动相；检测波长为245mn；柱温为40℃；理论板数按对乙酰氨基酚峰计算不低于2000，对氯苯乙酰胺峰与对乙酰氨基酚峰的分离度应符合要求。

三、溶液的配制

取对氯苯乙酰胺对照品与对乙酰氨基酚对照品各适量，精密称定，加溶剂[甲醇–水(4:6)]溶解并制成每1mL中约含对氯苯乙酰胺1μg与对乙酰氨基酚20μg的混合溶液。

四、色谱条件

方法	HPLC	UHPLC	UPLC
仪器	ACQUITY Arc Path 1	ACQUITY Arc Path 2	ACQUITY UPLC H–Class
仪器配置	QSM，FTN，2998 PDA，柱温箱	QSM，FTN，2998 PDA，柱温箱	QSM，FTN，TUV，柱温箱
色谱柱	XBridge C8 4.6mm×250mm，5μm	XBridge BEH C8 4.6mm×150mm，2.5μm	ACQUITY UPLC BEH C8 2.1mm×100mm，1.7μm
流动相	磷酸盐缓冲液–甲醇(90:10) 磷酸盐缓冲液–甲醇(60:40)		
检测波长	245nm		
柱温	40℃		

五、分析色谱图

1. HPLC 谱图

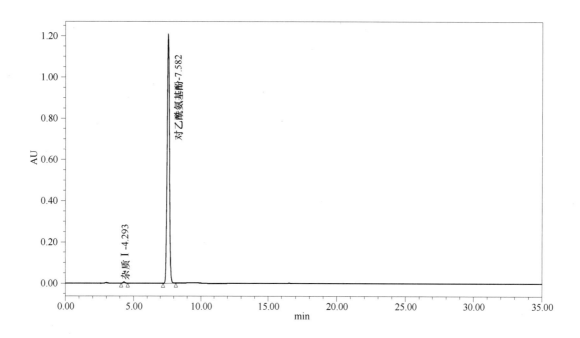

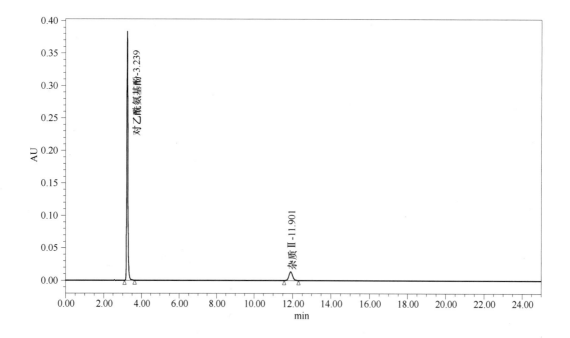

2. UHPLC 谱图

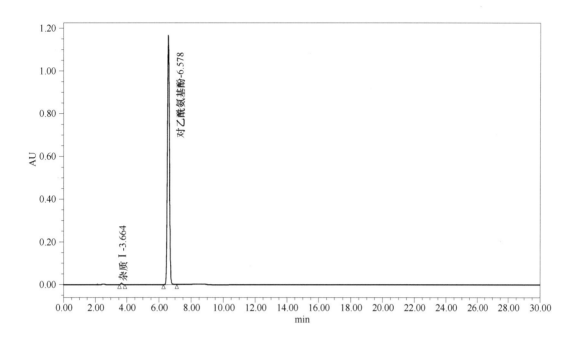

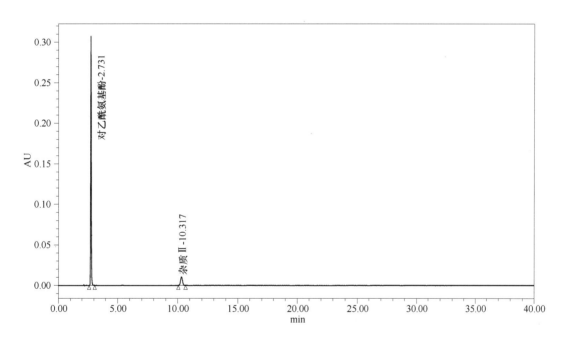

3. UPLC 谱图

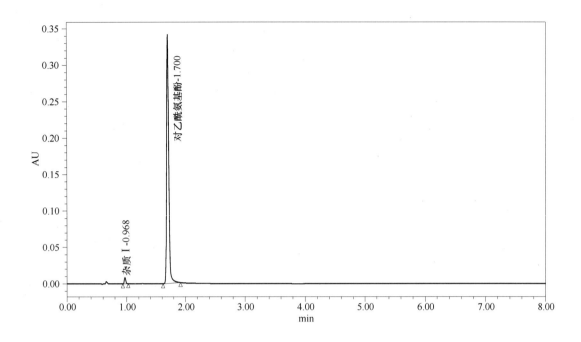

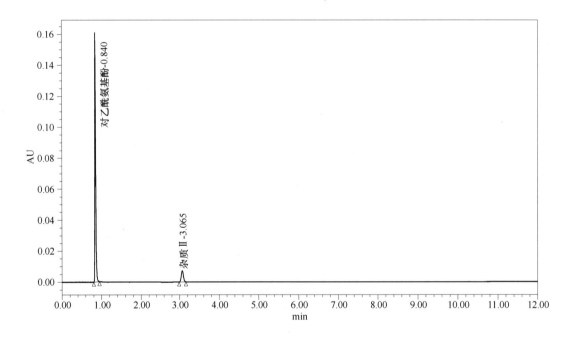

六、结果分析

方法	进样量 （μL）	流速 （mL/min）	对乙酰氨基酚 与杂质 I 的 分离度	对乙酰氨基酚 拖尾因子	对乙酰氨基酚 塔板数	运行时长 （min）	溶剂用量 （mL）
HPLC	20	1.0	12.21	1.11	9396	35	35.0
UHPLC	10	0.8	14.59	1.11	12442	30	24.0
UPLC	1	0.4	13.36	1.14	11190	8	3.2

方法	进样量 （μL）	流速 （mL/min）	对乙酰氨基酚 与杂质Ⅱ的 分离度	对乙酰氨基酚 拖尾因子	对乙酰氨基酚 塔板数	运行时长 （min）	溶剂用量 （mL）
HPLC	20	1.0	38.12	1.23	14855	25	25.0
UHPLC	10	0.8	37.10	1.25	13103	20	16.0
UPLC	1	0.35	31.77	1.41	7308	6	2.1

七、杂质信息

杂质Ⅰ
HO—⬡—NH$_2$
C$_6$H$_7$NO 109.13
对氨基苯酚

杂质Ⅱ
Cl—⬡—NH—C(=O)CH$_3$
C$_8$H$_8$ClNO 169.61
对氯苯乙酰胺

盐酸哌唑嗪

Prazosin Hydrochloride

$C_{19}H_{21}N_5O_4 \cdot HCl$ 419.87   [19237-84-4]

1-(4-氨基-6,7-二甲氧基-2-喹唑啉基)-4-(2-呋喃甲酰基)哌嗪盐酸盐

一、性状

本品为白色或类白色结晶性粉末；无臭。

本品在乙醇中微溶，在水中几乎不溶。

二、液相色谱方法

用十八烷基硅烷键合硅胶为填充剂；以 pH 5.0 缓冲液(取戊烷磺酸钠 3.484g 和氢氧化四甲基铵 3.64g，加水 1000mL 使溶解，用冰醋酸调节 pH 值至 5.0)-甲醇(50:50)为流动相；检测波长为254nm。记录色谱图至主成分峰保留时间的 4 倍，甲氧氯普胺峰与哌唑嗪峰的分离度应大于 8.0。

三、溶液的配制

取甲氧氯普胺和盐酸哌唑嗪各适量，加流动相溶解并稀释制成每 1mL 中分别含 32μg 和 4μg 的溶液。

四、色谱条件

方法	HPLC	UHPLC	UPLC
仪器	ACQUITY Arc Path 1	ACQUITY Arc Path 2	ACQUITY UPLC H-Class
仪器配置	QSM，FTN，2998 PDA，柱温箱	QSM，FTN，2998 PDA，柱温箱	QSM，FTN，TUV，柱温箱
色谱柱	XSelect HSS T3 4.6mm×250mm，5μm	XSelect HSS T3 4.6mm×150mm，2.5μm	ACQUITY UPLC HSS T3 2.1mm×100mm，1.8μm
流动相	pH 5.0 缓冲液-甲醇(50:50)		
检测波长	254nm		
柱温	35℃		

五、分析色谱图

1. HPLC 谱图

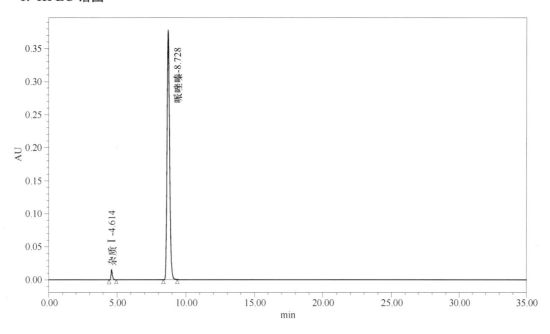

2. UHPLC 谱图

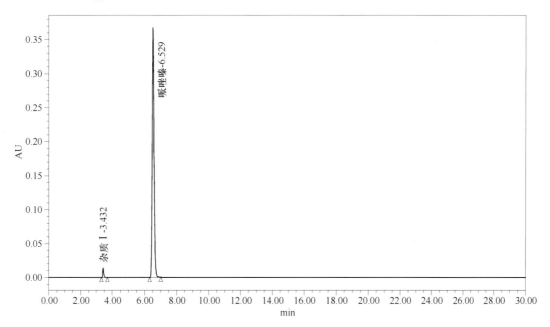

3. UPLC 谱图

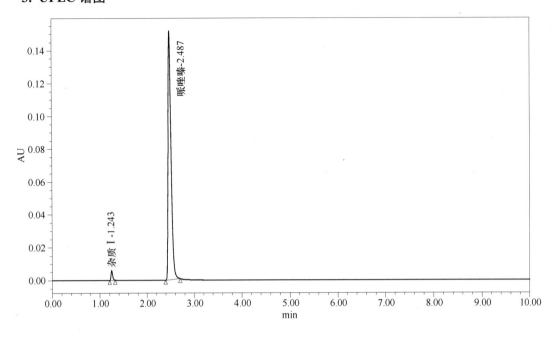

六、结果分析

方法	进样量 (μL)	流速 (mL/min)	哌唑嗪与杂质 I 的分离度	哌唑嗪 拖尾因子	哌唑嗪 塔板数	运行时长 (min)	溶剂用量 (mL)
HPLC	20	1.0	15.85	1.18	11378	35	35.0
UHPLC	10	0.8	18.40	1.29	16395	30	24.0
UPLC	1	0.35	14.13	1.36	8004	10	3.5

七、杂质信息

杂质 I

$C_{14}H_{22}ClN_3O_2$ 299.80

N-[(2-二乙氨基)乙基]-4-氨基-2-甲氧基-5-氯-苯甲酰胺

磷酸伯氨喹

Primaquine Phosphate

$C_{15}H_{21}N_3O \cdot 2H_3PO_4$ 455.34   ［63-45-6］

（±）-8-［(4-氨基-1-甲基丁基)氨基］-6-甲氧基喹啉二磷酸盐

一、性状

本品为橙红色结晶性粉末；无臭。

本品在水中溶解，在二氯甲烷或乙醇中不溶。

二、液相色谱方法

用辛基硅烷键合硅胶为填充剂(Inertsil，4.6mm×75mm，3μm 或效能相当的色谱柱)；以水-乙腈-四氢呋喃-三氟乙酸(90:9:1:0.1)为流动相；流速为每分钟 1.5mL；检测波长为 265nm。磷酸伯氨喹峰的保留时间约为 12.5 分钟，杂质Ⅰ峰的相对保留时间约为 0.8；杂质Ⅰ峰与伯氨喹峰的分离度应大于 2.5，理论板数按伯氨喹峰计算不低于 3000。

三、溶液的配制

取磷酸伯氨喹对照品与杂质Ⅰ对照品各适量，加流动相溶解并稀释制成每 1mL 中分别约含 0.26mg 与 5μg 的混合溶液。

四、色谱条件

方法	HPLC	UHPLC	UPLC
仪器	—	ACQUITY Arc Path 2	ACQUITY UPLC H-Class
仪器配置	—	QSM，FTN，2998 PDA，柱温箱	QSM，FTN，TUV，柱温箱
色谱柱	—	XBridge BEH C8 4.6mm×150mm，2.5μm	ACQUITY UPLC BEH C8 2.1mm×100mm，1.7μm
流动相	水-乙腈-四氢呋喃-三氟乙酸(90:9:1:0.1)		
检测波长	265nm		
柱温	30℃		

五、分析色谱图

1. UHPLC 谱图

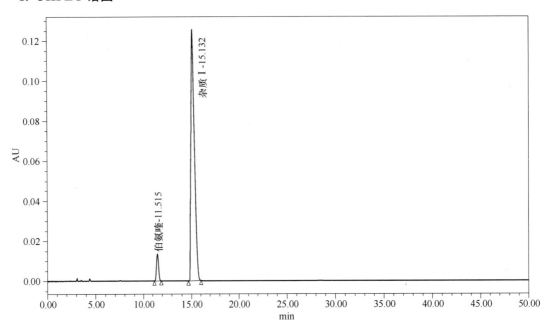

2. UPLC 谱图

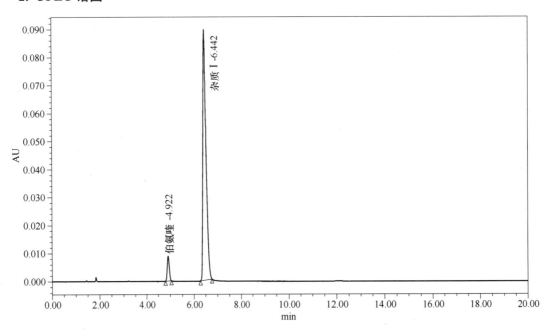

六、结果分析

方法	进样量 （μL）	流速 （mL/min）	伯氨喹与杂质 I 的分离度	伯氨喹 拖尾因子	伯氨喹 塔板数	运行时长 （min）	溶剂用量 （mL）
UHPLC	10	1.5	6.00	1.09	13264	50	75
UPLC	1	0.55	7.11	1.05	17006	20	11

七、杂质信息

杂质 I
$C_{15}H_{21}N_3O$ 259.35
8–[(4–氨基戊基)氨基]–6–甲氧基喹啉

氯 碘 羟 喹

Clioquinol

C₉H₅ClINO　305.50　[130-26-7]

5-氯-7-碘-8-羟基喹啉

一、性状

本品为淡黄色至褐黄色疏松粉末；似有特异臭；遇光易变质。

本品在沸无水乙醇中微溶，在水或乙醇中不溶；在热冰醋酸中溶解。

二、液相色谱方法

用辛基硅烷键合硅胶为填充剂；以乙二胺四醋酸二钠盐缓冲液(取乙二胺四醋酸二钠 0.5g，加水 400mL，振摇使溶解，加三乙胺 4mL，用磷酸调节 pH 值至 3.0)-甲醇(35:65)为流动相；检测波长为 254nm。记录色谱图至主成分峰保留时间的 4 倍。

三、溶液的配制

取氯碘羟喹系统适用性对照品约 10mg，置 100mL 量瓶中，加甲醇 10mL 微温使溶解，用流动相稀释至刻度，摇匀。

四、色谱条件

方法	HPLC	UHPLC	UPLC
仪器	ACQUITY Arc Path 1	ACQUITY Arc Path 2	ACQUITY UPLC H-Class
仪器配置	QSM，FTN，2998 PDA，柱温箱	QSM，FTN，2998 PDA，柱温箱	QSM，FTN，TUV，柱温箱
色谱柱	XBridge C8 4.6mm×250mm，5μm	XBridge BEH C8 4.6mm×150mm，2.5μm	ACQUITY UPLC BEH C8 2.1mm×100mm，1.7μm
流动相	乙二胺四醋酸二钠盐缓冲液-甲醇(35:65)		
检测波长	254nm		
柱温	30℃		

五、分析色谱图

1. HPLC 谱图

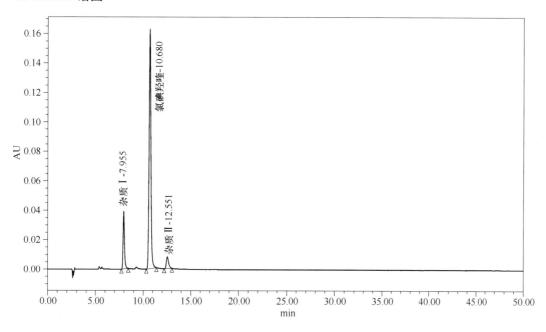

2. UHPLC 谱图

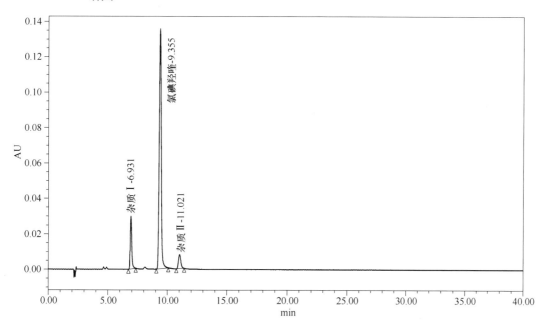

3. UPLC 谱图

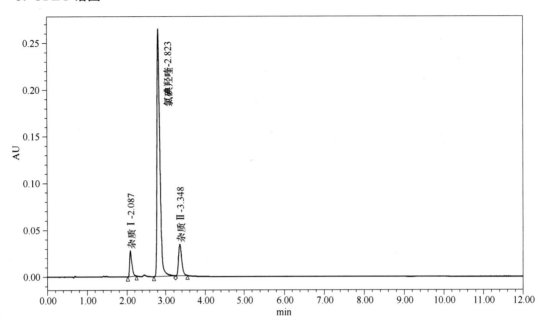

六、结果分析

方法	进样量 (μL)	流速 (mL/min)	氯碘羟喹与杂质II 的分离度	氯碘羟喹 拖尾因子	氯碘羟喹 塔板数	运行时长 (min)	溶剂用量 (mL)
HPLC	20	1.0	4.82	1.25	16395	50	50.0
UHPLC	10	0.8	4.93	1.20	15463	40	32.0
UPLC	1	0.35	3.67	1.47	7593	12	4.2

盐酸苯海拉明

Diphenhydramine Hydrochloride

C$_{17}$H$_{21}$NO・HCl   291.82   [147−24−0]

N,N−二甲基−2−(二苯基甲氧基)乙胺盐酸盐

一、性状

本品为白色结晶性粉末；无臭。

本品在水中极易溶解，在乙醇或三氯甲烷中易溶，在丙酮中略溶，在乙醚中极微溶解。

二、液相色谱方法

用氰基键合硅胶为填充剂；以乙腈−水−三乙胺(50:50:0.5)(用冰醋酸调节 pH 值至 6.5)为流动相；检测波长为 258nm。记录色谱图。理论板数按苯海拉明峰计算不低于 5000，苯海拉明峰与二苯酮峰的分离度应大于 2.0。

三、溶液的配制

取二苯酮 5mg，置 100mL 量瓶中，加乙腈 5mL 使溶解，用水稀释至刻度，摇匀；另取盐酸苯海拉明 5mg，置 10mL 量瓶中，加上述二苯酮溶液 1mL，用水稀释至刻度，摇匀。

四、色谱条件

方法	HPLC	UHPLC	UPLC
仪器	ACQUITY Arc Path 1	ACQUITY Arc Path 2	ACQUITY UPLC H−Class
仪器配置	QSM，FTN，2998 PDA，柱温箱	QSM，FTN，2998 PDA，柱温箱	QSM，FTN，TUV，柱温箱
色谱柱	XSelect HSS CN 4.6mm×250mm，5μm	XSelect HSS CN 4.6mm×150mm，2.5μm	ACQUITY UPLC HSS CN 2.1mm×100mm，1.8μm
流动相	乙腈−水−三乙胺(50:50:0.5)(用冰醋酸调节 pH 值至 6.5)		
检测波长	258nm		
柱温	30℃		

五、分析色谱图

1. HPLC 谱图

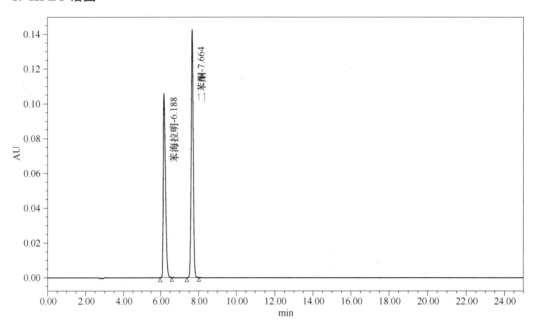

2. UHPLC 谱图

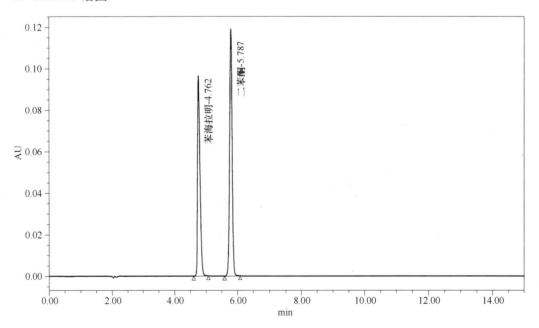

3. UPLC 谱图

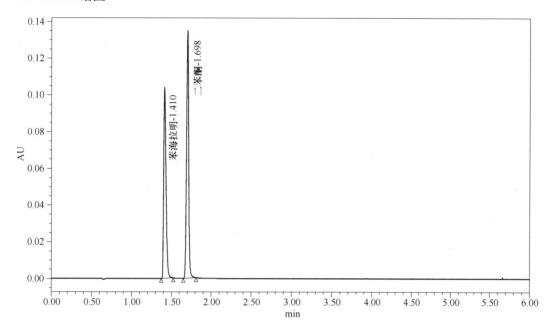

六、结果分析

方法	进样量 （μL）	流速 （mL/min）	苯海拉明与杂质 I 的分离度	苯海拉明 拖尾因子	苯海拉明 塔板数	运行时长 （min）	溶剂用量 （mL）
HPLC	20	1.0	7.01	1.73	13222	25	25.0
UHPLC	10	0.8	6.88	1.67	16810	15	12.0
UPLC	2	0.4	5.65	1.79	11407	6	2.4

七、杂质信息

杂质 I
$C_{13}H_{10}O$ 182.22
二苯甲酮

烟酸占替诺

Xanthinol Nicotinate

$C_{13}H_{21}N_5O_4 \cdot C_6H_5NO_2$ 434.45   [437-74-1]

7-[2-羟基-3-[(2-羟乙基)甲氨基]丙基]茶碱烟酸盐

一、性状

本品为白色结晶或结晶性粉末；无臭。

本品在水中或冰醋酸中易溶，在无水乙醇或三氯甲烷中极微溶解。

二、液相色谱方法

用十八烷基硅烷键合硅胶为填充剂；以0.1%三乙胺(用醋酸调节pH值至3.3)-甲醇(93:7)为流动相；检测波长为267nm。理论板数按占替诺峰计算不低于1500。

三、溶液的配制

取烟酸占替诺对照品和茶碱对照品各适量，加流动相溶解并定量稀释制成每1mL中约含0.3mg的烟酸占替诺溶液和每1mL中含0.9μg的茶碱溶液。

四、色谱条件

方法	HPLC	UHPLC	UPLC
仪器	ACQUITY Arc Path 1	ACQUITY Arc Path 2	ACQUITY UPLC H-Class
仪器配置	QSM，FTN，2998 PDA，柱温箱	QSM，FTN，2998 PDA，柱温箱	QSM，FTN，TUV，柱温箱
色谱柱	XSelect HSS T3 4.6mm×250mm，5μm	XSelect HSS T3 4.6mm×150mm，2.5μm	ACQUITY UPLC HSS T3 2.1mm×100mm，1.8μm
流动相	0.1%三乙胺(用醋酸调节pH值至3.3)-甲醇(93:7)		
检测波长	267nm		
柱温	30℃		

五、分析色谱图

1. HPLC 谱图

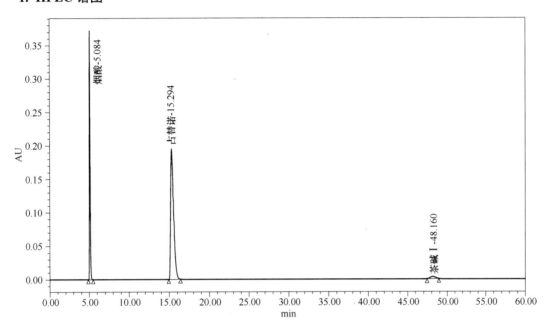

2. UHPLC 谱图

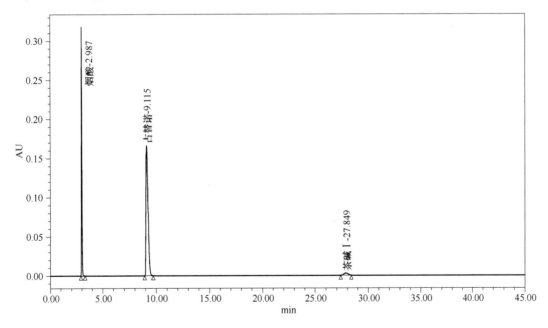

3. UPLC 谱图

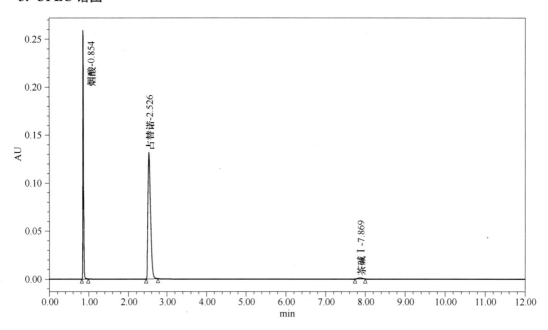

六、结果分析

方法	进样量 （µL）	流速 （mL/min）	占替诺与茶碱 的分离度	占替诺 拖尾因子	占替诺 塔板数	运行时长 （min）	溶剂用量 （mL）
HPLC	20	1.0	32.12	1.89	7211	60	60
UHPLC	10	1.0	32.46	1.85	9023	45	45
UPLC	1	0.5	30.73	1.54	5823	12	6

七、杂质信息

茶碱

$n=0$，$C_7H_8N_4O_2$　180.17

1,3-二甲基-3,7-二氢-1H-嘌呤-2,6-二酮

曲 尼 司 特

Tranilast

C$_{18}$H$_{17}$NO$_5$　327.33　［53902–12–8］

N–(3,4–二甲氧基肉桂酰)邻氨基苯甲酸

一、性状

本品为淡黄色或淡黄绿色结晶或结晶性粉末；无臭，无味。

本品在 *N,N*–二甲基甲酰胺中易溶，在甲醇中微溶，在水中不溶。

二、液相色谱方法

用十八烷基硅烷键合硅胶为填充剂，以甲醇–乙腈–0.02mol/L 醋酸铵溶液（1:1:2）（用冰醋酸调节 pH 值至 4.0±0.05）为流动相，检测波长为 308nm。记录色谱图至主成分峰保留时间的 4 倍。理论板数按曲尼司特峰计算不低于 4000，曲尼司特峰与相邻杂质峰的分离度应符合要求。

三、溶液的配制

取曲尼司特对照品约 50mg，加甲醇 50mL，超声使溶解，摇匀，在光强度 1500lx 以上照射 2 小时，摇匀，放冷。

四、色谱条件

方法	HPLC	UHPLC	UPLC
仪器	ACQUITY Arc Path 1	ACQUITY Arc Path 2	ACQUITY UPLC H-Class
仪器配置	QSM，FTN，2998 PDA，柱温箱	QSM，FTN，2998 PDA，柱温箱	QSM，FTN，TUV，柱温箱
色谱柱	XBridge C18 4.6mm×250mm，5μm	XBridge BEH C18 4.6mm×150mm，2.5μm	ACQUITY UPLC BEH C18 2.1mm×100mm，1.7μm
流动相	甲醇–乙腈–0.02mol/L 醋酸铵溶液(1:1:2)（用冰醋酸调节 pH 值至 4.0±0.05）		
检测波长	308nm		
柱温	30℃		

五、分析色谱图

1. HPLC 谱图

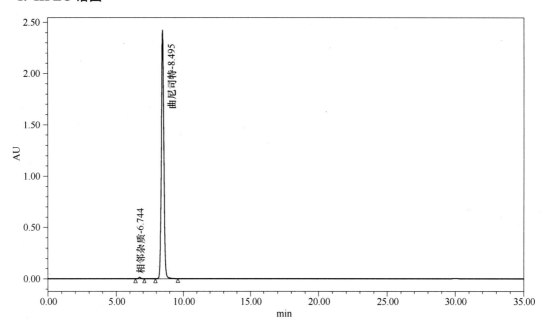

2. UHPLC 谱图

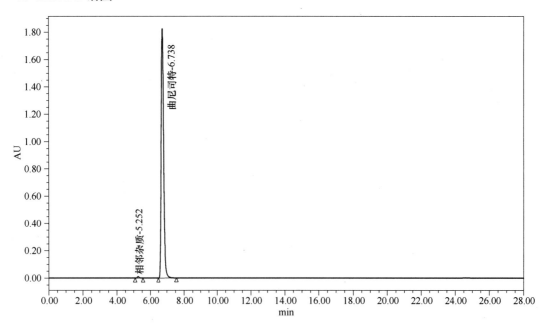

3. UPLC 谱图

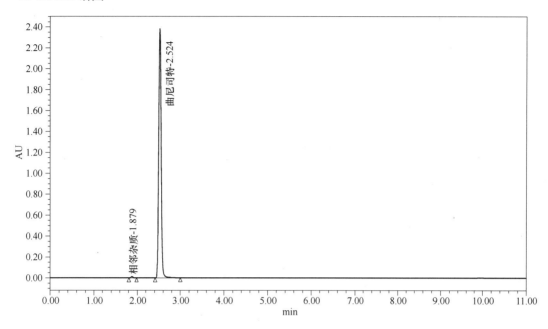

六、结果分析

方法	进样量 （μL）	流速 （mL/min）	曲尼司特 与相邻杂质 的分离度	曲尼司特 拖尾因子	曲尼司特 塔板数	运行时长 （min）	溶剂用量 （mL）
HPLC	10	1.0	5.34	0.99	9458	35	35.00
UHPLC	5	0.8	6.08	1.18	9912	28	22.40
UPLC	1	0.35	7.10	1.09	10140	11	3.85

丙 酸 睾 酮

Testosterone Propionate

C$_{22}$H$_{32}$O$_3$　344.49　[57–85–2]

17β–羟基雄甾–4–烯–3–酮丙酸酯

一、性状

本品为白色结晶或类白色结晶性粉末；无臭。

本品在三氯甲烷中极易溶解，在甲醇、乙醇或乙醚中易溶，在乙酸乙酯中溶解，在植物油中略溶，在水中不溶。

二、液相色谱方法

用十八烷基硅烷键合硅胶为填充剂；以甲醇–水（80:20）为流动相，调节流速使丙酸睾酮峰的保留时间约为 12 分钟；检测波长为 241nm。记录色谱图，丙酸睾酮峰与降解物峰（相对保留时间约为 0.4）间的分离度应不小于 20。理论板数按丙酸睾酮峰计算不低于 4000。

三、溶液的制备

取本品约 50mg，加甲醇适量使溶解，加 1mol/L 氢氧化钠溶液 5mL，摇匀，室温放置 30 分钟后，用 1mol/L 盐酸溶液调节至中性，转移至 50mL 量瓶中，用甲醇稀释至刻度，摇匀。

四、色谱条件

方法	HPLC	UHPLC	UPLC
仪器	ACQUITY Arc Path 1	ACQUITY Arc Path 2	ACQUITY UPLC H-Class
仪器配置	QSM-R，FTN-R，2998 PDA，柱温箱	QSM-R，FTN-R，2998 PDA，柱温箱	QSM，FTN，PDA，柱温箱
色谱柱	XSelect HSS T3 4.6mm×250mm，5μm	XSelect HSS T3 4.6mm×150mm，2.5μm	ACQUITY UPLC HSS T3 2.1mm×100mm，1.8μm
流动相	甲醇–水（80:20）		
检测波长	241nm		
柱温	40℃		

五、分析色谱图

1. HPLC 谱图

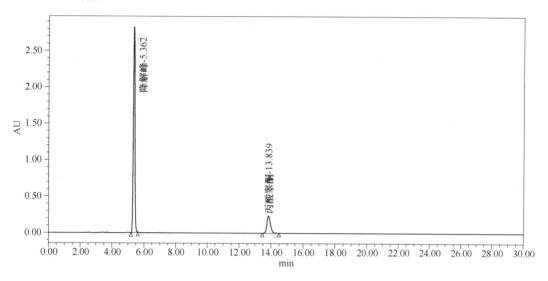

2. UHPLC 谱图

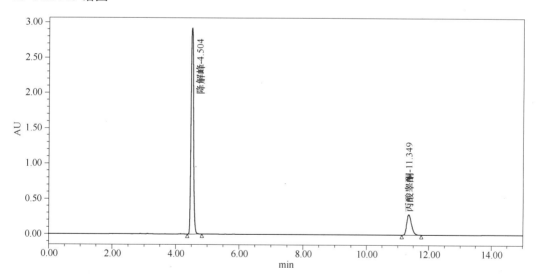

3. UPLC 谱图

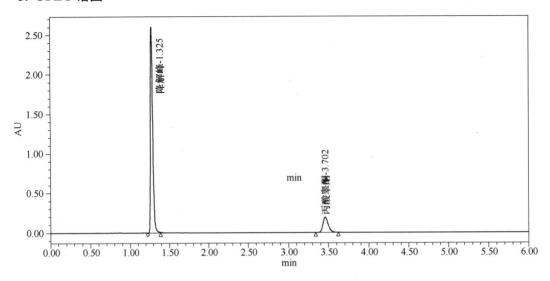

六、结果分析

方法	进样量 （μL）	流速 （mL/min）	相对保留 时间	分离度	丙酸睾酮 塔板数	运行时长 （min）	溶剂用量 （mL）
HPLC	10.0	1.0	0.4	29.5	16312	30.0	30.0
UHPLC	6.0	0.7	0.4	32.0	19561	15.0	10.5
UPLC	1.0	0.4	0.4	25.3	10087	6.0	2.4

醋酸氟轻松

Fluocinonide

C$_{26}$H$_{32}$F$_2$O$_7$　494.53　[356-12-7]

11β-羟基-16α,17-［（1-甲基亚乙基）-双（氧）]-21-（乙酰氧基）-6α,9-二氟孕甾-1,4-二烯-3,20-二酮

一、性状

本品为白色或类白色的结晶性粉末；无臭。

本品在丙酮或二氧六环中略溶，在甲醇或乙醇中微溶，在水或石油醚中不溶。

二、液相色谱方法

用十八烷基硅烷键合硅胶为填充剂；以甲醇-乙腈-水（60:10:30）为流动相；检测波长为240nm。调节流速，使醋酸氟轻松峰的保留时间约为12分钟，色谱图中醋酸氟轻松峰与相对保留时间约为0.59的降解产物峰的分离度应大于10.0。

三、溶液的配制

取本品约14mg，置100mL量瓶中，加甲醇60mL与乙腈10mL使溶解，置水浴加热20分钟，放冷，用水稀释至刻度，摇匀，作为供试品溶液。

四、色谱条件

方法	HPLC	UHPLC	UPLC
仪器	ACQUITY Arc Path 1	ACQUITY Arc Path 2	ACQUITY UPLC H-Class
仪器配置	QSM-R，FTN-R，2998 PDA，柱温箱	QSM-R，FTN-R，2998 PDA，柱温箱	QSM，FTN，PDA，柱温箱
色谱柱	XSelect HSS T3 4.6mm×250mm，5μm	XSelect HSS T3 4.6mm×150mm，2.5μm	ACQUITY UPLC HSS T3 2.1mm×100mm，1.8μm
流动相	甲醇-乙腈-水(60:10:30)		
检测波长	240nm		
柱温	40℃		

五、分析色谱图

1. HPLC 谱图

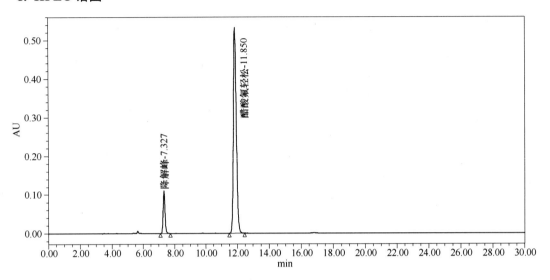

2. UHPLC 谱图

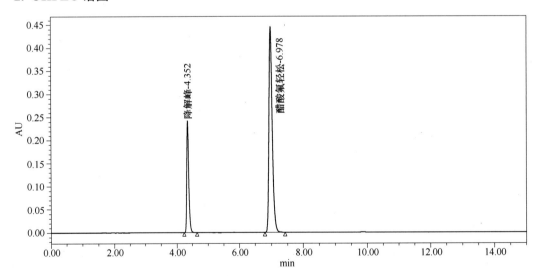

3. UPLC 谱图

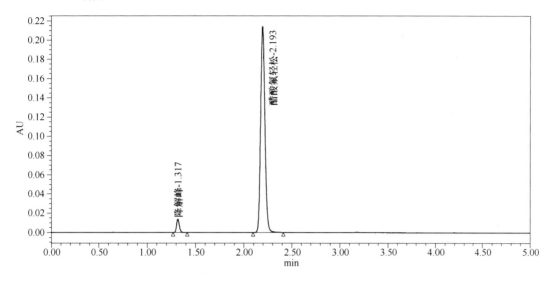

六、结果分析

方法	进样量 （μL）	流速 （mL/min）	相对保留 时间	分离度	醋酸氟轻松 塔板数	运行时长 （min）	溶剂用量 （mL）
HPLC	20.0	0.75	0.6	16.7	19672	30.0	22.50
UHPLC	12.0	0.75	0.6	17.7	23253	15.0	11.25
UPLC	1.0	0.40	0.6	13.2	11499	5.0	2.00

醋酸甲羟孕酮

Medroxyprogesterone Acetate

C₂₄H₃₄O₄ 386.53 [71-58-9]

$C_{24}H_{34}O_4$ 386.53 [71–58–9]

6α–甲基–17α–羟基孕甾–4–烯–3,20–二酮–17–醋酸酯

一、性状

本品为白色或类白色的结晶性粉末；无臭。

本品在三氯甲烷中极易溶解，在丙酮中溶解，在乙酸乙酯中略溶，在无水乙醇中微溶，在水中不溶。

二、液相色谱方法

用十八烷基硅烷键合硅胶为填充剂；以甲醇–水（70:30）为流动相；检测波长为254nm。理论板数按醋酸甲羟孕酮峰计算应不低于2000，醋酸甲羟孕酮峰与炔诺酮峰的分离度应大于3.0。

三、溶液的配制

取本品，加甲醇溶解并稀释制成每1mL中约含0.8mg的溶液，作为供试品溶液；取炔诺酮适量，加甲醇溶解并稀释制成每1mL中约含0.8mg的溶液为内标溶液。

四、色谱条件

方法	HPLC	UHPLC	UPLC
仪器	ACQUITY Arc Path 1	ACQUITY Arc Path 2	ACQUITY UPLC H-Class
仪器配置	QSM-R，FTN-R，2998 PDA，柱温箱	QSM-R，FTN-R，2998 PDA，柱温箱	QSM，FTN，PDA，柱温箱
色谱柱	XSelect HSS T3 4.6mm×250mm，5μm	XSelect HSS T3 4.6mm×150mm，2.5μm	ACQUITY UPLC HSS T3 2.1mm×100mm，1.8μm
流动相	甲醇–水(70:30)		
检测波长	254nm		
柱温	30℃		

五、分析色谱图

1. HPLC 谱图

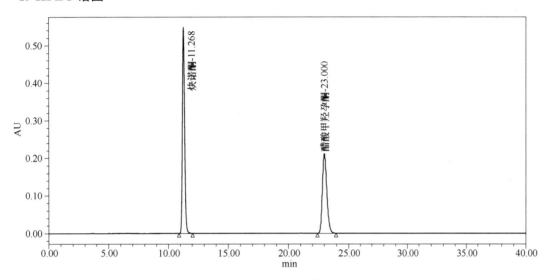

2. UHPLC 谱图

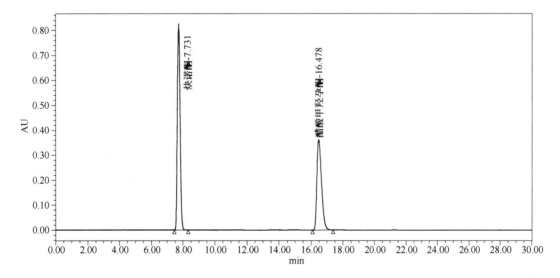

3. UPLC 谱图

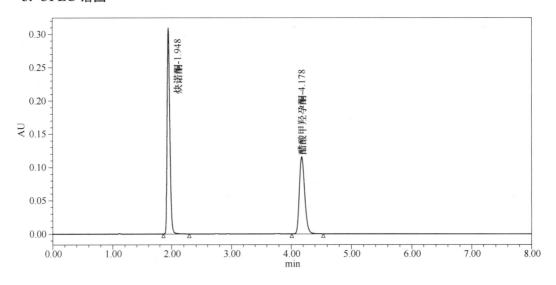

六、结果分析

方法	进样量 （μL）	流速 （mL/min）	分离度	拖尾因子	醋酸甲羟 孕酮塔板数	运行时长 （min）	溶剂用量 （mL）
HPLC	10.0	1.0	22.7	1.22	18889	40.0	40.0
UHPLC	6.0	0.7	20.1	1.44	14564	30.0	21.0
UPLC	1.0	0.4	18.0	1.22	10163	8.0	3.2

七、杂质信息

炔诺酮

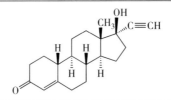

$C_{20}H_{26}O_2$ 298.43

17β-羟基-19-去甲-17α-孕甾-4-烯-20-炔-3-酮

地 塞 米 松

Dexamethasone

C$_{22}$H$_{29}$FO$_5$　392.47　[50-02-2]

16α-甲基-11β,17α,21-三羟基-9α-氟孕甾-1,4-二烯-3,20-二酮

一、性状

本品为白色或类白色的结晶性粉末；无臭。

本品在甲醇、乙醇、丙酮或二氧六环中略溶，在三氯甲烷中微溶，在乙醚中极微溶解，在水中几乎不溶。

二、液相色谱方法

用十八烷基硅烷键合硅胶为填充剂；以乙腈-水（28:72）为流动相；检测波长为240nm。记录色谱图，出峰顺序依次为倍他米松峰与地塞米松峰，分离度应符合要求。

三、溶液的配制

取本品，精密称定，加甲醇溶解并定量稀释制成每1mL中约含0.5mg的溶液，作为供试品溶液；另取倍他米松对照品，精密称定，加甲醇溶解并定量稀释制成每1mL中约含0.5mg的溶液，精密量取1mL，置100mL量瓶中，精密加供试品溶液1mL，用甲醇稀释至刻度，摇匀，作为对照溶液。

四、色谱条件

方法	HPLC	UHPLC	UPLC
仪器	ACQUITY Arc Path 1	ACQUITY Arc Path 2	ACQUITY UPLC H-Class
仪器配置	QSM-R，FTN-R，2998 PDA，柱温箱	QSM-R，FTN-R，2998 PDA，柱温箱	QSM，FTN，PDA，柱温箱
色谱柱	XBridge C18 4.6mm×250mm，5μm	XBridge BEH C18 4.6mm×150mm，2.5μm	ACQUITY UPLC BEH C18 2.1mm×100mm，1.7μm
流动相	乙腈-水（28:72）		
检测波长	240nm		
柱温	30℃		

五、分析色谱图

1. HPLC 谱图

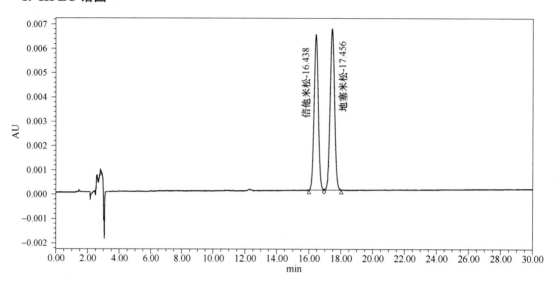

2. UHPLC 谱图

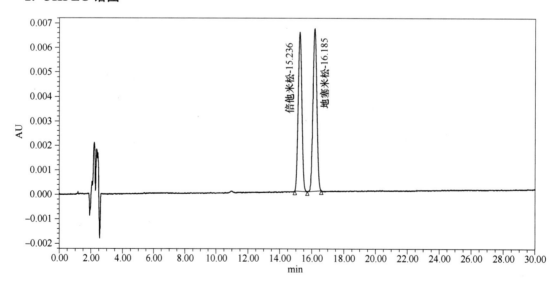

3. UPLC 谱图

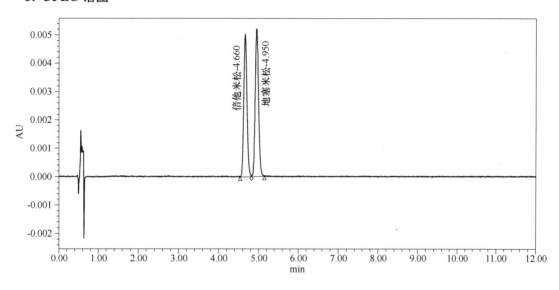

六、结果分析

方法	进样量 （μL)	流速 （mL/min)	分离度	拖尾因子	地塞米松 塔板数	运行时长 （min)	溶剂用量 （mL)
HPLC	10.0	1.0	2.1	1.03	18830	30	30.0
UHPLC	6.0	0.7	2.1	1.06	19985	30	21.0
UPLC	1.0	0.4	1.9	1.18	15684	12	4.8

七、杂质信息

倍他米松

$C_{22}H_{29}FO_5$ 392.47

16β甲基-11β,17α,21-三羟基-9α-氟孕甾-1,4-二烯-3,20-二酮

碘　海　醇

Iohexol

C$_{19}$H$_{26}$I$_3$N$_3$O$_9$　821.14　[66108-95-0]

5-[乙酰基(2,3-二羟丙基)氨基]-*N,N'*-双(2,3-二羟丙基)-2,4,6-三碘-1,3-苯二甲酰胺

一、性状

本品为白色或类白色粉末或结晶性粉末；无臭；有引湿性。

本品在水或甲醇中极易溶解，在三氯甲烷或乙醚中几乎不溶。

二、液相色谱方法

用十八烷基硅烷键合硅胶为填充剂，以乙腈为流动相 A，以水为流动相 B，按下表进行梯度洗脱，调节流速使碘海醇外异构体峰的保留时间约为 20 分钟，检测波长为 254nm。取系统适用性溶液 20μL，注入液相色谱仪，出峰顺序依次为杂质 II 峰、碘海醇内异构体峰、碘海醇外异构体峰、O-烷基化合物峰、杂质 III 峰，杂质 II 峰与杂质 III 峰间的分离度应大于 20.0。

时间（min）	流动相 A（%）	流动相 B（%）
0	1	99
60	13	87

三、溶液的配制

取 5-乙酰氨基-*N,N'*-双-(2,3-二羟基丙基)-2,4,6-三碘-1,3-苯二甲酰胺(杂质 II)对照品与 5-硝基-*N,N'*-双-(2,3-二羟基丙基)-1,3-苯二甲酰胺(杂质 III)对照品各适量，分别加水溶解并稀释制成每 1mL 中各含 75μg 的溶液，作为对照品溶液（1）与对照品溶液（2）；再称取碘海醇对照品 37.5mg，置 25mL 量瓶中，加对照品溶液（1）与对照品溶液（2）各 1.0mL，用水稀释至刻度，摇匀，作为系统适用性溶液。

四、色谱条件

方法	HPLC	UHPLC			UPLC		
仪器	ACQUITY Arc Path 1	ACQUITY Arc Path 2			ACQUITY UPLC H-Class		
仪器配置	QSM-R，FTN-R，2998 PDA，柱温箱	QSM-R，FTN-R，2998 PDA，柱温箱			QSM，FTN，PDA，柱温箱		
色谱柱	XSelect HSS T3 4.6mm×250mm，5μm	XSelect HSS T3 4.6mm×150mm，2.5μm			ACQUITY UPLC HSS T3 2.1mm×100mm，1.8μm		
流动相梯度	同药典要求	时间（分钟）	流动相A(%)	流动相B(%)	时间（分钟）	流动相A(%)	流动相B(%)
		0	1	99	0	1	99
		51.4	13	87	11.1	13	87
检测波长	254nm						
柱温	35℃						

五、分析色谱图

1. HPLC 谱图

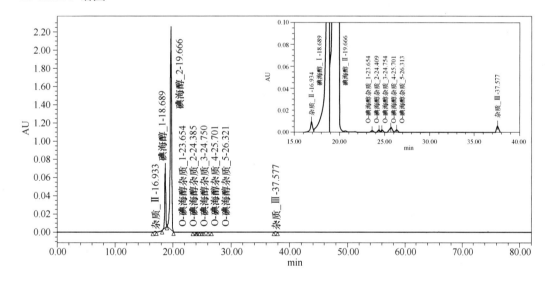

2. UHPLC 谱图

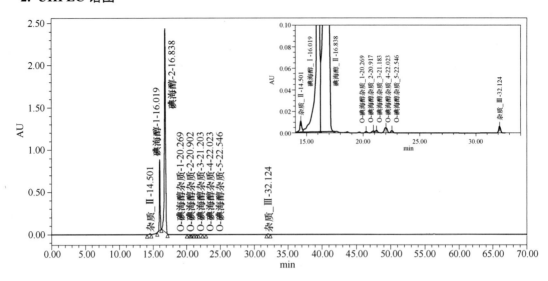

3. UPLC 谱图

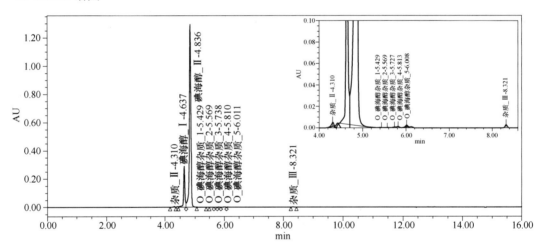

六、结果分析

方法	进样量（μL）	流速（mL/min）	杂质Ⅱ与杂质Ⅲ分离度	拖尾因子	碘海醇塔板数	运行时长（min）	溶剂用量（mL）
HPLC	20.0	1.0	52.3	0.8	37591	80.0	80.0
UHPLC	12.0	0.7	57.1	0.8	49495	70.0	49.0
UPLC	1.0	0.45	45.8	0.9	49075	16.0	7.2

七、杂质信息

杂质 I

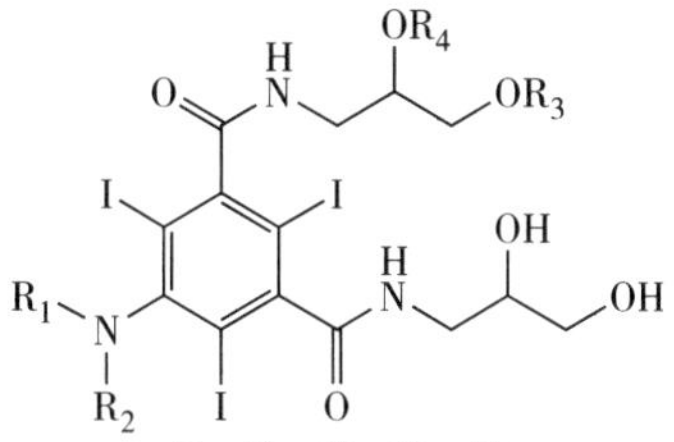

$$R_1=R_2=R_3=R_4=H$$

$C_{14}H_{18}I_3N_3O_6$　705.02

5-氨基-*N,N'*-双(2,3-二羟基丙基)-2,4,6-三碘-1,3-苯二甲酰胺

杂质 II

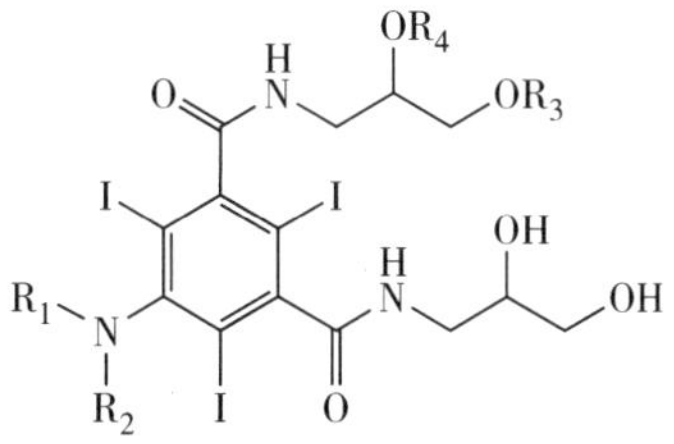

$$R_1=COCH_3,\ R_2=R_3=R_4=H$$

$C_{16}H_{20}I_3N_3O_7$　747.06

5-乙酰氨基-*N,N'*-双(2,3-二羟基丙基)-2,4,6-三碘-1,3-苯二甲酰胺

杂质 III

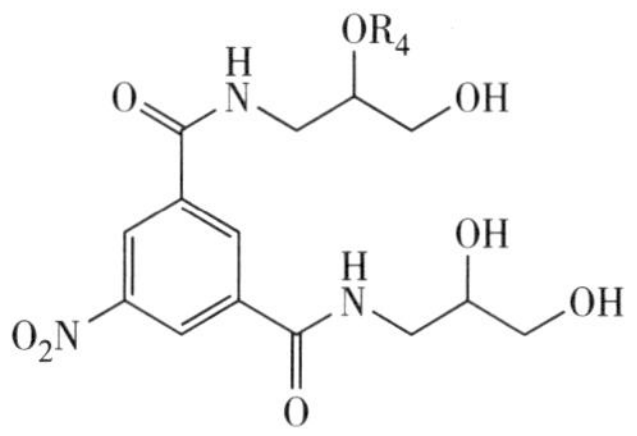

$C_{14}H_{19}N_3O_8$　357.32

5-硝基-*N,N'*-双(2,3-二羟基丙基)-1,3-苯二甲酰胺

多 潘 立 酮

Domperidone

C_{22}H_{24}ClN_5O_2　425.92　[57808-66-9]

5-氯-1-[1-[3-(2,3-二氢-2-氧代-1H-苯并咪唑-1-基)丙基]-4-
哌啶基]-1,3-二氢-2H-苯并咪唑-2-酮

一、性状

本品为白色或类白色结晶性粉末，无臭。

本品在甲醇中极微溶解，在水中几乎不溶；在冰醋酸中易溶。

二、液相色谱方法

用十八烷基硅烷键合硅胶为填充剂；以甲醇为流动相 A，0.5%醋酸铵溶液为流动相 B，按下表进行梯度洗脱。流速为每分钟 1.2mL；检测波长为 285nm。取 10μL 注入液相色谱仪，多潘立酮与氟哌利多以及其他相邻杂质峰的分离度均应符合要求。

时间(min)	流动相 A(%)	流动相 B(%)
0	60	40
13	100	0
16	100	0
17	60	40
19	60	40

三、溶液的配制

取多潘立酮与氟哌利多各约 15mg，置同一 100mL 量瓶中，加 N,N-二甲基甲酰胺溶解并稀释至刻度，摇匀。

四、色谱条件

方法	HPLC	UHPLC	UPLC
仪器	ACQUITY Arc Path 1	ACQUITY Arc Path 2	ACQUITY UPLC H-Class
仪器配置	QSM-R，FTN-R，2998 PDA，柱温箱	QSM-R，FTN-R，2998 PDA，柱温箱	QSM，FTN，PDA，柱温箱
色谱柱	XSelect HSS T3 4.6mm×250mm，5μm	XSelect HSS T3 4.6mm×150mm，2.5μm	ACQUITY UPLC HSS T3 2.1mm×100mm，1.8μm

流动相

流动相	同药典要求	时间	流动相 A	流动相 B	时间	流动相 A	流动相 B
		0	60	40	0	60	40
		10.4	100	0	3.25	100	0
		12.8	100	0	4.25	100	0
		14.8	60	40	5	60	40
		18	60	40	7	60	40

检测波长	285nm
柱温	35℃

五、分析色谱图

1. HPLC 谱图

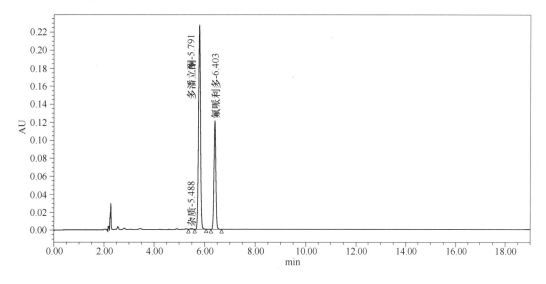

2. UHPLC 谱图

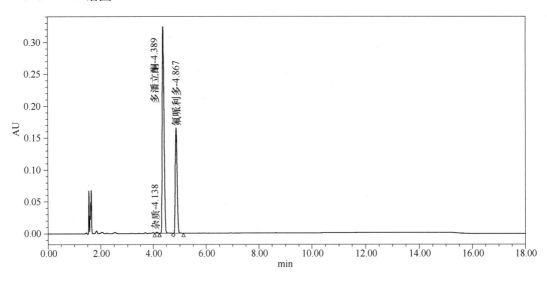

3. UPLC 谱图

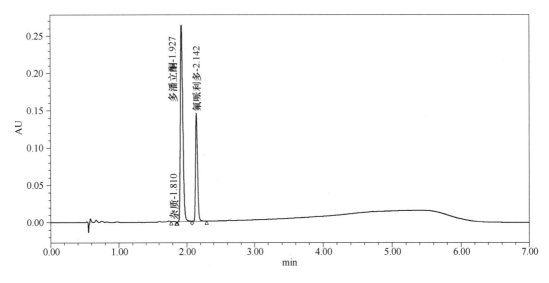

六、结果分析

方法	进样量 （μL）	流速 （mL/min）	分离度	拖尾因子	多潘立酮 塔板数	运行时长 （min）	溶剂用量 （mL）
HPLC	10.0	1.2	1.9	1.05	26272	19.0	22.8
UHPLC	6.0	1.0	2.0	1.08	19653	18.0	18.0
UPLC	1.0	0.4	1.9	1.23	14807	7.0	2.8

七、杂质信息

氟哌利多

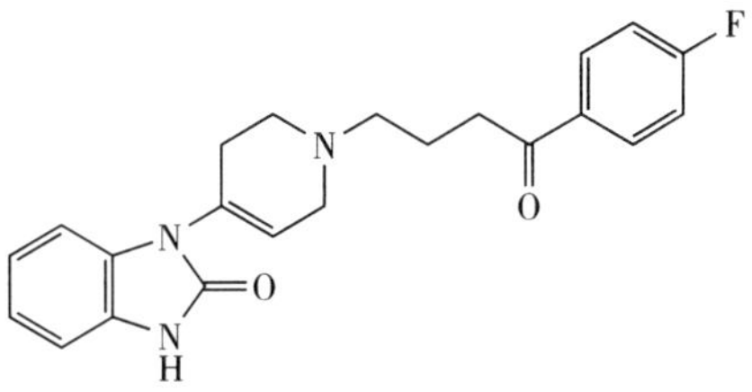

$C_{22}H_{22}FN_3O_2$ 379.43

1-[1-[3-(对-氟苯甲酰基)丙基]-1,2,3,6-四氢-4-吡啶基]-2-苯并咪唑啉酮

甲 氨 蝶 呤

Methotrexate

C$_{20}$H$_{22}$N$_8$O$_5$　454.45　［59-05-2］

4-氨基-10-甲基叶酸及结构相似物的混合物,主要成分为 L-(+)-N-

[4-[[(2,4-二氨基-6-蝶啶基)甲基]甲氨基]苯甲酰基]谷氨酸

一、性状

本品为橙黄色结晶性粉末。

本品在水、乙醇、三氯甲烷或乙醚中几乎不溶；在稀碱溶液中易溶，在稀盐酸中溶解。

二、液相色谱方法

用十八烷基硅烷键合硅胶为填充剂；以乙腈-7.0%枸橼酸溶液-2.0%无水磷酸氢二钠溶液（8.5:10:80）（用 7.0%枸橼酸溶液或 2.0%无水磷酸氢二钠溶液调节 pH 值至 6.0）为流动相；检测波长为302nm。记录色谱图，理论板数按甲氨蝶呤峰计算不低于1000，甲氨蝶呤峰与叶酸峰的分离度应大于8.0。

三、溶液的配制

分别取甲氨蝶呤与叶酸标准品，用流动相溶解并稀释制成每1mL 各约含0.1mg 的混合溶液。

四、色谱条件

方法	HPLC	UHPLC	UPLC
仪器	ACQUITY Arc Path 1	ACQUITY Arc Path 2	ACQUITY UPLC H-Class
仪器配置	QSM-R，FTN-R，2998 PDA，柱温箱	QSM-R，FTN-R，2998 PDA，柱温箱	QSM，FTN，PDA，柱温箱
色谱柱	XSelect HSS T3 4.6mm×250mm，5μm	XSelect HSS T3 4.6mm×150mm，2.5μm	ACQUITY UPLC HSS T3 2.1mm×100mm，1.8μm

流动相	乙腈–7.0%枸橼酸溶液–2.0%无水磷酸氢二钠溶液(8.5:10:80)
检测波长	302nm
柱温	30℃

五、分析色谱图

1. HPLC 谱图

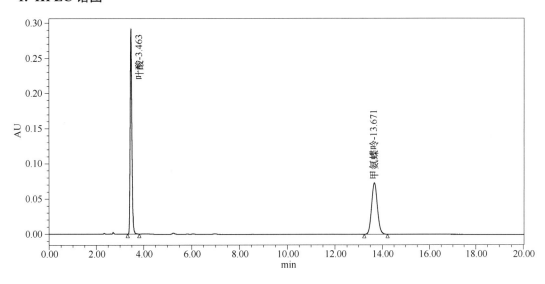

2. UHPLC 谱图

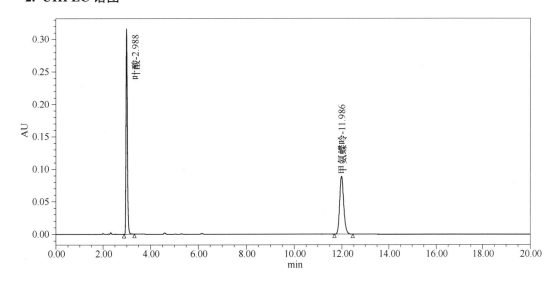

3. UPLC 谱图

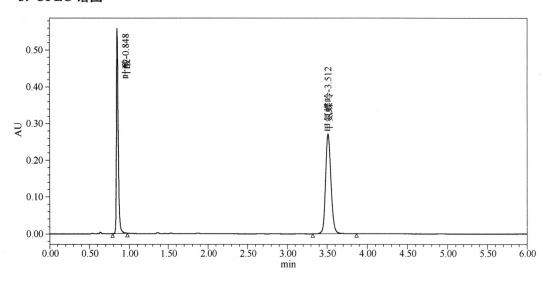

六、结果分析

方法	进样量 （μL）	流速 （mL/min）	分离度	拖尾因子	甲氨蝶呤 塔板数	运行时长 （min）	溶剂用量 （mL）
HPLC	10.0	1.0	36.0	1.09	15440	20.0	20.0
UHPLC	6.0	0.7	44.3	1.18	24525	20.0	14.0
UPLC	1.0	0.4	33.1	1.14	13100	6.0	2.4

备注：叶酸样品易分解，实验时应现做现配。

七、杂质信息

叶酸

$C_{19}H_{19}N_7O_6$ 441.40

N-［4-［（2-氨基-4-氧代-1,4-二氢-6-蝶啶）甲氨基］苯甲酰胺]-L-谷氨酸

利 福 平

Rifampicin

C$_{43}$H$_{58}$N$_4$O$_{12}$　822.95　[13292−46−1]

3−[[(4−甲基−1−哌嗪基)亚氨基]甲基]利福霉素

一、性状

本品为鲜红色或暗红色的结晶性粉末。无臭。

本品在甲醇中溶解，在水中几乎不溶。

二、液相色谱方法

用辛基硅烷键合硅胶为填充剂；以甲醇−乙腈−0.075mol/L 磷酸二氢钾溶液−1.0mol/L 枸橼酸溶液（30:30:36:4）为流动相；检测波长为 254nm。醌式利福平峰与杂质 A 峰、利福平峰与利福霉素 SV 峰之间的分离度均应符合要求。

三、溶液的配制

取利福平对照品、醌式利福平对照品、N−氧化利福平对照品和利福霉素 SV 对照品各适量，加乙腈适量（约 10mg 加 1mL 乙腈）溶解后，再用乙腈−水（1:1）稀释制成每 1mL 中各约含 0.04mg 的混合溶液。

四、色谱条件

方法	HPLC	UHPLC	UPLC
仪器	ACQUITY Arc Path 1	ACQUITY Arc Path 2	ACQUITY UPLC H-Class
仪器配置	QSM-R，FTN-R，2998 PDA，柱温箱	QSM-R，FTN-R，2998 PDA，柱温箱	QSM，FTN，PDA，柱温箱

色谱柱	Symmetry C8 4.6mm×250mm，5μm	CORTECS C8 4.6mm×150mm，2.7μm	CORTECS C8 2.1mm×100mm，1.7μm
流动相	甲醇–乙腈–0.075mol/L 磷酸二氢钾溶液–1.0mol/L 枸橼酸溶液（30:30:36:4）		
检测波长	254nm		
柱温	35℃		

五、分析色谱图

1. HPLC 谱图

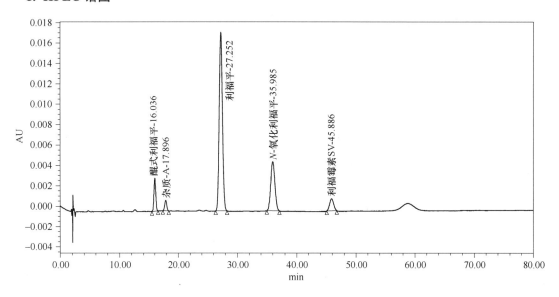

2. UHPLC 谱图

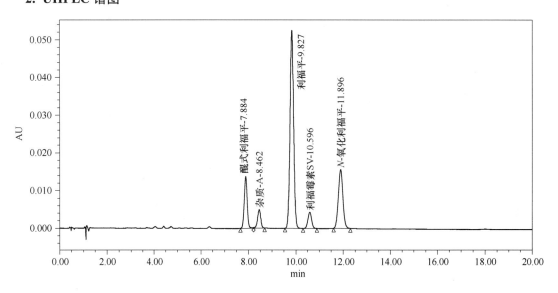

3. UPLC 谱图

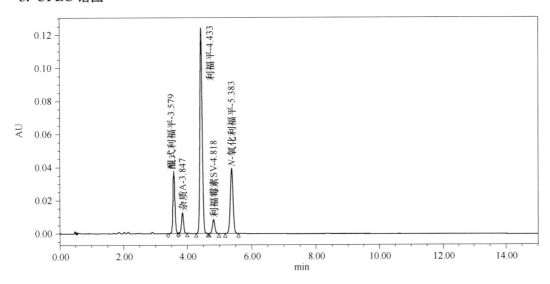

六、结果分析

方法	进样量 （μL）	流速 （mL/min）	分离度	拖尾因子	利福平 塔板数	运行时长 （min）	溶剂用量 （mL）
HPLC	10	1.4	3.1/18	1.1	12038	80	112
UHPLC	6	1.2	1.7/3.8	1.1	19617	20	24
UPLC	2	0.4	2.3/2.8	1.1	17562	15	6

备注：使用流动相条件为甲醇–乙腈–0.075mol/L 磷酸二氢钾溶液–1.0mol/L 枸橼酸溶液（30:20:46:4），样品需要现配现做，温度 35℃。由于 CORTECS C8 柱子没有 4.6mm×250mm，5μm 的规格，所以使用填料近似的 Symmtery C8 柱子代替，在 HPLC 实验当中，N–氧化利福平与利福霉素 SV 的出峰顺序和 UPLC 中有所不同。

七、杂质信息

利福霉素 SV（rifamycin SV）

$C_{37}H_{47}NO_{12}$ 697.77

醌式利福平(rifampicin quinone)

$C_{43}H_{56}N_4O_{12}$ 820.95

N-氧化利福平(*N*-oxide rifampicin)

$C_{43}H_{58}N_4O_{13}$ 838.95

硫酸长春新碱

Vincristine Sulfate

$C_{46}H_{56}N_4O_{10} \cdot H_2SO_4$ 923.04   [2068-78-2]

一、性状

本品为白色或类白色的结晶性粉末；无臭；有引湿性；遇光或热易变黄。

本品在水中易溶，在甲醇或三氯甲烷中溶解，在乙醇中极微溶解。

二、液相色谱方法

用辛基硅烷键合硅胶（粒度 5μm）为填充剂，取二乙胺 15mL，加水 985mL，用磷酸调节 pH 值至 7.5，为流动相 A，甲醇为流动相 B，按下表程序梯度洗脱，流速约为每分钟 2mL，检测波长为 297nm。

时间（min）	流动相 A（%）	流动相 B（%）
0	38	62
12	38	62
27	8	92
29	38	62
34	38	62

硫酸长春新碱的保留时间约为 14 分钟，硫酸长春新碱峰与硫酸长春碱峰的分离度应大于 4.0。

三、溶液的配制

取硫酸长春新碱和硫酸长春碱适量，加水溶解并稀释制成每 1mL 中各含 1mg 的混合溶液。

四、色谱条件

方法	HPLC	UHPLC			UPLC		
仪器	ACQUITY Arc Path 1	ACQUITY Arc Path 2			ACQUITY UPLC H-Class		
仪器配置	QSM-R，FTN-R，2998 PDA，柱温箱	QSM-R，FTN-R，2998 PDA，柱温箱			QSM，FTN，PDA，柱温箱		
色谱柱	XBridge C8 4.6mm×250mm，5μm	XBridge BEH C8 4.6mm×150mm，2.5μm			ACQUITY UPLC BEH C8 2.1mm×100mm，1.7μm		
流动相	同药典要求	时间(分钟)	流动相A(%)	流动相B(%)	时间(分钟)	流动相A(%)	流动相B(%)
		0	38	62	0	38	62
		12	38	62	5.6	38	62
		27	8	92	12.5	8	92
		29	38	62	13.5	38	62
		34	38	62	16	38	62
检测波长	297nm						
柱温	30℃						

五、分析色谱图

1. HPLC 谱图

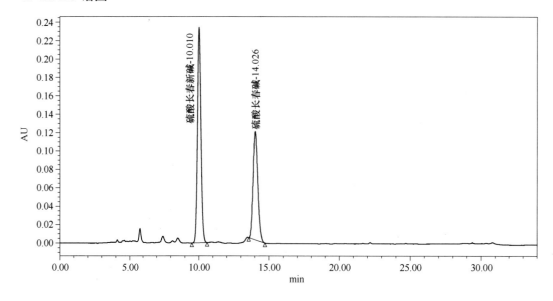

2. UHPLC 谱图

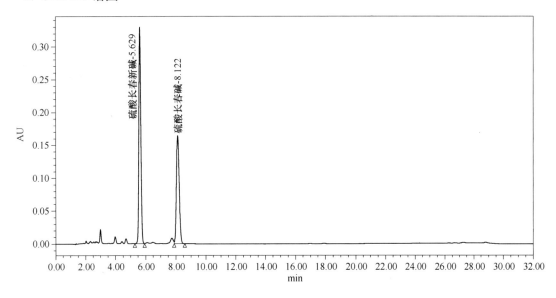

3. UPLC 谱图

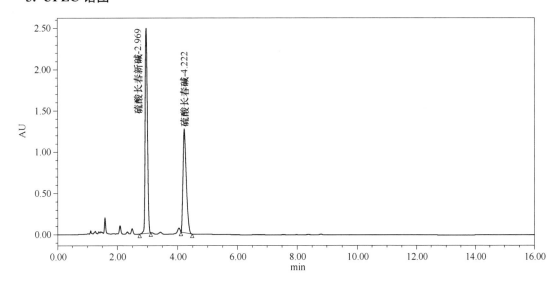

六、结果分析

方法	进样量 (μL)	流速 (mL/min)	分离度	拖尾因子	硫酸长春 新碱塔板数	运行时长 (min)	溶剂用量 (mL)
HPLC	20.0	1.0	7.48	1.1	7487	34.0	34.0
UHPLC	12.0	1.2	8.47	1.1	8705	32.0	38.4
UPLC	2.0	0.6	7.02	1.1	7673	16.0	9.6

备注：硫酸长春碱之前有一个小峰无法与硫酸长春碱完全分离，通过进单标、空白的方法排查，基本确定其来自于样品中。可能需要换色谱柱品牌。

七、杂质信息

硫酸长春碱

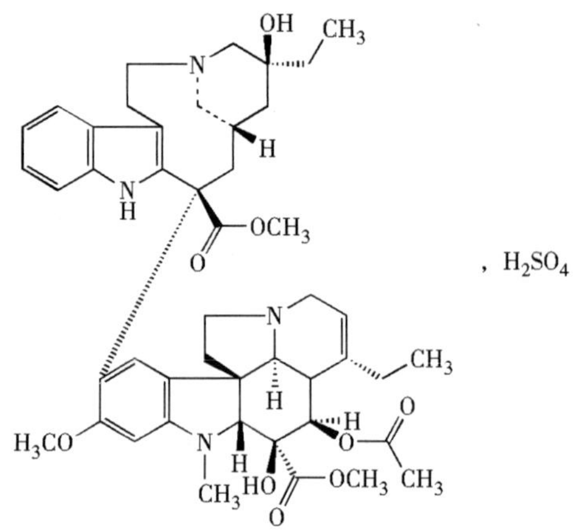

$$C_{46}H_{58}N_4O_9 \cdot H_2SO_4 \quad 909.06$$

氯　霉　素

Chloramphenicol

C$_{11}$H$_{12}$Cl$_2$N$_2$O$_5$　323.13　[56–75–7]

D–苏式–(—)–N–[α–(羟基甲基)–β–羟基–对硝基苯乙基]–2,2–二氯乙酰胺

一、性状

本品为白色至微带黄绿色的针状、长片状结晶或结晶性粉末。

本品在甲醇、乙醇、丙酮或丙二醇中易溶，在水中微溶。

二、液相色谱方法

用十八烷基硅烷键合硅胶为填充剂；以 0.01mol/L 庚烷磺酸钠缓冲溶液（取磷酸二氢钾 6.8g，用 0.01mol/L 庚烷磺酸钠溶液溶解并稀释至 1000mL，再加三乙胺 5mL，混匀，用磷酸调节 pH 值至 2.5）–甲醇（68:32）为流动相；检测波长为 277nm；记录色谱图，各相邻峰的分离度均应符合要求。

三、溶液的配制

取氯霉素对照品、氯霉素二醇物与对硝基苯甲醛对照品各适量，加甲醇适量（每 10mg 氯霉素加 1mL 甲醇）使溶解，用流动相稀释制成每 1mL 中各含 50μg 的溶液作为系统适用性溶液。

四、色谱条件

方法	HPLC	UHPLC	UPLC
仪器	ACQUITY Arc Path 1	ACQUITY Arc Path 2	ACQUITY UPLC H-Class
仪器配置	QSM-R，FTN-R，2998 PDA，柱温箱	QSM-R，FTN-R，2998 PDA，柱温箱	QSM，FTN，PDA，柱温箱
色谱柱	XBridge C18 4.6mm×250mm，5μm	XBridge BEH C18 4.6mm×150mm，2.5μm	ACQUITY UPLC BEH C18 2.1mm×100mm，1.7μm
流动相	0.01mol/L 庚烷磺酸钠缓冲溶液–甲醇(68:32)		
检测波长	277nm		
柱温	30℃		

五、分析色谱图

1. HPLC 谱图

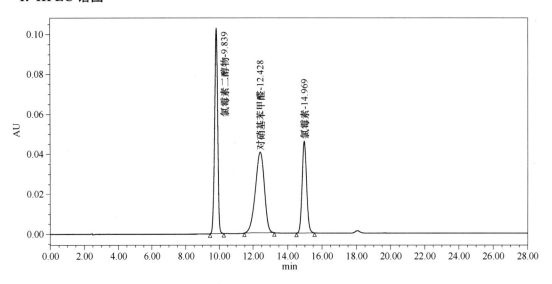

2. UHPLC 谱图

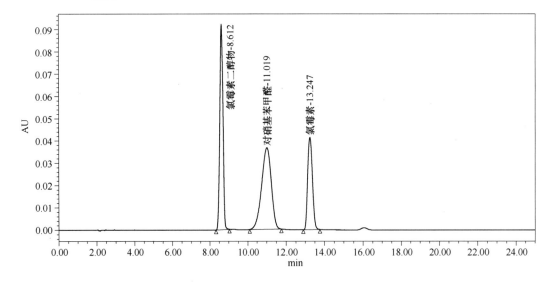

3. UPLC 谱图

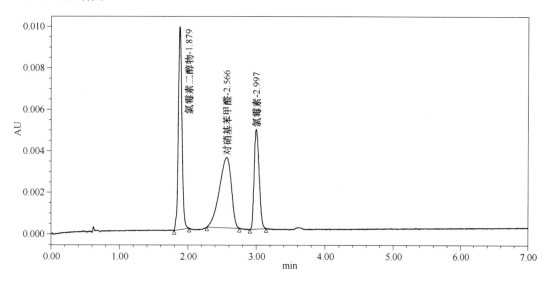

六、结果分析

方法	进样量 （μL）	流速 （mL/min）	分离度	拖尾因子	氯霉素 塔板数	运行时长 （min）	溶剂用量 （mL）
HPLC	10.0	1.0	3.9/3.4	1.1	15249	28.0	28.0
UHPLC	6.0	0.7	3.8/3.2	1.1	13343	25.0	17.5
UPLC	1.0	0.4	3.1/1.8	1.3	7843	7.0	2.8

盐酸柔红霉素

Daunorubicin Hydrochloride

$C_{27}H_{29}NO_{10} \cdot HCl$ 563.98

10-[(3-氨基-2,3,6-三去氧基-α-L-来苏己吡喃基)氧]-7,8,9,10-四氢-
6,8,11-三羟基-8-乙酰基-1-甲氧基-5,12-萘二酮的盐酸盐

一、性状

本品为橙红色结晶性粉末；有引湿性。

本品在水或甲醇中易溶，在乙醇中微溶，在丙酮中几乎不溶。

二、液相色谱方法

用十八烷基硅烷键合硅胶为填充剂；以水-乙腈（62:38）（用磷酸调节 pH 值至 2.2±0.2）为流动相，检测波长为 254nm；记录色谱图，柔红霉素峰与多柔比星峰间的分离度应大于 2.0。

三、溶液的配制

取柔红霉素对照品和盐酸多柔比星对照品各适量，加流动相溶解并稀释制成每 1mL 中各约含 0.1mg 的混合溶液。

四、色谱条件

方法	HPLC	UHPLC	UPLC
仪器	ACQUITY Arc Path 1	ACQUITY Arc Path 2	ACQUITY UPLC H-Class
仪器配置	QSM-R，FTN-R，2998 PDA，柱温箱	QSM-R，FTN-R，2998 PDA，柱温箱	QSM，FTN，PDA，柱温箱
色谱柱	XSelect HSS T3 4.6mm×250mm，5μm	XSelect HSS T3 4.6mm×150mm，2.5μm	ACQUITY UPLC HSS T3 2.1mm×100mm，1.8μm
流动相	水-乙腈(62:38)（用磷酸调节 pH 值至 2.23）		
检测波长	254nm		
柱温	30℃		

五、分析色谱图

1. HPLC 谱图

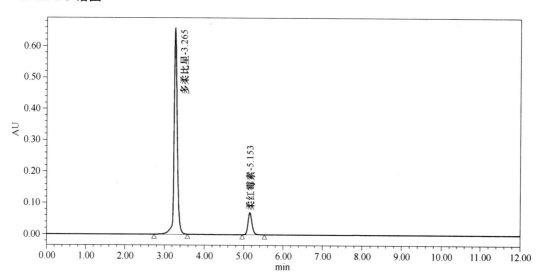

2. UHPLC 谱图

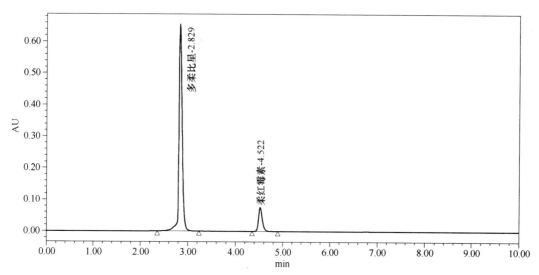

3. UPLC 谱图

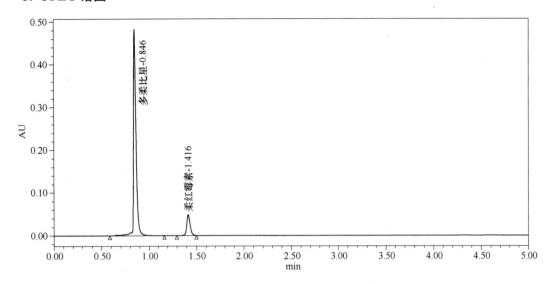

六、结果分析

方法	进样量 （μL）	流速 （mL/min）	分离度	拖尾因子	柔红霉素 塔板数	运行时长 （min）	溶剂用量 （mL）
HPLC	10.0	1.0	12.0	1.20	12996	12.0	12.0
UHPLC	6.0	0.7	13.2	1.32	16459	10.0	7.0
UPLC	1.0	0.4	10.8	1.13	8666	5.0	2.0

七、杂质信息

盐酸多柔比星

$C_{27}H_{29}NO_{11} \cdot HCl$ 579.99

(8*S*,10*S*)-10-[(3-氨基-2,3,6-三去氧基-α-L-来苏己吡喃基)-氧]-
7,8,9,10-四氢-6,8,11-三羟基-8-(羟乙酰基)-1-甲氧基-5,12-萘二酮盐酸盐

硝酸咪康唑

Miconazole Nitrate

, HNO₃

C₁₈H₁₄Cl₄N₂O · HNO₃   479.15   [22832-87-7]

1-[2-(2,4-二氯苯基)-2-[(2,4-二氯苯基)甲氧基]乙基]-1H-咪唑的硝酸盐

一、性状

本品为白色或类白色的结晶或结晶性粉末；无臭或几乎无臭。

本品在甲醇中略溶，在乙醇中微溶，在水或乙醚中不溶。

二、液相色谱方法

用十八烷基硅烷键合硅胶为填充剂；以甲醇–乙腈–1.5%醋酸铵溶液（40:40:20）为流动相；检测波长为 230nm。取系统适用性溶液 10μL，注入液相色谱仪，咪康唑峰与益康唑峰的分离度应大于 10。

三、溶液的配制

取硝酸咪康唑与硝酸益康唑适量，加甲醇溶解并稀释制成每 1mL 中分别含 0.05mg 的混合溶液作为系统适用性溶液。

四、色谱条件

方法	HPLC	UHPLC	UPLC
仪器	ACQUITY Arc Path 1	ACQUITY Arc Path 2	ACQUITY UPLC H-Class
仪器配置	QSM-R，FTN-R，2998 PDA，柱温箱	QSM-R，FTN-R，2998 PDA，柱温箱	QSM，FTN，PDA，柱温箱
色谱柱	XSelect HSS T3 4.6mm×250mm，5μm	XSelect HSS T3 4.6mm×150mm，2.5μm	ACQUITY UPLC HSS T3 2.1mm×100mm，1.8μm
流动相	甲醇–乙腈–1.5%醋酸铵溶液（40:40:20）		
检测波长	230nm		
柱温	30℃		

五、分析色谱图

1. HPLC 谱图

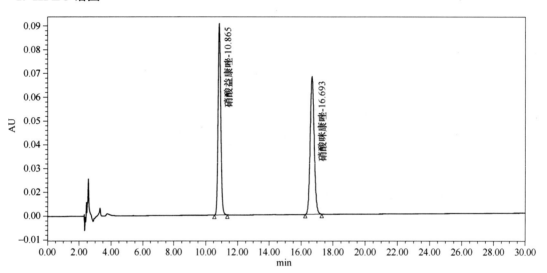

2. UHPLC 谱图

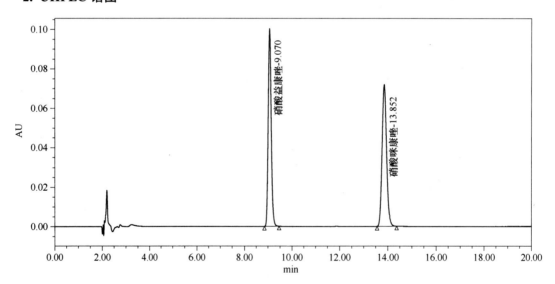

3. UPLC 谱图

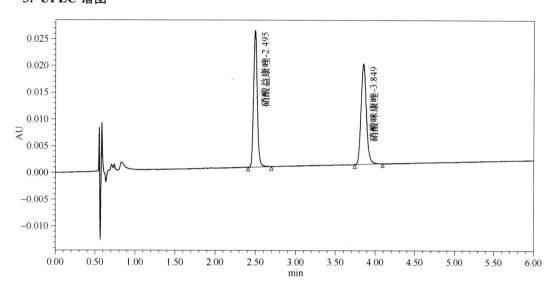

六、结果分析

方法	进样量 (μL)	流速 (mL/min)	拖尾因子	分离度	硝酸咪康唑 塔板数	运行时长 (min)	溶剂用量 (mL)
HPLC	10.0	1.0	1.10	15.2	20714	30.0	30.0
UHPLC	6.0	0.7	1.14	17.1	26667	20.0	14.0
UPLC	1.0	0.4	1.17	13.5	15819	6.0	2.4

七、杂质信息

硝酸益康唑

$C_{18}H_{15}Cl_3N_2O \cdot HNO_3$ 444.70

(±)-1-[2,4-二氯-β-(4-氯苄氧基)苯乙基]咪唑硝酸盐

盐酸地芬尼多

Difenidol Hydrochloride

C$_{21}$H$_{27}$NO · HCl　345.91　［3254-89-5］

α,α-二苯基-1-哌啶丁醇盐酸盐

一、性状

本品为白色结晶性粉末；无臭。

本品在甲醇中易溶，在乙醇中溶解，在水或三氯甲烷中略溶。

二、液相色谱方法

用十八烷基硅烷键合硅胶为填充剂；以 0.5%三乙胺溶液（用磷酸调节 pH 值至 4.0）–甲醇（44:56）为流动相；检测波长 210nm。理论板数按地芬尼多峰计算不低于 1500，地芬尼多峰与相邻杂质峰的分离度应符合要求。

三、溶液的配制

取本品 25mg，精密称定，置 50mL 量瓶中，加流动相适量，振摇使溶解，用流动相稀释至刻度，摇匀，作为供试品溶液；另取烯化合物（杂质 I）对照品 12.5mg，精密称定，置 50mL 量瓶中，加流动相溶解并稀释至刻度，摇匀，作为杂质 I 对照品溶液；精密量取上述两种溶液各 1mL，置同一 100mL 量瓶中，用流动相稀释至刻度，摇匀，作为对照溶液。

四、色谱条件

方法	HPLC	UHPLC	UPLC
仪器	ACQUITY Arc Path 1	ACQUITY Arc Path 2	ACQUITY UPLC H-Class
仪器配置	QSM-R，FTN-R，2998 PDA，柱温箱	QSM-R，FTN-R，2998 PDA，柱温箱	QSM，FTN，PDA，柱温箱
色谱柱	HSS T3 4.6mm×250mm，5μm	HSS T3 4.6mm×150mm，2.5μm	HSS T3 2.1mm×100mm，1.7μm
流动相	0.5%三乙胺溶液（用磷酸调节 pH 值至 4.0）–甲醇（44:56）		
检测波长	210nm		
柱温	30℃		

五、分析色谱图

1. HPLC 谱图

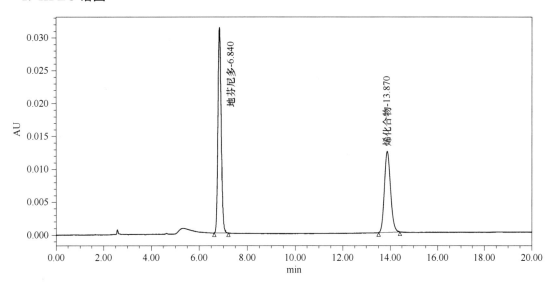

2. UHPLC 谱图

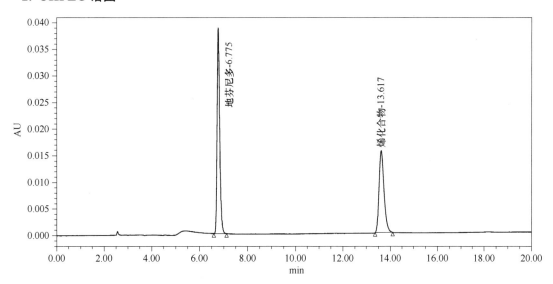

3. UPLC 谱图

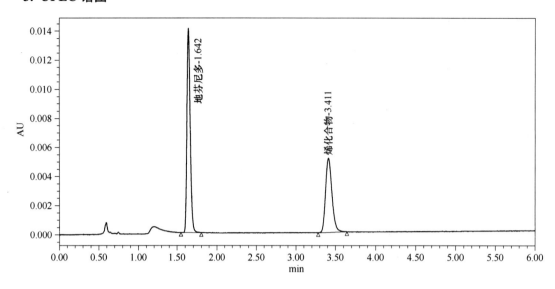

六、结果分析

方法	进样量 （µL）	流速 （mL/min）	分离度	拖尾因子	地芬尼多 塔板数	运行时长 （min）	溶剂用量 （mL）
HPLC	20.0	1.0	2.1	1.03	18830	20.0	20.0
UHPLC	12.0	0.6	2.1	1.06	19985	20.0	12.0
UPLC	1.0	0.4	1.9	1.18	15684	6.0	2.4

盐酸多柔比星

Doxorubicin Hydrochloride

$C_{27}H_{29}NO_{11} \cdot HCl$　579.99　[25316-40-9]

(8S,10S)-10-[(3-氨基-2,3,6-三去氧基-α-L-来苏己吡喃基)-氧]-
7,8,9,10-四氢-6,8,11-三羟基-8-(羟乙酰基)-1-甲氧基-5,12-萘二酮盐酸盐

一、性状

本品为橙红色结晶性粉末；有引湿性。

本品在水中溶解，在甲醇中微溶。

二、液相色谱方法

用十八烷基硅烷键合硅胶为填充剂；以十二烷基硫酸钠溶液（取十二烷基硫酸钠 1.44g 和磷酸 0.68mL，加水 500mL 使溶解）-乙腈-甲醇（500:500:60）为流动相；检测波长为 254nm；记录色谱图，多柔比星峰与表柔比星峰间的分离度应大于 2.0。

三、溶液的配制

取盐酸多柔比星对照品和盐酸表柔比星对照品适量，加流动相溶解并稀释制成每 1mL 中各含 50μg 的混合溶液作为系统适用性溶液。

四、色谱条件

方法	HPLC	UHPLC	UPLC
仪器	ACQUITY Arc Path 1	ACQUITY Arc Path 2	ACQUITY UPLC H-Class
仪器配置	QSM-R，FTN-R，2998 PDA，柱温箱	QSM-R，FTN-R，2998 PDA，柱温箱	QSM，FTN，PDA，柱温箱
色谱柱	XSelect HSS T3 4.6mm×250mm，5μm	XSelect HSS T3 4.6mm×150mm，2.5μm	ACQUITY UPLC HSS T3 2.1mm×100mm，1.8μm
流动相	十二烷基硫酸钠溶液-乙腈-甲醇(500:500:60)		
检测波长	254nm		
柱温	30℃		

五、分析色谱图

1. HPLC 谱图

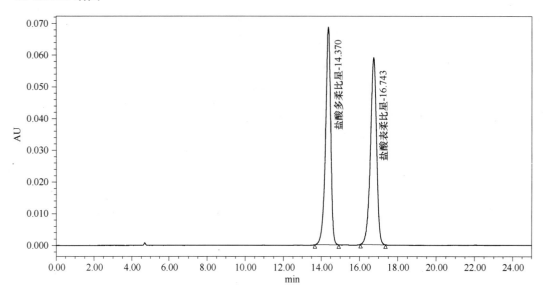

2. UHPLC 谱图

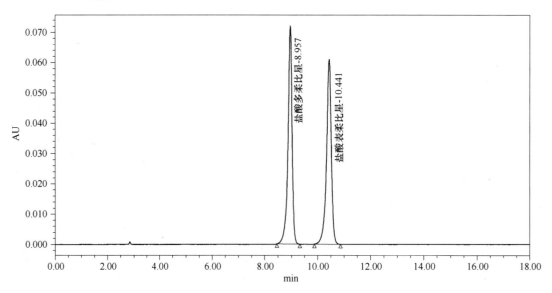

3. UPLC 谱图

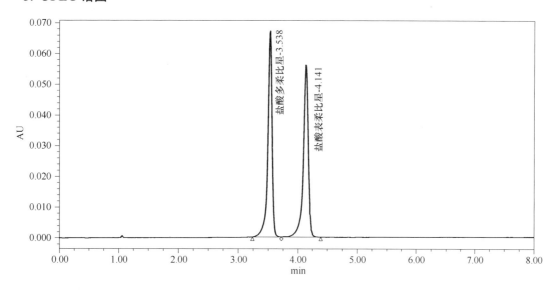

六、结果分析

方法	进样量 （μL）	流速 （mL/min）	分离度	盐酸多柔比星 塔板数	运行时长 （min）	溶剂用量 （mL）
HPLC	10.0	1.0	4.3	13416	25.0	25.0
UHPLC	6.0	1.0	4.1	17920	18.0	18.0
UPLC	1.0	0.4	4.5	14477	8.0	3.2

七、杂质信息

盐酸表柔比星

$C_{27}H_{29}NO_{11} \cdot HCl \quad 579.98$

(8*S*,10*S*)-10-[（3-氨基-2,3,6-三脱氧-α-L-阿拉伯吡喃糖基）氧]-6,8,11-三羟基-
8-(羟基乙酰基)-1-甲氧基-7,8,9,10-四氢并四苯-5,12-二酮盐酸盐

盐酸伪麻黄碱

Pseudoephedrine Hydrochloride

$C_{10}H_{15}NO \cdot HCl$　201.70　[345-78-8]

[S-(R*,R*)]-α-[1-(甲氨基)乙基]苯甲醇盐酸盐

一、性状

本品为白色结晶性粉末；无臭。

本品在水中极易溶解，在乙醇中易溶，在三氯甲烷中微溶。

二、液相色谱方法

用苯基硅烷键合硅胶为填充剂；以 1.16%醋酸铵溶液–甲醇（94:6，用醋酸调节 pH 值至 4.0）为流动相；检测波长为 257nm。记录色谱图至伪麻黄碱峰保留时间的 2 倍。理论板数按伪麻黄碱峰计算不低于 2000，伪麻黄碱峰与麻黄碱峰的分离度应大于 2.0。

三、溶液的配制

取本品，加流动相溶解并制成每 1mL 中约含 2mg 的溶液，作为供试品溶液；精密量取适量，用流动相稀释制成每 1mL 中约含 10μg 的溶液作为对照溶液（1）；取盐酸麻黄碱对照品约 10mg，置 100mL 量瓶中，加供试品溶液 5mL，加流动相溶解并稀释至刻度，摇匀，作为对照溶液（2）。

四、色谱条件

方法	HPLC	UHPLC	UPLC
仪器	ACQUITY Arc Path 1	ACQUITY Arc Path 2	ACQUITY UPLC H-Class
仪器配置	QSM-R，FTN-R，2998 PDA，柱温箱	QSM-R，FTN-R，2998 PDA，柱温箱	QSM，FTN，PDA，柱温箱
色谱柱	XBridge BEH Phenyl 4.6mm×250mm，5μm	XBridge BEH Phenyl 4.6mm×150mm，2.5μm	ACQUITY UPLC BEH Phenyl 2.1mm×100mm，1.7μm
流动相	1.16%醋酸铵溶液–甲醇(94:6,用醋酸调节 pH 值至 4.0)		
检测波长	257nm		
柱温	30℃		

五、分析色谱图

1. HPLC 谱图

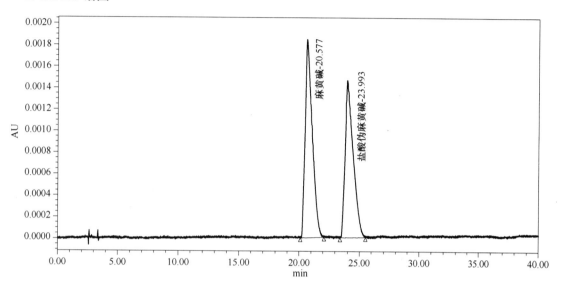

2. UHPLC 谱图

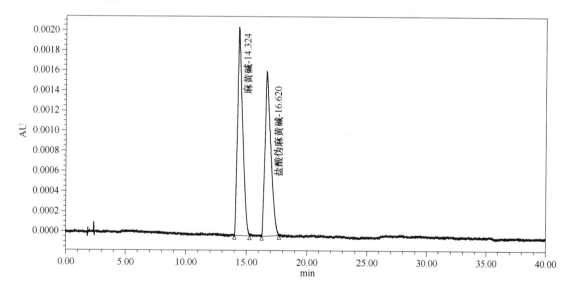

3. UPLC 谱图

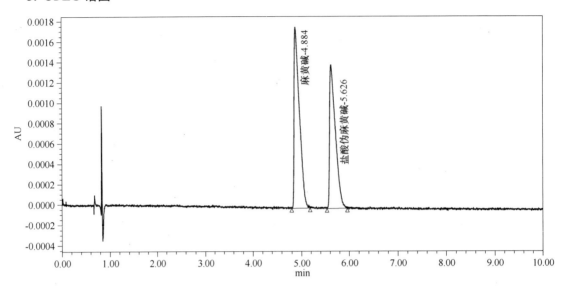

六、结果分析

方法	进样量 (μL)	流速 (mL/min)	拖尾因子	分离度	盐酸伪麻黄 碱塔板数	运行时长 (min)	溶剂用量 (mL)
HPLC	20.0	1.2	3.5	2.8	4363	40.0	48.0
UHPLC	12.0	1.0	1.8	2.8	4288	40.0	40.0
UPLC	1.0	0.4	2.6	3.5	8682	10.0	10.0

七、杂质信息

盐酸麻黄碱

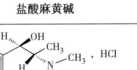

C₁₀H₁₅NO · HCl   201.70

$C_{10}H_{15}NO \cdot HCl$ 201.70

[R-(R*,S*)]-α-[1-(甲氨基)乙基]苯甲醇盐酸盐

盐酸异丙嗪

Promethazine Hydrochloride

$$C_{17}H_{20}N_2S \cdot HCl \quad 320.89 \quad [58\text{--}33\text{--}3]$$

(±)–N,N,α–三甲基–10H–吩噻嗪–10–乙胺盐酸盐

一、性状

本品为白色或类白色的粉末或颗粒；几乎无臭；在空气中日久变质，显蓝色。

本品在水中极易溶解，在乙醇或三氯甲烷中易溶，在丙酮或乙醚中几乎不溶。

二、液相色谱方法

用十八烷基硅烷键合硅胶为填充剂，以水（用冰醋酸调节 pH 值至 2.3）–甲醇（55:45）为流动相，检测波长为 254nm。理论板数按盐酸异丙嗪峰计算不低于 3000，盐酸异丙嗪峰与相对保留时间 1.1～1.2 的杂质峰的分离度应大于 2.0。精密量取供试品溶液与对照溶液各 20μL，分别注入液相色谱仪，记录色谱图至主成分色谱峰保留时间的 3 倍。

三、溶液的配制

取本品适量，加 0.1mol/L 盐酸溶液溶解并稀释制成每 1mL 中约含 0.2mg 的溶液，作为供试品溶液；精密量取供试品溶液 1mL，置 100mL 量瓶中，用 0.1mol/L 盐酸溶液稀释至刻度，摇匀，作为对照溶液。

四、色谱条件

方法	HPLC	UHPLC	UPLC
仪器	ACQUITY Arc Path 1	ACQUITY Arc Path 2	ACQUITY UPLC H-Class
仪器配置	QSM-R，FTN-R，2998 PDA，柱温箱	QSM-R，FTN-R，2998 PDA，柱温箱	QSM，FTN，PDA，柱温箱
色谱柱	XSelect CSH C18 4.6mm×250mm，5μm	XSelect CSH C18 4.6mm×150mm，2.5μm	ACQUITY UPLC CSH C18 2.1mm×100mm，1.7μm
流动相	水（用冰醋酸调节 pH 值至 2.3）–甲醇(55:45)		
检测波长	254nm		
柱温	30℃		

五、分析色谱图

1. HPLC 谱图

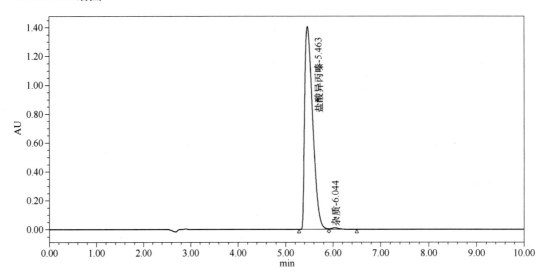

2. UHPLC 谱图

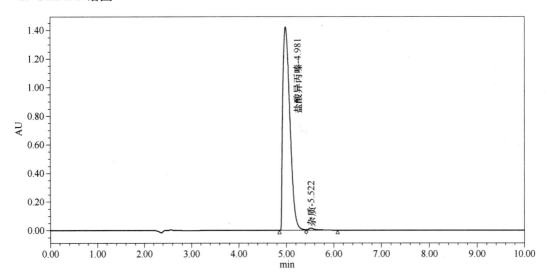

3. UPLC 谱图

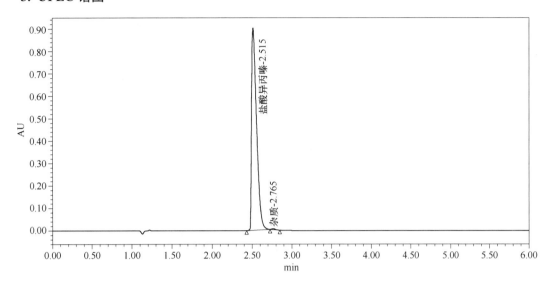

六、结果分析

方法	进样量 （μL）	流速 （mL/min）	拖尾因子	分离度	盐酸异丙嗪 塔板数	运行时长 （min）	溶剂用量 （mL）
HPLC	20.0	1.0	1.8	2.0	4787	10.0	20.0
UHPLC	12.0	0.65	1.8	2.3	4947	10.0	7.8
UPLC	1.0	0.2	2.0	2.6	7321	6.0	2.0

氧 氟 沙 星

Ofloxacin

C$_{18}$H$_{20}$FN$_3$O$_4$　361.37　［100986-85-4］

（±）-9-氟-2,3-二氢-3-甲基-10-（4-甲基-1-哌嗪基）-7-氧代-7H-
吡啶并［1,2,3-de］-1,4-苯并噁嗪-6-羧酸

一、性状

本品为白色至微黄色结晶性粉末；无臭；遇光渐变色。

本品在水或甲醇中微溶或极微溶解；在冰醋酸或氢氧化钠试液中易溶，在 0.1mol/L 盐酸溶液中溶解。

二、液相色谱方法

用十八烷基硅烷键合硅胶为填充剂；以醋酸铵高氯酸钠溶液（取醋酸铵 4.0g 和高氯酸钠 7.0g，加水 1300mL 使溶解，用磷酸调节 pH 值至 2.2）-乙腈（85:15）为流动相；检测波长为 294nm。记录色谱图，氧氟沙星峰的保留时间约为 15 分钟，氧氟沙星峰与杂质 E 峰和氧氟沙星峰与环丙沙星峰间的分离度应分别大于 2.0 与 2.5。

三、溶液的配制

取氧氟沙星对照品、环丙沙星对照品和杂质 E 对照品各适量，加 0.1mol/L 盐酸溶液溶解并稀释制成每 1mL 中约含氧氟沙星 1.2mg、环丙沙星与杂质 E 各 6μg 的混合溶液为系统适用性溶液。

四、色谱条件

方法	HPLC	UHPLC	UPLC
仪器	ACQUITY Arc Path 1	ACQUITY Arc Path 2	ACQUITY UPLC H-Class
仪器配置	QSM-R，FTN-R，2998 PDA，柱温箱	QSM-R，FTN-R，2998 PDA，柱温箱	QSM，FTN，PDA，柱温箱
色谱柱	Xbridge BEH C18 4.6mm×250mm，5μm	Xbridge BEH C18 4.6mm×150mm，2.5μm	ACQUITY UPLC BEH C18 2.1mm×100mm，1.7μm

流动相	醋酸铵高氯酸钠溶液−乙腈(85:15)为流动相
检测波长	294nm
柱温	30℃

五、分析色谱图

1. HPLC 谱图

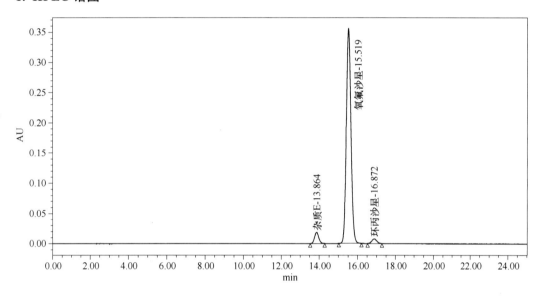

2. UHPLC 谱图

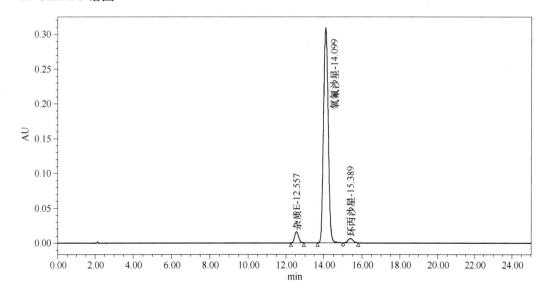

3. UPLC 谱图

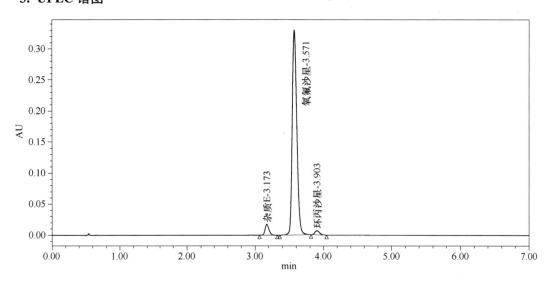

六、结果分析

方法	进样量 (μL)	流速 (mL/min)	拖尾因子	分离度	氧氟沙星塔板数	运行时长 (min)	溶剂用量 (mL)
HPLC	10.0	1.0	1.10	3.9/2.9	18866	25.0	25.0
UHPLC	6.0	0.7	1.12	3.6/2.7	16076	25.0	17.5
UPLC	1.0	0.4	1.23	3.5/2.7	13912	7.0	2.8

七、杂质信息

杂质 E

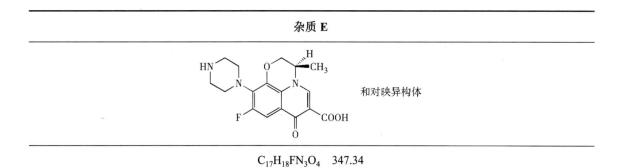

$$C_{17}H_{18}FN_3O_4 \quad 347.34$$

(3RS)-9-氟-3-甲基-7-氧代-10-(1-哌嗪基)-2,3-二氧-7H-
吡啶并[1,2,3-de]-1,4-苯并噁嗪-6-羧酸

紫 杉 醇
Paclitaxel

$C_{47}H_{51}NO_{14}$ 853.91 [33069–62–4]

($2aR,4S,4aS,6R,9S,11S,12S,12aR,12bS$)–1,2$a$,3,4,4 a,6,9,10,11,12,12a,12b–十二氢–4,6,9,11,12,12b–

六羟基–4a,8,13,13–四甲基–7,11–亚甲基–5H–环节癸[3,4]苯并[1,2–b]氧杂环丁烷–5–酮 6,12b–二醋酸酯,

12–苯甲酸酯,9–(2R,3S)–N–苯甲酰–3–苯基异丝氨酸酯

一、性状

本品为白色或类白色结晶性粉末。

本品在甲醇、乙醇或三氯甲烷中溶解，在乙醚中微溶，在水中几乎不溶。

二、液相色谱方法

用十八烷基硅烷键合硅胶为填充剂；以甲醇–水–乙腈（23:41:36）为流动相，检测波长为227nm。紫杉醇峰与杂质Ⅰ峰及杂质Ⅱ峰的分离度均应大于1.0。

三、溶液的配制

取紫杉醇、三尖杉宁碱（杂质Ⅰ）与 7–表–10–去乙酰基紫杉醇（杂质Ⅱ）对照品适量，加乙腈溶解并稀释制成每 1mL 中约含紫杉醇 0.5mg、杂质Ⅰ与杂质Ⅱ均为 2.5μg 的溶液，作为系统适用性溶液。

四、色谱条件

方法	HPLC	UHPLC	UPLC
仪器	ACQUITY Arc Path 1	ACQUITY Arc Path 2	ACQUITY UPLC H-Class
仪器配置	QSM-R，FTN-R，2998 PDA，柱温箱	QSM-R，FTN-R，2998 PDA，柱温箱	QSM，FTN，PDA，柱温箱
色谱柱	Xbridge BEH C18 4.6mm×250mm，5μm	Xbridge BEH C18 4.6mm×150mm，2.5μm	ACQUITY UPLC BEH C18 2.1mm×100mm，1.7μm

流动相	甲醇－水－乙腈(23:41:36)
检测波长	227nm
柱温	30℃

五、分析色谱图

1. HPLC 谱图

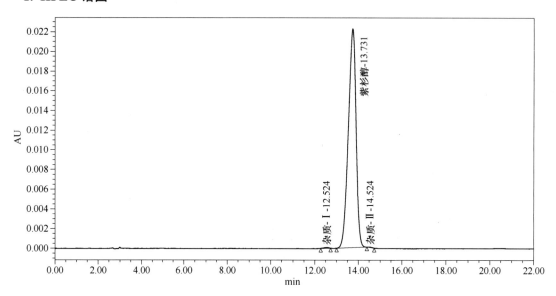

2. UHPLC 谱图

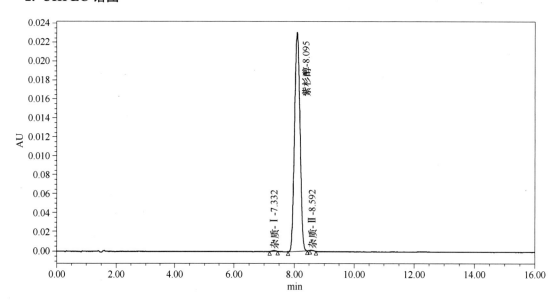

3. UPLC 谱图

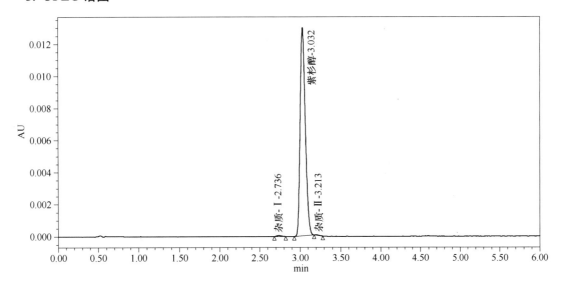

六、结果分析

方法	进样量 （μL）	流速 （mL/min）	拖尾因子	分离度	紫杉醇 塔板数	运行时长 （min）	溶剂用量 （mL）
HPLC	10.0	0.9	0.89	2.2/1.6	7098	22.0	19.8
UHPLC	6.0	1.0	1.06	2.5/1.8	8999	16.0	16.0
UPLC	0.5	0.4	1.22	2.7/1.7	10203	6.0	2.4

七、杂质信息

杂质 I（三尖杉宁碱）

$C_{45}H_{53}NO_{14}$ 831.91

$$C_{45}H_{49}NO_{13} \quad 811.87$$

(2*aR*,4*R*,4*aS*,6*R*,11*S*,12*aR*,12*bS*)-1,2*a*,3,4,4*a*,6,9,10,11,12,12*a*,12*b*-十二氢-4,6,9,11,12,12*b*-六羟基-4*a*,8,13,13-四甲基-7,11-亚甲基-5H-环芳癸[3,4]苯并[1,2-*b*]氧杂环丁烷-5 酮-12*b*-醋酸酯,12-苯甲酸酯,9-(2*R*,3*S*)-*N*-苯甲酰-3-苯基异丝氨酸酯